国家卫生和计划生育委员会"十三五"规划教材

全国高等中医药教育教材

供中医学（含骨伤方向）、中西医临床医学、针灸推拿等专业用

中医临床经典概要

第2版

主　　编　周春祥　蒋　健

副 主 编　冯全生　刘晓玲　钱会南　储全根　喻　嵘

编　　委（以姓氏笔画为序）

王　进（湖北中医药大学）	王志坤（河北医科大学）
王忠山（南京中医药大学）	王振亮（河南中医药大学）
文小敏（南方医科大学）	田　露（天津中医药大学）
冯全生（成都中医药大学）	朱　虹（扬州大学医学院）
朱　辉（辽宁中医药大学）	朱向东（甘肃中医药大学）
刘晓玲（广州中医药大学）	宋红普（上海中医药大学）
宋咏梅（山东中医药大学）	陈　建（福建中医药大学）
陈文慧（云南中医药大学）	周春祥（南京中医药大学）
郑旭锐（陕西中医药大学）	钱会南（北京中医药大学）
高连印（首都医科大学）	唐　瑛（西南医科大学）
蒋　健（上海中医药大学）	韩　彬（广东药科大学）
喻　嵘（湖南中医药大学）	储全根（安徽中医药大学）
阚俊明（长春中医药大学）	

学术秘书　张静远

人民卫生出版社

图书在版编目（CIP）数据

中医临床经典概要 / 周春祥, 蒋健主编. —2 版. —北京：人民卫生出版社, 2018

ISBN 978-7-117-26392-4

Ⅰ. ①中…　Ⅱ. ①周…②蒋…　Ⅲ. ①中医临床－医学院校－教材　Ⅳ. ①R24

中国版本图书馆 CIP 数据核字（2018）第 074607 号

人卫智网	**www.ipmph.com**	医学教育、学术、考试、健康，购书智慧智能综合服务平台
人卫官网	**www.pmph.com**	人卫官方资讯发布平台

中医临床经典概要
第 2 版

主　　编：周春祥　蒋　健
出版发行：人民卫生出版社（中继线 010-59780011）
地　　址：北京市朝阳区潘家园南里 19 号
邮　　编：100021
E - mail：pmph @ pmph.com
购书热线：010-59787592　010-59787584　010-65264830
印　　刷：北京铭成印刷有限公司
经　　销：新华书店
开　　本：787 × 1092　1/16　印张：13
字　　数：300 千字
版　　次：2012 年 6 月第 1 版　　2018 年 3 月第 2 版
　　　　　2021 年 2 月第 2 版第 2 次印刷（总第 3 次印刷）
标准书号：ISBN 978-7-117-26392-4/R · 26393
定　　价：42.00 元
打击盗版举报电话：010-59787491　E-mail：WQ @ pmph.com
（凡属印装质量问题请与本社市场营销中心联系退换）

《中医临床经典概要》网络增值服务编委会

主　　编　周春祥　蒋　健
副 主 编　冯全生　刘晓玲　钱会南　储全根　喻　嵘
编　　委（以姓氏笔画为序）

王　进（湖北中医药大学）

王志坤（河北医科大学）

王忠山（南京中医药大学）

王振亮（河南中医药大学）

文小敏（南方医科大学）

田　露（天津中医药大学）

冯全生（成都中医药大学）

朱　虹（扬州大学医学院）

朱　辉（辽宁中医药大学）

朱向东（甘肃中医药大学）

刘晓玲（广州中医药大学）

宋红普（上海中医药大学）

宋咏梅（山东中医药大学）

陈　建（福建中医药大学）

陈文慧（云南中医药大学）

周春祥（南京中医药大学）

郑旭锐（陕西中医药大学）

钱会南（北京中医药大学）

高连印（首都医科大学）

唐　瑛（西南医科大学）

蒋　健（上海中医药大学）

韩　彬（广东药科大学）

喻　嵘（湖南中医药大学）

储全根（安徽中医药大学）

阚俊明（长春中医药大学）

学术秘书　张静远

修 订 说 明

为了更好地贯彻落实《国家中长期教育改革和发展规划纲要(2010-2020)》《医药卫生中长期人才发展规划(2011-2020)》《中医药发展战略规划纲要(2016-2030年)》和《国务院办公厅关于深化高等学校创新创业教育改革的实施意见》精神,做好新一轮全国高等中医药教育教材建设工作,人民卫生出版社在教育部、国家卫生和计划生育委员会、国家中医药管理局的领导下,在上一轮教材建设的基础上,组织和规划了全国高等中医药教育本科国家卫生和计划生育委员会"十三五"规划教材的编写和修订工作。

为做好新一轮教材的出版工作,人民卫生出版社在教育部高等中医学本科教学指导委员会和第二届全国高等中医药教育教材建设指导委员会的大力支持下,先后成立了第三届全国高等中医药教育教材建设指导委员会、首届全国高等中医药教育数字教材建设指导委员会和相应的教材评审委员会,以指导和组织教材的遴选、评审和修订工作,确保教材编写质量。

根据"十三五"期间高等中医药教育教学改革和高等中医药人才培养目标,在上述工作的基础上,人民卫生出版社规划、确定了中医学、针灸推拿学、中药学、中西医临床医学、护理学、康复治疗学6个专业139种国家卫生和计划生育委员会"十三五"规划教材。教材主编、副主编和编委的遴选按照公开、公平、公正的原则,在全国近50所高等院校4000余位专家和学者申报的基础上,近3000位申报者经教材建设指导委员会、教材评审委员会审定批准,聘任为主审、主编、副主编、编委。

本套教材的主要特色如下:

1. **定位准确,面向实际** 教材的深度和广度符合各专业教学大纲的要求和特定学制、特定对象、特定层次的培养目标,紧扣教学活动和知识结构,以解决目前各院校教材使用中的突出问题为出发点和落脚点,对人才培养体系、课程体系、教材体系进行充分调研和论证,使之更加符合教改实际、适应中医药人才培养要求和市场需求。

2. **夯实基础,整体优化** 以培养高素质、复合型、创新型中医药人才为宗旨,以体现中医药基本理论、基本知识、基本思维、基本技能为指导,对课程体系进行充分调研和认真分析,以科学严谨的治学态度,对教材体系进行科学设计、整体优化,教材编写综合考虑学科的分化、交叉,既要充分体现不同学科自身特点,又注意各学科之间有机衔接;确保理论体系完善,知识点结合完备,内容精练、完整,概念准确,切合教学实际。

3. **注重衔接,详略得当** 严格界定本科教材与职业教育教材、研究生教材、毕业后教育教材的知识范畴,认真总结、详细讨论现阶段中医药本科各课程的知识和理论框架,使其在教材中得以凸显,既要相互联系,又要在编写思路、框架设计、内容取舍等方面有一定的区分度。

4. **注重传承,突出特色** 本套教材是培养复合型、创新型中医药人才的重要工具,是中医药文明传承的重要载体,传统的中医药文化是国家软实力的重要体现。因此,教材既要反映原汁原味的中医药知识,培养学生的中医思维,又要使学生中西医学融会贯通,既要传承经典,又要创新发挥,体现本版教材"重传承、厚基础、强人文、宽应用"的特点。

5. 纸质数字,融合发展　教材编写充分体现与时代融合、与现代科技融合、与现代医学融合的特色和理念,适度增加新进展、新技术、新方法,充分培养学生的探索精神、创新精神;同时,将移动互联、网络增值、慕课、翻转课堂等新的教学理念和教学技术、学习方式融入教材建设之中,开发多媒体教材、数字教材等新媒体形式教材。

6. 创新形式,提高效用　教材仍将传承上版模块化编写的设计思路,同时图文并茂、版式精美;内容方面注重提高效用,将大量应用问题导入、案例教学、探究教学等教材编写理念,以提高学生的学习兴趣和学习效果。

7. 突出实用,注重技能　增设技能教材、实验实训内容及相关栏目,适当增加实践教学学时数,增强学生综合运用所学知识的能力和动手能力,体现医学生早临床、多临床、反复临床的特点,使教师好教、学生好学、临床好用。

8. 立足精品,树立标准　始终坚持中国特色的教材建设的机制和模式;编委会精心编写,出版社精心审校,全程全员坚持质量控制体系,把打造精品教材作为崇高的历史使命,严把各个环节质量关,力保教材的精品属性,通过教材建设推动和深化高等中医药教育教学改革,力争打造国内外高等中医药教育标准化教材。

9. 三点兼顾,有机结合　以基本知识点作为主体内容,适度增加新进展、新技术、新方法,并与劳动部门颁发的职业资格证书或技能鉴定标准和国家医师资格考试有效衔接,使知识点、创新点、执业点三点结合;紧密联系临床和科研实际情况,避免理论与实践脱节、教学与临床脱节。

本轮教材的修订编写,教育部、国家卫生和计划生育委员会、国家中医药管理局有关领导和教育部全国高等学校本科中医学教学指导委员会、中药学教学指导委员会等相关专家给予了大力支持和指导,得到了全国各医药卫生院校和部分医院、科研机构领导、专家和教师的积极支持和参与,在此,对有关单位和个人表示衷心的感谢!希望各院校在教学使用中以及在探索课程体系、课程标准和教材建设与改革的进程中,及时提出宝贵意见或建议,以便不断修订和完善,为下一轮教材的修订工作奠定坚实的基础。

人民卫生出版社有限公司

2017 年 3 月

全国高等中医药教育本科
国家卫生和计划生育委员会"十三五"规划教材
教材目录

中医学等专业

序号	教材名称	主编	
1	中国传统文化(第2版)	臧守虎	
2	大学语文(第3版)	李亚军、赵鸿君	
3	中国医学史(第2版)	梁永宣	
4	中国古代哲学(第2版)	崔瑞兰	
5	中医文化学	张其成	
6	医古文(第3版)	王兴伊、傅海燕	
7	中医学导论(第2版)	石作荣	
8	中医各家学说(第2版)	刘桂荣	
9	*中医基础理论(第3版)	高思华	王 键
10	中医诊断学(第3版)	陈家旭	邹小娟
11	中药学(第3版)	唐德才	吴庆光
12	方剂学(第3版)	谢 鸣	
13	*内经讲义(第3版)	贺 娟	苏 颖
14	*伤寒论讲义(第3版)	李赛美	李宇航
15	金匮要略讲义(第3版)	张 琦	林昌松
16	温病学(第3版)	谷晓红	冯全生
17	*针灸学(第3版)	赵吉平	李 瑛
18	*推拿学(第3版)	刘明军	孙武权
19	中医临床经典概要(第2版)	周春祥	蒋 健
20	*中医内科学(第3版)	薛博瑜	吴 伟
21	*中医外科学(第3版)	何清湖	秦国政
22	*中医妇科学(第3版)	罗颂平	刘燕峰
23	*中医儿科学(第3版)	韩新民	熊 磊
24	*中医眼科学(第2版)	段俊国	
25	中医骨伤科学(第2版)	詹红生	何 伟
26	中医耳鼻咽喉科学(第2版)	阮 岩	
27	中医急重症学(第2版)	刘清泉	
28	中医养生康复学(第2版)	章文春	郭海英
29	中医英语	吴 青	
30	医学统计学(第2版)	史周华	
31	医学生物学(第2版)	高碧珍	
32	生物化学(第3版)	郑晓珂	
33	医用化学(第2版)	杨怀霞	

34	正常人体解剖学（第2版）	申国明	
35	生理学（第3版）	郭健	杜联
36	神经生理学（第2版）	赵铁建	郭健
37	病理学（第2版）	马跃荣	苏宁
38	组织学与胚胎学（第3版）	刘黎青	
39	免疫学基础与病原生物学（第2版）	罗晶	郝钰
40	药理学（第3版）	廖端芳	周玖瑶
41	医学伦理学（第2版）	刘东梅	
42	医学心理学（第2版）	孔军辉	
43	诊断学基础（第2版）	成战鹰	王肖龙
44	影像学（第2版）	王芳军	
45	循证医学（第2版）	刘建平	
46	西医内科学（第2版）	钟森	倪伟
47	西医外科学（第2版）	王广	
48	医患沟通学（第2版）	余小萍	
49	历代名医医案选读	胡方林	李成文
50	医学文献检索（第2版）	高巧林	章新友
51	科技论文写作（第2版）	李成文	
52	中医药科研思路与方法（第2版）	胡鸿毅	

中药学、中药资源与开发、中药制药等专业

序号	教材名称	主编姓名	
53	高等数学（第2版）	杨洁	
54	解剖生理学（第2版）	邵水金	朱大诚
55	中医学基础（第2版）	何建成	
56	无机化学（第2版）	刘幸平	吴巧凤
57	分析化学（第2版）	张梅	
58	仪器分析（第2版）	尹华	王新宏
59	物理化学（第2版）	张小华	张师愚
60	有机化学（第2版）	赵骏	康威
61	医药数理统计（第2版）	李秀昌	
62	中药文献检索（第2版）	章新友	
63	医药拉丁语（第2版）	李峰	巢建国
64	*药用植物学（第2版）	熊耀康	严铸云
65	中药药理学（第2版）	陆茵	马越鸣
66	中药化学（第2版）	石任兵	邱峰
67	中药药剂学（第2版）	李范珠	李永吉
68	中药炮制学（第2版）	吴皓	李飞
69	中药鉴定学（第2版）	王喜军	
70	中药分析学（第2版）	贡济宇	张丽
71	制药工程（第2版）	王沛	
72	医药国际贸易实务	徐爱军	
73	药事管理与法规（第2版）	谢明	田侃
74	中成药学（第2版）	杜守颖	崔瑛
75	中药商品学（第3版）	张贵君	
76	临床中药学（第2版）	王建	张冰
77	临床中药学理论与实践	张冰	

78	药品市场营销学（第2版）	汤少梁
79	中西药物配伍与合理应用	王伟　朱全刚
80	中药资源学	裴瑾
81	保健食品研究与开发	张艺　贡济宇
82	波谱解析（第2版）	冯卫生

针灸推拿学等专业

序号	教材名称	主编姓名
83	*针灸医籍选读（第2版）	高希言
84	经络腧穴学（第2版）	许能贵　胡玲
85	神经病学（第2版）	孙忠人　杨文明
86	实验针灸学（第2版）	余曙光　徐斌
87	推拿手法学（第3版）	王之虹
88	*刺法灸法学（第2版）	方剑乔　吴焕淦
89	推拿功法学（第2版）	吕明　顾一煌
90	针灸治疗学（第2版）	杜元灏　董勤
91	*推拿治疗学（第3版）	宋柏林　于天源
92	小儿推拿学（第2版）	廖品东
93	针刀刀法手法学	郭长青
94	针刀医学	张天民

中西医临床医学等专业

序号	教材名称	主编姓名
95	预防医学（第2版）	王泓午　魏高文
96	急救医学（第2版）	方邦江
97	中西医结合临床医学导论（第2版）	战丽彬　洪铭范
98	中西医全科医学导论（第2版）	郝微微　郭栋
99	中西医结合内科学（第2版）	郭姣
100	中西医结合外科学（第2版）	谭志健
101	中西医结合妇产科学（第2版）	连方　吴效科
102	中西医结合儿科学（第2版）	肖臻　常克
103	中西医结合传染病学（第2版）	黄象安　高月求
104	健康管理（第2版）	张晓天
105	社区康复（第2版）	朱天民

护理学等专业

序号	教材名称	主编姓名
106	正常人体学（第2版）	孙红梅　包怡敏
107	医用化学与生物化学（第2版）	柯尊记
108	疾病学基础（第2版）	王易
109	护理学导论（第2版）	杨巧菊
110	护理学基础（第2版）	马小琴
111	健康评估（第2版）	张雅丽
112	护理人文修养与沟通技术（第2版）	张翠娣
113	护理心理学（第2版）	李丽萍
114	中医护理学基础	孙秋华　陈莉军

9

115	中医临床护理学	胡 慧
116	内科护理学（第2版）	沈翠珍　高 静
117	外科护理学（第2版）	彭晓玲
118	妇产科护理学（第2版）	单伟颖
119	儿科护理学（第2版）	段红梅
120	*急救护理学（第2版）	许 虹
121	传染病护理学（第2版）	陈 璇
122	精神科护理学（第2版）	余雨枫
123	护理管理学（第2版）	胡艳宁
124	社区护理学（第2版）	张先庚
125	康复护理学（第2版）	陈锦秀
126	老年护理学	徐桂华
127	护理综合技能	陈 燕

康复治疗学等专业

序号	教材名称	主编姓名
128	局部解剖学（第2版）	张跃明　武煜明
129	运动医学（第2版）	王拥军　潘华山
130	神经定位诊断学（第2版）	张云云
131	中国传统康复技能（第2版）	李 丽　章文春
132	康复医学概论（第2版）	陈立典
133	康复评定学（第2版）	王 艳
134	物理治疗学（第2版）	张 宏　姜贵云
135	作业治疗学（第2版）	胡 军
136	言语治疗学（第2版）	万 萍
137	临床康复学（第2版）	张安仁　冯晓东
138	康复疗法学（第2版）	陈红霞
139	康复工程学（第2版）	刘夕东

注：①本套教材均配网络增值服务；②教材名称左上角标有＊号者为"十二五"普通高等教育本科国家级规划教材。

第三届全国高等中医药教育教材建设指导委员会名单

11

前　言

中医经典课程长期分四门课进行教学，由于占用课时较多，与当前提升学生自主学习能力的改革要求相违背；其次，四门课分散教学，难能让学生对经典理论的系统把握达到预期效果；此外，由于课程内容较少直接强调经典与临床的联系，无法适应当前"读经典、做临床"的实际需要。

细究当前经典教学面临的任务，主要应着眼于提高学生经典学习兴趣、把握经典学习方法、提高临床实践能力及培养学生创新思维能力等方面。针对当前中医经典教学实际，结合前期教学改革的初步尝试，本教材提出了经典教学应采用四门课相互融汇、教学内容突出与临床联系、与其他临床课互补为用的改革思路，也萌生了与之相适应的教材编写方案。为此，新版教材在继承首版教材合理框架基础上，将编写内容做了如下调整：

重新勾画教材布局。全书除绪论外，分成上、下两篇，上篇针对四大经典中有关疾病病因、病理，辨证体系，治则治法及方药应用内容进行综合论述。下篇以具体病证辨治为主，纳入病证又以能体现中医辨治思路的病种为主，通过对经典如何辨治伤寒、温病、杂病的具体描述来展现中医的辨治规律；其次，选择常见、多发病为纳入对象，通过对这类疾病辨治的介绍，体现经典的临床指导价值；最后，适当选择某些疑难病，以拓展学生临床思维、提高学生辨治疑难病能力。通过对这一编排模式的改革，极大地方便了学生对经典理论的系统把握、缩短了经典理论与临床之间距离，亦使经典课与其他临床课之间的互补效应达到最大化。

分类梳理经典内容。根据编写纲目，将四大经典中的相关内容进行细致分类梳理后撰写成文，并在其后直接附录相关经典原文，形成撰写内容与经典原文之间的相互映衬。如此编排模式，既能贯通四大经典间的内在联系，有利于从不同经典视角阐述同一问题，帮助学习者对经典理论形成系统、全面的认识，同时由于附录有经典原文，使得撰写内容不仅有据可依，还给学生自学留下广阔的思考空间。原文采录一是遵循与正文阐述内容相对应的原则，二是能体现经典理论学术发展的脉络、学术进步的历史，通过对学术发展的动态把握，以利于激发学生创新思维能力。此外，为更好理解上、下篇相关内容，部分附录条文可能有所重复。

全面阐述经典辨治原则及其规律。上篇部分，按照疾病病因、病机、诊断、辨治及方药编排模式进行阐述，通过对经典著作中独特辨治方法的梳理，如《黄帝内经》"独"字诊病法、色脉合参、司外揣内及取类比象；《伤寒论》"观其脉证，知犯何逆，随证治之"及"但见一证便是"；温病学辨舌验齿、辨斑疹白㾦等内容，彰显经典理论独特的辨证论治原则与规律。

深入阐述经典对多种疾病辨治特色。下篇部分，分述经典对多种疾病的辨治特色，并力图能和其他临床课程产生良好互补效应。相关内容的阐述既要体现经典的特征，又能富有对临床实践的指导意义。病证部分采取概述、病因病机、证治方药、原文附录的行文格式，以此实现对某一病证辨治的完整认识。

本教材适合中医及相关专业学生使用。对学习过中医临床课程的学生，能提高他们的临床思维能力；也适合尚未选读经典的学生整体了解和熟悉中医临床经典基本内容；此外，对临床医师提高经典临床应用水平同样有较大帮助。

本教材的绪论由周春祥撰写，上篇由储全根、冯全生、刘晓玲、钱会南、喻嵘撰写，下篇由文小敏、王进、王志坤、王忠山、王振亮、田露、朱向东、朱虹、朱辉、宋红普、宋咏梅、陈文慧、陈建、郑旭锐、高连印、唐瑛、韩彬、蒋健、阚俊明撰写。书稿由学术秘书张静远编排、整理，附录条文的排序、校对得到了濮文渊、孙松娴两位老师及包雨晴、陈君媚、李素素、江易乾、张一驰、张玉星多名研究生协助。本教材在编写过程中听取了多方面的意见，在此对参与讨论并给予指导的各位专家、教师深表谢忱！

本书在体例设计与编写内容方面做了较多尝试，所以尽管大家已尽了最大努力，书中仍会存在不妥之处，热切期待大家在使用过程中提出宝贵意见，以便今后修订和提高。

编者

2018 年 1 月

目　录

上　篇

下 篇

绪　论

学习目的

通过学习中医临床经典形成历史、各经典特征与相互关联、经典学习方法及其重要意义等内容，初步掌握经典核心理论内涵框架，认识临床经典学术发展脉络，明确学习临床经典重要性，掌握临床经典学习方法。

学习要点

《黄帝内经》奠定的中医临床基础；《伤寒杂病论》历史沿革及其构建的辨证论治体系；温病学创新、发展并完善的热病辨治理论；经典临床价值。

中医经典，包括《黄帝内经》《伤寒论》《金匮要略》及明清时代叶天士、薛生白、吴鞠通、王孟英为代表撰著的温病学主要著作，习称四大经典。无论是古代师徒相授，还是当今院校教育，四大经典始终被作为习中医者必读之书，半个世纪以来，更是以四门独立课程长期在中医院校开设着，四大经典在中医学习过程中充当了不可或缺的角色。

四大经典不仅蕴含了恢宏的中医基本理论，而且承载了古代医家丰富且精湛的临床技艺，因此与中医临床学科有着密切的关联。四大经典虽只几本书，却真切地记录了中医学术数千年的历史积淀，映射出中医临床实践内容的丰富多彩。

四大经典学术架构在历史上究竟形成于何时？其后又如何得到发展与补充？四大经典相互之间的关联怎样？它们最终又如何建立起融为一体的辨治体系？四大经典与中医基础理论、中医临床学科有着怎样密切的关系？它们又如何指导着中医临床、影响着中医临床学科的发展？我们的前辈或我们自己在临床实践与临床研究中，四大经典为何总是不可或缺？

以上问题，不管是中医初学者还是已步入中医殿堂的资深中医，一定都会有各自的思考。本章将围绕以上话题做相应阐述。

一、中医临床经典是数千年临床诊疗经验结晶

中医临床诊疗体系是在漫长的临证过程中逐渐积累形成的，要真正全面把握中医临床经典的基本内容，首先必须具备史学的眼光，其次还需基于临证的立场。以此为基础，才能鸟瞰中医临床经典蕴含的学术全貌，窥见触发学术思想形成、发展与变迁的内在动力，为更好地指导临床实践、促进中医临床学术进步提供重要支撑。

（一）《黄帝内经》既是中医理论巨著，更是临床实践指南

《内经》全称《黄帝内经》，是中医最早的典籍之一，也是中国传统医学四大经典之

首,相传为黄帝所作,因以为名。成书年代比较公认为西汉,作者并非一人,而是由中国历代黄老医家传承增补发展创作而来。《黄帝内经》作为中医学经典著作,对中医学的重要贡献不仅体现在建立了丰富而完善的理论体系方面,还在于该书蕴含了与临床实践相关的辨治疾病的原则与方法等内容。《黄帝内经》在临床中的应用价值主要体现在以下四个方面:

1. 原文理论直接指导临床实践　《黄帝内经》奠定了中医临床的基础,现在中医临床的治疗思路、方法都与《黄帝内经》理论的临床运用有着密切的关系。金元时代医家张子和曾指出:"《黄帝内经》是一部治病的法书。"《素问》《灵枢》条文不单是医学理论的基础,更是临床实践的指导。

首先,原文蕴含了丰富的临床诊断学内容。《黄帝内经》中包含了诸多诊断内容,如望诊、脉诊、腹诊等,这些丰富的诊病内容为后世临床,甚至是专科临床提供了参考。如望诊中的目诊理论通过观目神、目色、目态、瞳子、目下、目之赤脉等来判断不同的病位、不同的病因病机,推断疾病的性质和预后,对临床尤其是眼科诊疗,有着很高的临床实践价值。又如脉学理论,作为中医诊断重要组成部分,其指导思想就源于《黄帝内经》,其脉学内容是对《黄帝内经》脉学的继承与发展。

其次,原文还记载了丰富的辨病识证的内容与方法,列举了热病、脾瘅、癥瘕、煎厥、咳嗽等疾病名称,认识到热病有六经分证、咳嗽是"五脏六腑皆令人咳,非独肺也"等内容,为后世辨证论治理论的创立提供了启示。

此外,原文还提供了丰富的治疗原则。如《素问·六元正纪大论》中所说:"木郁达之,火郁发之,土郁夺之,金郁泄之,水郁折之。"指出了五郁的治疗原则,对临床具有一定的指导意义。又如《三国志·魏书·方技传》中的华佗以怒愈病案、《医部全录·医术名流列传·文挚》中的以怒愈病案、《儒门事亲·内伤形》中的因忧结块的喜胜悲案、病怒不食的喜胜怒案、惊门的"惊者平之"案、《儒门事亲·九气感疾更相为治术》中的恐惧胜喜案、《续名医类案·癫狂》中的喜愈因忧致癫案、《续名医类案·哭笑》中的悲胜喜案等,均是《素问·阴阳应象大论》中的情志理论在临床上的应用:怒胜思、思胜恐、恐胜喜、喜胜忧、忧胜怒,以及由于七情作用于人体引起人体气机的不同变化的具体应用,如《素问·举痛论》:"怒则气上,喜则气缓,悲则气消,恐则气下,惊则气乱,思则气结。"再如"损者温之""劳者温之",指出治疗劳损虚弱的疾病应重视阳气,从补益阳气入手治疗,对临床也很有启发意义。

2. 独特思维方法贯穿应用于临床始终　中医的独特性之一就表现在它的思维方法上,其中包括了意象思维、辨证思维、直觉与灵感、逻辑思维、系统思维等。意象思维作为《黄帝内经》主要思维方式之一,对《黄帝内经》理论创建发挥了重要支撑作用,如《黄帝内经》以"象"来描述抽象的概念,以天地之象类比脏腑功能特点,以颜色之象,将物色晦明含蓄暴露类比人的气色善恶;以社会官职制度之象类比脏腑分工合作与主次关系;以生活物态变动类比脉象。即使是五脏,也不单纯指解剖实体,所以,《素问·五脏生成》里指出:"五脏之象,可以类推",以表述五脏的功能特性。同时又以此对临床运用进行有效的指导。

如治疗哮喘从肝论治,究其原因,缘于肝在五行中属木,与自然界的风气相应,风性主动,而哮喘突发突止的症状恰与风之动的特性相应,故治疗哮喘虽要时刻注意治肺,但加上平肝息风常能收到更好的疗效。再如治干燥之病从辛温发散治疗,五气之燥与秋相应，秋的主令之气为燥，而秋在五化中主收，在五行属金，具有收敛的特性，故燥性收敛，在治疗中应从发散的角度考虑，使用辛温的药物。这些均是《黄帝内经》比类取象思维在临床运用中的范例。

3. 注家之论拓展临床应用范围　《黄帝内经》成书之后，后世皆奉其为圭臬。有学者研究，到1990年底，演绎发挥、考校编次、注释研究的著作达到400多部。而因注家所处时代、环境以及临床实践等因素，他们对原文的解释不尽相同。如对《素问·生气通天论》中的"因于气，为肿，四维相代，阳气乃竭。"其中"因于气"，古人有两种说法：一说"气"为"气虚"，指气虚浮肿之证。姚止庵说："阳气盛，则四肢实而霍乱动，阳气虚，则手足浮肿，或手已而足，或足已而手，是相代也"；一说"气"指"风"邪，与上文"因于寒""因于暑""因于湿"体例一致，即指感受风邪而肿之风水证。

而对"四维"的解释也有两种：一种解释为"四时"，如《太素》说："四时之气，各自维守，今四气相代，则卫之阳气竭壅不行，故为肿也"；另一种解释为"四肢"，如马莳说："四维者，四肢也"，"其手足先后而肿，此四维之所以相代也"。

以上关于"气"与"四维"的解释，虽不统一，但各有依据，并且在临床上均可以见到相应的病例，说明注家之论对临床确有一定的指导意义。诸如此类的内容在《黄帝内经》有很多，针对这些内容应该根据具体情况分析前人的解释，更好地发挥不同注本对临床的指导作用。

4. 不同学说激发临床发散思维　《黄帝内经》对临床的指导，不能忽视《黄帝内经》不同学术观点的存在及其作用，其实这一点才是《黄帝内经》对临床指导中最重要与最关键的地方，它对开拓临床治疗思路、创新治疗方法，具有重要的价值。

以脏腑经脉与体表的关系为例，《黄帝内经》中虽然在多个篇章中论述了肺与皮毛的密切关系，如《素问·五脏生成》云："肺之合皮也，其荣毛也"，《素问·六节藏象论》云："肺者，气之本，魄之处也，其华在毛，其充在皮"，但也有篇章提到了心与皮表的关系，如《素问·刺禁论》云："心部于表"，其实古代医家在研究医理时，由于心肺共居上焦，所以认为其功能往往有相互影响互通之处，如生理上有心主血脉与肺朝百脉，病理上有《素问·五脏别论》所云"五气入鼻，藏于心肺，心肺有病，而鼻为之不利也。"所以也不难理解心肺与皮表都有一定联系，两者运用时的侧重点也是值得探讨。肺主皮毛多侧重于皮毛受邪，内传于肺，使肺气机不利而致咳，如《素问·咳论》云："皮毛者，肺之合也，皮毛先受邪气，邪气以从其合也；其寒饮食入胃，从肺脉上至于肺，则肺寒，肺寒则外内合邪，因而客之，则为肺咳。"临床上外邪侵犯肌表，邪气影响其所合的肺脏，使其宣发与肃降功能失常，出现咳嗽、鼻塞、发热之病。此时当从宣肺发汗解表入手，可根据病证之偏寒、偏热、偏燥而选用。至于"心部于表"则多侧重脏气紊乱所致之病，一般并非外邪侵袭所致疾患，若属外邪亦仅为火热之气。又由于"心主血脉"，故此类病症多见皮表气血运行障碍方面的症状，如皮表疼痛、灼热、瘙痒乃至疮疡等。另外，由于心主神明，《灵枢·本神》"所以任物者谓之心"，故临床上皮表的感知觉障碍，如痛、痒、麻木不仁等，亦可从心论治。心脏为阳中之太阳，通于夏气，故主一身之表。因而皮表之病，不可忽视从心辨治这一途径。

除心、肺之外，在《灵枢·五癃津液别》中曾云："脾为之卫，肾为之主外"，提出脾有保护机体有卫外之功。"脾为之卫"侧重点在于脾胃功能正常，则脏腑得养，营卫充盛，正气存内，也为后世"扶正以祛邪"这一治疗方法提供了理论根据，后世玉屏风散

笔记

之运用即是一例。"肾为之主外"与《素问·刺禁论》云"肾治于里"看似矛盾，其实这是从不同角度探讨肾之作用得出的不同结论，"肾治于里"侧重于肾的气机升降，而"肾为之主外"则不仅认识肾与人体五官的密切关系，更是从脏腑功能角度揭示了肾与卫气的联系，如《灵枢·营卫生会》所云"卫出下焦"，指出卫气昼始于足太阳、夜始于足少阴，与肾关系密切，临床上也多有感冒长期不愈，从补肾壮阳治愈的病案。因此依据《黄帝内经》中的不同学说与观点，联系临床实际，更有利于当今临床方法的创新，治疗思路的开拓。

从古至今，中医学理论的发展，就是以临床与经典融汇发展为动力。因此，《黄帝内经》理论的发展离不开临床，而临床的实践亦离不开《黄帝内经》理论的指导。

（二）《伤寒论》《金匮要略》构建中医临床思维体系

《伤寒论》《金匮要略》是仲景在汉以前医学成就基础上，结合自己临床实践，建立起来的临床思维体系。《伤寒论》以阐述六经辨治内容为主，《金匮要略》则以病为纲、病证结合，构筑起以脏腑经络为辨证核心的诊治体系。两书中充满了重视整体、据脉论理、辨证论治、扶正祛邪以及治未病等临床医学思想，创造性地提出了中医临床诊疗的思维体系，对医疗实践具有重要的指导意义。

1. 《伤寒论》《金匮要略》成书沿革　《伤寒论》《金匮要略》出自《伤寒杂病论》，该书由东汉末年张仲景所著，大约成书于200—205年。

张仲景勤求古训，博采众方，撰用《素问》《九卷》《八十一难》《阴阳大论》《胎胪药录》，并平脉辨证，写成《伤寒杂病论》一书。该书共十六卷，前十卷述伤寒，后六卷论杂病；伤寒部分是外感热病的专论，杂病部分为诸多病证的证治列出专篇。伤寒与杂病二者可分可合，相辅相成，不能截然分割。《伤寒杂病论》总结了秦汉时期医家临证的宝贵经验，为中医临床辨证论治理论创立奠定了坚实的基础。

在晋以后至宋的漫长年代中，《伤寒杂病论》基本上处于时隐时现的状态。在当时的一些名家的著述中都可以看到它的痕迹，如陈延之的《小品方》中载有《张仲景辨伤寒方》九卷与《张仲景杂方》八卷的书目，隋代巢元方的《诸病源候论》中也收录了《伤寒论》和《金匮要略》的部分内容。唐代孙思邈撰《备急千金要方》时，曾经感叹"江南诸师秘仲景要方不传"。孙思邈直到晚年才比较完整地看到了张仲景的《伤寒论》，并将其收载于《千金翼方》中。

北宋初年，政府先后成立了翰林医官院、太医署和校正医书局，对当时医学知识的普及和历史上医学书籍的流传做出了积极的贡献。1065年，在校正医书局由林亿等领衔校订刊行了《伤寒论》十卷二十二篇一百一十二方，接着又校订刊行了《金匮玉函经》八卷二十九篇。

张仲景的著作流传到宋代，经林亿等整理校订以后基本定形。但宋定的原刊本《伤寒论》和《金匮要略》国内至今尚未出现，当前只能通过复刻本来了解宋本的原貌。目前使用较多的版本是明代赵开美的刻本。通过历史回顾，不难清晰发现，张仲景的著作在历史上一直受到医家们的重视，对它的传抄刻印、研究整理从未间断过。

《伤寒论》和《金匮要略》经宋代林亿等校订刊行后，立即得到了当时医家们的普遍重视，这主要体现在对原文和原著的研习和注释方面，形成了学术纷呈、理论临床紧密联系的研究局面，并一直延续至今。对《伤寒论》原文的阐发和研究，在宋代有韩祗和的《伤寒微旨论》、许叔微的《伤寒发微论》、庞安时的《伤寒总病论》、朱肱的《类证活人书》。到了金代，有成无己的《注解伤寒论》和《伤寒明理论》。明清两代研究《伤寒论》的学者更多，由于研究的方法和所持的学术观点不同，形成了众多的流派。如有的认为《伤寒论》经王叔和编次后，原文已经错乱，必须重新考订，持这样观点的有方有执的《伤寒论条辨》、喻昌的《尚论篇》、张璐的《伤寒缵论》、程应旄的《伤寒论后条辨》等。有的医家则不同意此说，主张维护旧论，如张遂辰、张志聪、张锡驹等。也有一些医家从临床实际出发，从不同角度对《伤寒论》原文进行归类整理，如按方剂分类的有《伤寒来苏集》、按治法分类的有《伤寒贯珠集》、按症状分类的有《伤寒论纲目》等。以上众多医家的著述，对《伤寒论》的学习和研究都有很大的启发和推动。

据统计，宋以后着力于研究、整理和阐释《伤寒论》的著作有500多种，医家达400多人。经过诸多医家的努力，《伤寒论》的研究形成了一定的学说或学派，成为中医学中的一个专门领域。新中国成立以后，《伤寒论》的研究也从未停止过，对此兴趣盎然的大有人在，包括一部分西医同道。与《伤寒论》相关的专著和论文大量涌现，内容也从文献方面扩展到临床和实验方面，对某些方药的药理也做了深入的研究，这些研究成果都有助于加深对原文的认识和提高经方临床的疗效。

对于《金匮要略》的专门研究和注释，相对起步稍晚。最早的注本是元末明初赵良仁的《金匮方论衍义》。到了清代，才有较多的注本出现，但总数也不过70多家，其中较有影响的有周扬俊的《金匮玉函经二注》、喻昌的《医门法律》、徐彬的《金匮要略论注》、程林的《金匮要略直解》、沈明宗的《金匮要略编注》、魏荔彤的《金匮要略本义》、尤怡的《金匮要略心典》、吴谦等的《医宗金鉴·订正仲景全书金匮要略注》等。民国时期，陆渊雷的《金匮要略今释》和曹家达的《金匮发微》在中医界也有一定的影响。新中国成立以后，在《金匮要略》的研究中也不断有新的论著和论文面世。

2. 创立六经辨证为核心的辨证论治体系　张仲景在继承《黄帝内经》"六经分证"相关理论基础上，创新性地提出了以"六经辨证"为核心的辨证论治体系，这一辨治体系的独特思维方法，在《伤寒论》中有完美体现。如论中内容言变多而言常少，绝大部分是探讨非典型的、证情疑似的、病势不定的复杂证候，通过对这些复杂病情的讨论，从而揭示诊察的规律和方法，这体现了"变法"辨证思维。还有论中"传经""转属"及"随证治之"等展示了六经病之间的动态变化，体现了"动态"辨证思维。诸如此类，所以六经辨证所展示的辨证论治思维方法，尤其是辨证论治思维中的变法思维、恒动思维、相对性思维、整体性思维、联系性思维、逆向性思维等复杂性辨证思维，对当今临床各科均有很强的指导意义。

3. 创立脏腑经络辨证为核心的辨证体系　《金匮要略》是关于内科杂病辨治的著作，全书主要论述了对杂病的认识、诊断、辨证、治疗以及预后转归等内容。从整体观念出发，全书以脏腑经络体系为理论根据，形成较完整的以脏腑经络辨证为核心，以整体性原则和辨病与辨证相结合原则为指导，以脉证合参为主要方法，理、法、方、药有机联系为特色的辨证论治体系。其意义在于：

（1）建立了杂病辨治的基本思维模式：即辨病与辨证有机结合，二者互为经纬，临床时先辨病后辨证，辨病是总纲，辨证是核心、是主体，证是辨析的基本内容。

（2）确立了杂病辨治思维原则：包括整体性原则，这一原则是张仲景治疗杂病的指导思想，强调对疾病诊治着眼于人体内部及人与外界环境的整体联系；动态性原则，疾病证候的发生、发展、减轻或加重、传变、演化、转归始终都处在复杂的动态变化之中；常变观原则，既有对杂病辨治的纲领性、常识性、稳定性、规律性、普遍性常法，又蕴涵了对杂病辨治的无序性、无规律性之变法。

（3）创立了杂病的辨证方法：根据内伤杂病的临床特点和病变规律，创立了一系列辨证方法，如脏腑经络辨证法、平脉辨证法、腹诊辨证法等。丰富了内伤杂病的辨证，为治疗提供了参考。

综上所述，《伤寒论》《金匮要略》有机地整合了汉以前中医基本理论与临床医学的内容，以整体观、恒动观、自然观揭示了疾病发生、发展及病机演化规律，通过理、法、方、药的内在联系，综合概括了中医临床思维的全过程，从而创立了中医诊治疾病之范式，构建了中医临床思维体系。这一对临床具有普遍性指导意义的辨治疾病的思维方法和基本原理，不仅是千百年来辨治内伤杂病与外感病的规矩准绳，至今对指导临床各科实践，仍具有很强的权威性、科学性和实用性，且留给后学一个广阔的思维空间。

4. 温病学发展了热病辨治理论　温病的概念较宽泛，指的是一类疾病，大多来势急，发展快，病情重，死亡率高，有的还会留下严重的后遗症，并且多具有传染性，在人群中会发生程度不等的流行。今天所说的温病学派或温病学说，在历史上成熟于明清，也是临床上外感热病证治经验的总结。它的产生、形成、发展有一个较长的过程，也有其一定的地域和具体疾病的背景。

有关温病的命名，早在《黄帝内经》中已出现，《难经》中也有记载，如《难经·五十八难》云："伤寒有五：有中风，有伤寒，有湿温，有热病，有温病。"可见，当时伤寒是一个大概念，涵盖了所有的外感热病，而温病只是其中之一。《素问·热论》也称："今夫热病者，皆伤寒之类也。"在《伤寒论》《金匮要略》中也已经有了对温病的具体描述和证治，如"太阳病，发热而渴，不恶寒者，为温病。""太阳中热者，暍是也。汗出恶寒，身热而渴，白虎加人参汤主之"等。在晋代，王叔和有"时行之气"概念的提出，同时强调温病乃非时之气为病，具有传染性和流行性，此对后世新感温病和疫病的认识产生了影响。隋代《诸病源候论》及唐代《备急千金要方》中都记载了热病、温病描述及治疗的方剂。

从宋金元时代起，医家们通过临床实践中的切身体验和不断的经验积累，随着认识的深化，意识到在临床上采用《伤寒论》辨治体系治疗温病的缺陷与不足。很多医家对此进行了思考，并提出了与以往不同的见解，对温病的病因、病机、治疗等也多有新论，温病治疗开始突破了"法不离伤寒、方必遵仲景"的局面。金元时期的学术争鸣对此也有推波助澜的作用，如刘完素在热病的治疗中，强调"六气皆从火化"、"六经传变由浅到深，皆是热证，非有阴寒证"等，对某些外感热病一开始就用清热解毒的方法立论，具体方剂如双解散、防风通圣散等。元代罗天益在《卫生宝鉴》中提出按邪在上、中、下三焦及气分、血分的不同部位遣方用药，对后来形成的温病辨证方法产生一定的影响。元代末年的王安道明确提出温病不得混称伤寒，将伤寒与温病从概念、病机、治则等方面明确区别开来，被吴瑭（字鞠通）称为"始能脱却伤寒，辨证温病"的医家。

明代的汪机立"新感温病"之说，从发病学上完善了对温病的认识，即温病可以有"冬伤于寒，春必病温"的伏气温病，也可以有"不因冬月伤寒而生"的新感温病。明末吴有性（字又可）的《温疫论》，堪称我国第一部传染病学的专著。吴又可根据临床的观察，勤于思索，提出了不少精辟独到的见解，如"疠气说""邪从口鼻而入"等，并且创制了达原饮等名方，丰富了承气攻下的用法。《温疫论》是前人学术成就与个人临床经验的总结，也是热病证治发展中的一个里程碑。

温病学说较为完整的证治体系的确立是在清代。清代出现了一大批精通热病证治并且卓有成就的临床大家，其中最具代表性的当推叶桂（字天士）和吴鞠通。叶天士的《温热论》在理论和实践方面较好地规范了温病证治的内容，明确提出了温病卫气营血辨证的方法，成为温热病临床辨证论治的基本准则。叶天士《温热论》阐明了温病发生、发展的规律，规定了各个阶段的治疗大法和具体的方药，并且补充了大量临床诊疗的经验和体会。

同时将温病辨证与脏腑结合起来，吴鞠通继承了叶天士的学说，确立了三焦辨治的方法，进而完善、补充了叶天士卫气营血辨证的不足，最终确立了温病的卫气营血、三焦辨治的思路，使温病的辨证与论治形成了相对完整的体系。

温病学说体系是古代医家在对温热类、湿热类等疾病不断研究、发展、完善过程中形成的一套辨治理论体系，其卫气营血、三焦辨治理论具有极高的临床指导价值，在当今也广泛应用于临床各科，成为中医学的重要理论组成部分。

二、中医临床经典各自特征与相互关联

《黄帝内经》分为《素问》和《灵枢》两部分。《素问》重点论述了脏腑、经络、病因、病机、病证、诊法、治疗原则以及针灸等内容。《灵枢》是《素问》不可分割的姊妹篇，内容与之大体相同。除了论述脏腑功能、病因、病机之外，还重点阐述了经络腧穴、针具、刺法及治疗原则等。

《黄帝内经》基本精神及主要内容包括：整体观念、阴阳五行、藏象经络、病因病机、诊法治则、预防养生和运气学说等。"整体观念"强调人体本身与自然界是一个整体，同时人体结构和各个部分都是彼此联系的。"阴阳五行"是用来说明事物之间对立统一关系的理论。"藏象经络"以研究人体五脏六腑、十二经脉、奇经八脉等生理功能、病理变化及相互关系为主要内容。"病因病机"阐述了各种致病因素作用于人体后是否发病以及疾病发生和变化的内在机制。"诊法治则"是中医认识和治疗疾病的基本原则。"预防养生"系统地阐述了中医的养生学说，是养生防病经验的重要总结。"运气学说"研究自然界气候对人体生理、病理的影响，并以此为依据，指导人们趋利避害。

《伤寒杂病论》是中国传统医学著作之一，是张仲景博览群书，广采众方，凝聚毕生心血所写就。中医所称的伤寒实际包括了一切外感病，甚至包括了瘟疫这类传染病在内。

该书后来分为《伤寒论》《金匮要略》两部分，《伤寒论》以六经统诸病，认为六经不专为伤寒一科，倡导伤寒杂病治无二理，咸归六经之节制。书中蕴含的临床思维及辨证论治的规律更为后世医家所推崇。所以南北朝名医陶弘景曾说："惟张仲景一部，最为众方之祖。"

《金匮要略》是张仲景所著《伤寒杂病论》的杂病部分，也是我国现存最早的一部论述杂病诊治的专书。全书共三卷，25篇，载疾病60余种，收方剂262首。所述病证以内科杂病为主，兼及外科、妇科疾病及急救猝死、饮食禁忌等内容。其指导思想是整体观念，理论核心是脏腑经络学说，基本精神是辨证论治。其用法遣方，法度严谨；借脉论理，洞察精微；文法精巧，独具一格，是治疗疑难杂病的典范之作。

温病学理论起源于《黄帝内经》，直到秦汉晋唐时期，温病皆隶属于广义伤寒范畴。两宋金元后的学科分化，温病始脱离伤寒而独立成科；至明清，更进一步总结出一套完整的理论体系，形成了一门新兴的临床学科，成为四大经典重要的组成部分，严格来讲，温病学经典不是一本书，而是多本著作的集成。温病学主要研究温病的发生、发展规律及其诊治、预防方法，阐述了对临床多种发热性病证的辨证论治，具有很强的临床实用性。同时，温病学的理论和诊治方法在中医学中占有重要的地位，对临床各科发热性病证的诊治也有指导意义。

四大经典各具特色，且相互关联。《黄帝内经》作为四大经典中现存最早的医学典籍，是奠定中医临床理论与辨治原则的基石。《伤寒杂病论》创立六经辨证及杂病辨治体系，对多种外感疾病及杂病辨证论治规律做了系统阐述，是第一部理、法、方、药比较完善，理论密切联系实际的重要医学著作，正如仲景自序所言，他是在广泛继承前人、包括《黄帝内经》学术思想基础上，融合自己临床实践经验写就的，因此，二者有着共同的学术渊源。

温病学经过众多医家的不断发展，至明清逐渐形成了完整的辨治体系，对温热病尤其是疫病的辨治具有重要的临床指导价值。从历史上看，伤寒在先，温病在后，但从整个证治体系形成过程看，《伤寒论》是温病学的基础，温病学是《伤寒论》的发展与补充，在外感热病的临床证治中，两者都具有重要价值，也成为完善中医临床学科的重要组成部分。

此外，尚需正确认识历史上的"寒温之争"。《伤寒论》创立的证治框架值得肯定，自古就有"六经钤百病""六经乃百病之六经"的说法，强调了六经辨治理论在外感热病辨治中的普适价值，然而，值得指出的是，《伤寒论》毕竟侧重针对寒伤阳的辨治，书中对热邪伤阴的认识不够深入，清热和养阴的治法应用亦较简单，温病大家们在自己实践基础上提出了较多创新，成为热病辨治的补充。

综上所述，中医临床经典中的《黄帝内经》《伤寒论》《金匮要略》和温病学虽各成体系，却又具有着密切关联，应避免人为地割裂其间的联系。《黄帝内经》证治内容不多，但作为临床经典的源头，对其他经典的形成与发展具有奠基作用，而其他临床经典不仅建立在《黄帝内经》理论基础之上，相互之间亦有着多方面的内在联系，能否全面地理解和掌握中医临床经典的内容，将影响对整个中医理论的继承与发扬。

三、熟悉和掌握中医临床经典是中医基本功

医学是研究生命现象，特别是研究如何解决人们所遭遇的躯体或精神疾苦的学问，前者构成了基础医学，后者包含的丰富理论与技法，则构成临床医学的知识领域。中医学诞生在中华文化这一特定的文化背景、中华大地这一特定的地理环境及上下五千年这一特定的历史条件下，它是人们在临床实践中反复探索，日积月累，并经过归纳整理，总结得出的规律，形成相应的文字记载后，得以传授和推广。中医经典又是中医学理论体系中的精华部分，因而成为中医教学的重要内容。

长期以来，学术界对经典承载的基础理论内容似乎更加认同与熟谙，对经典蕴含的与临床实践相关的疾病诊治理论及技术方法的认知则相对缺乏系统。为凸显经典在临床实践中的指导作用及应用价值，特提出"中医临床经典"这一概念，以区别于经典中的基础理论内容。

中医临床实践活动可追溯到数千年前甚至更早，秦汉时期，以《黄帝内经》为代表的古典医著记载了中医诊法、治则治法、用药思路等一系列与临床实践相关的重要内容。东汉末年，《伤寒杂病论》作为中医临床医学发展历程中的里程碑，构筑起以辨证论治为核心的临床实践理论体系。明清时代，温病学兴起后更是完善了外感热病的临床辨治体系。围绕经典，历代医家尽管发展补充较多，但临床实践的基本原则始终没有大的改变，那些源自千百年实践积累的遣方用药经验与方法，都始终承载在中医临床经典中，并迄今为大家所习用。

回顾历史，中医临床学科取得的成就精彩纷呈，医家们的丰富经验，形成了各具特色的学术流派，加上前人浩如烟海的著述，更使得习中医者不知从何切入。为此，需要寻找能真正寓有中医临床精髓的学习蓝本，中医临床经典不只是中医辨证论治理论的源头，亦是中医临床理论体系的根系和主干，如果能在这方面着力，则学习中医将变得相对容易。掌握了主干与根系，在此基础上发展起来的各家学说，就变得容易理解了。

综上所述，中医临床经典既记载有临证的基本思路、技术方法，又有具体病证的辨治和大量行之有效的方药。熟悉与理解中医临床经典，是学习中医的基本功；熟悉和掌握中医临床经典，对学习有事半功倍之效。

熟悉和掌握中医临床经典，既有利于阅读其他相关的中医临床典籍，亦有利于对后世医家的临床经验和对经典理论补充发挥的理解，更有利于弄清临证中相关病证及治法方药的认识历史沿革。由于传统文化的影响，中医临床经典特别是《伤寒论》和《金匮要略》，在北宋的校订本刊行以后，形成了代代相传、研习不断的局面。医家必然对此有所用功，有了心得以后，转而对原文进行注释阐述。在前人留下的医著中，对中医临床经典的原文也必然有所依据、有所阐释和发挥引申。如果不熟悉经典原文，不熟悉常用的经典方药，那么就会在古医籍的阅读过程中常常会感到困惑，有时甚至会寸步难行。所以即便对将来从事中医文献研究的研究者，中医临床经典的学习也是不可或缺的基本功。

在古代漫长的岁月里，中医学主要通过家传或师徒相传的方式得以传承和延续，习医者除了临证悉心观察、认真思考、深刻感悟外，很重要的一种方式就是反复诵读临床经典如《黄帝内经》《伤寒论》《金匮要略》和温病原著。从历代医家的成长经历来看，熟读中医临床经典也是中医大家们成才的必由之路，在对经典的反复理解和深入感悟中，大师们结合自己的临床实践，理论水平和实践能力在不知不觉中得到提高。医家们经常带着问题到经典原著中找思路、找方法，用经典指导自己的临证，开展深入一步的学习，不少临床大家更是终身与经典相伴，除了拥有丰富的临证经验外，他们最后也成了解读经典的大家，在经典研究领域独树一帜，成绩斐然。

中医四大经典蕴含了丰富的与中医临床实践相关的基本内容，它们是古人临证后的智慧结晶，相关内容不容忽视。现代中医拥有了这些内容才能真正成为有源之水，因此，熟悉和掌握中医临床经典的基本内容，是每一个中医工作者所必备的基本功，更是中医临床工作者必备的素养。

四、学习中医临床经典要注意掌握正确方法

《黄帝内经》《伤寒论》《金匮要略》及温病学的内容一直被列为学习中医的经典课

程,成为学习中医不可或缺的内容。古今医家通过对经典原著的反复钻研,受益无穷。现代的中医高等教育也一直将此作为必修课程,可见经典在中医学习和研究中的重要地位。但是,对这些内容的学习和理解既有一个由浅入深、循序渐进的过程,更有一个对其知识体系总体把握的需要,所以,在接触原文和原著之前,有必要通过本门课程,对相关的内容做一个整体上的了解和熟悉,然后再去逐字逐句地品味原文和原著。

作为中医临床经典的学习,特别是对初学者,以下的问题必须加以重视:

（一）熟悉经典的原文或原著

在熟读的基础上理解文义,并作诵记,要注重对原文的理解,在独立思考以后再适当参考注文,参阅相关的文章,避免人云亦云而毫无定见。

（二）站在临床实际的立场上来理解经典的内容

原文很多是针对临证所见的客观描述,这些描述或从病,或从证,简练而形象具体。但是,原文的描述到底反映了什么问题,值得今人好好推敲和分析,从临证的角度对病、证、症和治法、方药加以理解和把握。

（三）用整体的发展的眼光来认识中医临床经典

这个整体主要是指历史背景,包括政治、经济、文化、地理、气候与疫病流行的内在关联等。同时,也要注意到《黄帝内经》在前,《伤寒论》《金匮要略》在后,温病学的形成更在后这一事实,这样就容易把握事物发展的大体脉络,不至于迷失方向。

（四）熟悉与中医临床经典密切相关的其他内容

在阅读经典原文、原著时,要注意适当联系其他相关内容,如《伤寒论》和《金匮要略》之前有《黄帝内经》,之后有各家学说。对张仲景以后一直到明清时期的医家、医著都应该注意联系,这样将有助于全面理解中医临床经典。中医学本身是由各部分内容互相紧密联系而成的一个整体,当然也要注意避免生搬硬套,牵强附会。

针对中医经典中临床内容,教材改变了以往以原文为中心、逐条注释的方式,尽量以通俗易懂的叙述介绍以上内容。全书分成上、下两篇,上篇针对四大经典中有关疾病病因、病理、辨证体系、治则治法及方药应用内容进行综合论述;下篇以具体病证辨治为主,重在掌握中医辨证论治思路,从而拓展学生临床思维及辨治能力。通过本门课程的学习,使学生能够熟悉和掌握中医临床经典中所奠定的辨证论治的方法,了解和熟悉对有关症状的分析和鉴别的思路,同时了解和熟悉临床经典中丰富多彩的治法方药。

本课程一般在学完中医基础理论、中医诊断学、中药学和方剂学等相关中医基础课之后开设。课程能将中医的理、法、方、药,辨证论治理论连贯成为一个整体,是对中医基础课程学习的深化。学好本门课程,既能为深入学习四门经典课程提供必要的方法学指导,亦能为中医临床各科的学习奠定扎实的基础。

为了便于教学,本教材以不同的章节将有关的内容整理、归纳和展开,但实际上各章节的内容之间互相关联,是不可分割的整体,对此在学习过程中应该充分注意。在以往的教学中,《黄帝内经》《伤寒论》《金匮要略》和温病学的内容大多各自独立、各成体系,而本门课程将四者合一,尽可能减少其中不必要的重复,这将有利于对相关内容的融会贯通。

学习小结

- 本章节主要围绕中医临床经典的重要性、中医临床经典在历史上的形成过程以及学习中应该注意的问题进行了阐述。
- 《黄帝内经》作为古人集体智慧的结晶，在奠定中医基础理论的同时，也确立了中医临床实践的基本原则，成为后世中医临床学科的发轫。
- 张仲景勤求古训，博采众方，撰写了《伤寒杂病论》，奠定了中医临床辨证论治的基础。以后该书经过西晋王叔和的编次，在北宋由校正医书局校订刊行，作为《伤寒论》和《金匮要略方》一直流传至今。
- 由于临床疾病的变化和医家经验的不同，温病学说逐渐被重视，并得到了相应的发展。在清代形成了一定的证治体系，同样有效地指导着临床的诊疗。
- 伤寒学说和温病学说都出自外感热病的临床实践。从历史上看，伤寒在前，温病在后；从整个证治体系看，伤寒是温病的基础，温病是伤寒的补充和发展。杂病的诊疗在《金匮要略》以后也有长足的进步。
- 中医临床经典作为千百年来中医临床经验的结晶，是学习和研究中医必须熟悉和理解的内容。
- 想要进一步学习中医临床经典，必须认真阅读原文，联系临床实际，同时要注意中医临床经典与其他相关内容的相互关系。

（周春祥）

复习思考题

1. 《黄帝内经》的临床价值有哪些方面？
2. 《伤寒论》和《金匮要略》历史沿革怎样？
3. 为什么在《伤寒论》以后还会有温病学说的形成与发展？
4. 学习中医为什么必须熟悉中医临床经典？

第 一 章

病 因 病 机

◢ 学习目的

　　通过学习病因病机概念、基本内容、四部经典独特认识及相互关联等内容，了解经典对病因病机认识的历史沿革，掌握经典对病因病机认识的各自特征及相互关联，并明白它的临床意义及指导价值。

　　学习要点

　　病因、病机概念；历史沿革；病因病机临床意义与指导价值；

　　病因病机是中医理论的重要组成部分，是临床辨证论治的重要支撑。殷周时期，前贤即对这一内容进行了探索与总结，至《黄帝内经》《难经》成书，初步构建起中医病因病机的理论框架，提出了诸如"六气致病""病机十九条"等具有划时代特征的病因病机理论，为后世针对病因、病机的理论与临床研究奠定了基础。仲景《伤寒杂病论》进一步完善了外感、内伤杂病的病因病机理论，提出了三因学说，开创了中医辨证论治的先河。至明清时代，温病学说滥觞，有关温病的病因病机认识更加具体与深入，在前人认识基础上明确提出了"伏邪""疫毒"及卫气营血、三焦传变等病因、病机理论，系统阐述了温病的病因、病机内容。因此，成书于不同时代的经典著作，对病因病机理论的形成与发展都做出过不可磨灭的贡献，相关理论对当今临床实践仍有较高的指导价值，值得挖掘、整理、应用与研究。

第一节 病 因

　　中医理论认为，导致疾病发生的原因是多种多样的，包括六淫、七情、饮食、劳倦、疫气、外伤等，这些因素在一定条件下都可能使人致病。中医理论中针对病因的内容较多，本节主要阐述病因中的代表，示人以法。基于不同经典视角认识病因病机，能更好地融汇经典中相关内容，使病因病机理论更富系统特征，同时，亦能更好地反映四大经典对病因病机理论的认识脉络及其规律。包括外感的六淫、疠气，内伤的七情致病，内不外因的饮食失宜及独特发病的伏邪之毒。

一、六淫

"六淫"是中医对"风、寒、暑、湿、燥、火"六种外感致病因素的统称，也称为"外邪"。在正常情况下，风、寒、暑、湿、燥、火是自然界的六种气候变化，称为"六气"，如果六气太过或不及，则气候反常，在人体抵抗力下降时，就能成为致病因素，则称"六淫"或"六邪"。

《黄帝内经》虽无"六淫"之名，但有六淫之实。依据天人相应、四时五脏阴阳理论，认为因六气太过淫胜、或人体正气不足就会出现六淫为病，书中有关致病性质和特点的论述，奠定了六淫病因理论的基础。当然，在具体内容论述方面，《黄帝内经》尚有局限，如《素问·至真要大论》原条文提到"暑"，全篇却论之甚略，其对于外感疾病的病因认识更多还局限在"寒"上，认为热病病因是伤于寒，热病皆为伤寒一类。

至《伤寒论》成书，不仅系统阐述了外感六淫导致的诸多病证，如中风、伤寒、太阳温病及关节、身体烦疼的风湿邪气为病，还深刻描绘了外感病邪与体质等诸多因素结合后导致的错综复杂、动态变化的病理状态，并提出了随证治之的策略，丰富了外感病辨治的内容。《金匮要略》更是结合《黄帝内经》外感六淫内容，将作为外因的六淫的致病条件具体化。因此，张仲景对风、寒、暑、湿、热等众多外感病因已有了具体而充分的阐述，使外感六淫理论更为成熟和完备，对后世中医病因学说的发展起了极大的推动作用。

此后，通过历代医家的不断观察总结，对六淫致病的认识有了进一步的分化与加深，主要表现在对外感病的病因经历了由"合"到"分"，从了解部分外感病因到多种外感病因的过渡。至明清时代，温病学派提出了"温邪上受"、"湿热之邪"等温病外感病因，并系统总结出"温病者，有风温、有温热、有温疫、有温毒、有暑温、有湿温、有秋燥"等不同病因，把温病作为一大类别从外感热性病中分化出来，其病因各有不同，由此极大丰富了外感六淫病因学说。

附录条文

1. 《素问·调经论》："夫邪之生也，或生于阴，或生于阳。其生于阳者，得之风雨寒暑。"
2. 《素问·五运行大论》："燥以干之，暑以蒸之，风以动之，湿以润之，寒以坚之，火以温之。"
3. 《素问·本病论》："人久坐湿地，强力入水即伤肾，肾为作强之官，伎巧出焉。"
4. 《素问·至真要大论》："夫百病之生也，皆生于风寒暑湿燥火，以之化之变也。"
5. 《素问·至真要大论》："岁厥阴在泉，风淫所胜……民病洒洒振寒，善伸数欠，心痛支满，两胁里急，饮食不下，膈咽不通，食则呕，腹胀善噫，得后与气，则快然如衰，身体皆重。……风淫所胜，平以辛凉，佐以苦甘，以甘缓之，以酸泻之。"
6. 《灵枢·口问》："夫百病之始生也，皆生于风雨寒暑，阴阳喜怒，饮食居处，大惊卒恐。"
7. 《灵枢·顺气一日分为四时》："夫百病之所始生者，必起于燥湿寒暑风雨。"
8. 《灵枢·百病始生》："夫百病之始生也，皆生于风雨寒暑，清湿喜怒。"
9. 《伤寒论·辨太阳病脉证并治》："太阳病，发热，汗出，恶风，脉缓者，名为中风。"
10. 《伤寒论·辨太阳病脉证并治》："太阳病，或已发热，或未发热，必恶寒，体痛，呕逆，脉阴阳俱紧者，名曰伤寒。"
11. 《金匮要略·痉湿暍病脉证》："夫风病，下之则痉，复发汗，必拘急。"
12. 《金匮要略·痉湿暍病脉证》："风湿相搏，一身尽疼痛，法当汗出而解，值天阴雨不止，医云此可发汗，汗之病不愈者，何也？盖发其汗，汗大出者，但风气去，湿气在，是故不愈也。若治风湿者，发其汗，但微微似欲出汗者，风湿俱去也。"

13. 《温病条辨·杂说》："无论四时之风，皆带凉气者，木以水为母也；转化转热者，木生火也；且其体无微不入，其用无处不有，学者诚能体察风之体用，而于六淫之病，思过半矣。"

二、七情

七情为内伤病因之一，这一名称首见于宋·陈无择《三因极一病证方论》，但与这一名称相关病因的描述可追溯到《黄帝内经》中有关情志致病的论述。《素问·举痛论》论及"九气"：怒、喜、悲、恐、寒、炅、惊、劳、思，除寒、炅外，其实含有七情的概念。《黄帝内经》从"人有五脏化五气，以生喜怒悲忧恐"的情志发生理论出发，阐述了七情内伤的致病条件、致病特点及各情志致病性质等诸多内容，成为七情病因学说的肇始，奠定了七情致病理论的基础，对张仲景、陶弘景、陈无择诸医家都产生了积极影响。

七情内容在《黄帝内经》中论述较多，其他经典著作中亦有涉及，《金匮要略》"五劳六极七伤"之论，其中就有针对情志致病因素的记载，但更多是记述七情致病的辨治，如惊恐可致冲气上逆引发奔豚；惊恐可致心神不宁，心血逆乱发生惊悸等病证，在妇人杂病篇中记载有"虚、积冷、结气"等多种妇科疾病及其病因，"结气"即气机郁结不畅，多由情志不舒引起。此外诸如梅核气"咽中如有炙脔"，脏躁"喜悲伤欲哭"，"奄忽眩冒，状如厥癫，或有忧惨，悲伤多慎"等病证都与情志有关。不仅如此，仲景还认识到情志致病往往非单纯致病，而是常与其他病因并行伤人，在"血痹虚劳病"篇较为典型，在大黄䗪虫丸证中，饮食、房事、情志、劳倦等因素在疾病的发生发展中都起着一定的作用，病因多而复杂。这些内容作为七情致病的应用，对深入理解《黄帝内经》关于七情致病理论大有裨益，为后世七情致病的辨治提供了参考。

温病演变过程中，由于脏腑功能失调导致情志改变，情志改变有可能影响温病的发展、演变，但是，有关七情直接影响温病发生的论述不多。

附录条文

1. 《素问·阴阳应象大论》："在志为怒，怒伤肝，悲胜怒……在志为喜，喜伤心，恐胜喜……在志为忧，忧伤肺，喜胜忧……在志为恐，恐伤肾，思胜恐。"

2. 《素问·玉机真脏论》："然其卒发者，不必治于传，或其传化有不以次，不以次入者，忧恐悲喜怒，令不得以其次，故令人有大病矣。"

3. 《素问·举痛论》："百病生于气也，怒则气上，喜则气缓，悲则气消，恐则气下，寒则气收，炅则气泄，惊则气乱，劳则气耗，思则气结，九气不同，何病之生？"

4. 《素问·天元纪大论》："天有五行御五位，以生寒暑燥湿风，人有五脏化五气，以生喜怒思忧恐。"

5. 《素问·本病论》："人或恚怒，气逆上而不下，即伤肝也。"

6. 《素问·解精微论》："夫志悲者惋，惋则冲阴，冲阴则志去目。志去则神不守精，精神去目，涕泣出也。"

7. 《灵枢·口问》："夫百病之始生也，皆生于风雨寒暑，阴阳喜怒，饮食居处，大惊卒恐则血气分离，阴阳破败，经络厥绝，脉道不通，阴阳相逆，卫气稽留，经脉虚空，血气不次，乃失其常。"

8. 《灵枢·五阅五使》："五气者，五脏之使也。"

9. 《金匮要略·血痹虚劳病脉证并治》："五劳虚极羸瘦，腹满不能饮食，食伤、忧伤、饮伤、房室伤、饥伤、劳伤、经络营卫气伤，内有干血，肌肤甲错，两目黯黑。"

10. 《金匮要略·妇人杂病脉证并治》:"妇人咽中如有炙脔,半夏厚朴汤主之。"

11. 《金匮要略·妇人杂病脉证并治》:"妇人脏躁,喜悲伤欲哭,象如神灵所作,数欠伸,甘麦大枣汤主之。"

12. 《金匮要略·妇人杂病脉证并治》:"妇人之病,因虚、积冷、结气,为诸经水断绝。"

13. 《金匮要略·妇人杂病脉证并治》:"冷阴掣痛,少腹恶寒,或引腰脊,下根气街,气冲急痛,膝胫疼烦,奄忽眩冒,状如厥癫,或有忧惨,悲伤多嗔,此皆带下,非有鬼神。"

三、饮食失宜

脾胃为后天之本,气血生化之源,机体的滋养全靠饮食,《黄帝内经》云:"阴之所生,本在五味","五味入口,藏于胃以养五脏气",饮食得当,以养于生。若饮食失宜,如饥饱失常、饮食不洁、饮食偏嗜等,又可成为病因,导致疾病发生。

《素问·阴阳应象大论》《素问·调经论》明确提出饮食不当是致病因素之一,《素问·痹论》:"饮食自倍,肠胃乃伤",《素问·生气通天论》:"因而饱食,筋脉横解,肠澼为痔",指出饮食不节,伤身损体。《金匮要略·禽兽鱼虫禁忌并治》更概之曰:"凡饮食滋味,以养于生,食之有妨,反能为害……若得宜则益体,害则成疾,以此致危。"这些都体现了中医学对饮食与人体生理病理的辩证认识。

经典对饮食致病的认识至深,《黄帝内经》对饮食失宜形式及导致病理等相关内容进行了论述,如"饮食不节,寒温不时……邪气胜之,积聚已留。""人饮食劳倦即伤脾";其次,饮食过量与不足都可以导致脾胃等脏器"转味而入出"的功能出现异常,进而引起机体阴阳气血失衡;再次,更认识到饮食偏嗜的影响,如"味过于酸,肝气以津……"偏食五味则引起脏气偏盛偏衰;此外,还论述了饮食不洁的相关内容,如"其随而下至胘为淫,有润如膏状,为暴食不洁";最后,还认识到大病之后"食肉则复"的"食复"病证。

《伤寒论》《金匮要略》对"饮食失宜"病因也有丰富的论述,"秽饭、馁肉、臭鱼食之皆伤人",进一步明确饮食卫生的必要;对饮食失宜关系密切的疾病亦有涉及,如黄疸、百合病、消渴病、下痢等;仲景尤其注重饮食因素在调护方面的重要性,服药后"进热粥一杯","禁生冷、粘滑、肉面、五辛、酒酪、臭恶等物";还有差后防复的饮食原则,病后初愈,饮食失宜或调补不当,则会产生食复,导致疾病发生或复发,因此,《伤寒论》提出"损谷则愈"的思想。

温病学理论中也有诸多饮食因素对疾病影响的论述,特别对饮食不当引起温热病加重或发生传变等及运用饮食性、味搭配等调养的论述尤为深刻。如"服姜枣汤三日,疟作甚剧"、"饮食失宜,或以害身命",热病初愈"坚硬浓浊者,不可骤进","肥甘过度,每发痈疽,酒肉充肠,必滋秽浊……"这些都是富有实践价值的认识。

附录条文

1. 《素问·生气通天论》:"阴之所生,本在五味,阴之五宫,伤在五味。"

2. 《素问·生气通天论》:"因而饱食,筋脉横解,肠澼为痔。因而大饮,则气逆。"

3. 《素问·生气通天论》:"味过于酸,肝气以津,脾气乃绝。味过于咸,大骨气劳,短肌,心气抑。味过于甘,心气喘满,色黑,肾气不衡。味过于苦,脾气不濡,胃气乃厚。味过于辛,筋脉沮弛,精神乃央。是故谨和五味,骨正筋柔,气血以流,腠理以密,如是则骨气以精,谨道如法,长有天命。"

4. 《素问·五脏别论》："五味入口,藏于胃以养五脏气,气口亦太阴也。"

5. 《素问·经脉别论》："故饮食饱甚,汗出于胃。惊而夺精,汗出于心。持重远行,汗出于肾。疾走恐惧,汗出于肝。摇体劳苦,汗出于脾。故春秋冬夏,四时阴阳,生病起于过用,此为常也。"

6. 《素问·腹中论》："帝曰:其时有复发者何也?岐伯曰:此饮食不节,故时有病也。虽然其病且已,时故当病,气聚于腹也。"

7. 《素问·痹论》："饮食自倍,肠胃乃伤。"

8. 《素问·调经论》："夫邪之生也,或生于阴,或生于阳。其生于阳者,得之风雨寒暑。其生于阴者,得之饮食居处,阴阳喜怒。"

9. 《素问·调经论》："帝曰:阴虚生内热奈何?岐伯曰:有所劳倦,形气衰少,谷气不盛,上焦不行,下脘不通,胃气热,热气熏胸中,故内热。"

10. 《素问·本病论》："人饮食劳倦即伤脾,又或遇太阴司天,天数不及,即少阳作接间至,即谓之虚也,此即人气虚而天气虚也。又遇饮食饱甚,汗出于胃,醉饱行房,汗出于脾,因而三虚,脾神失守,脾为谏议之官,智周出焉,神既失守,神光失位而不聚也,却遇土不及之年,或己年或甲年失守,或太阴天虚,青尸鬼见之,令人卒亡。"

11. 《灵枢·五色》："女子在于面王,为膀胱子处之病,散为痛,抟为聚,方员左右,各如其色形。其随而下至胝为淫,有润如膏状,为暴食不洁。"

12. 《灵枢·上膈》："喜怒不适,食饮不节,寒温不时,则寒汁流于肠中。流于肠中则虫寒,虫寒则积聚,守于下管,则肠胃充郭,卫气不营,邪气居之。人食则虫上食,虫上食则下管虚,下管虚则邪气胜之,积聚以留,留则痈成,痈成则下管约。"

13. 《伤寒论·辨太阳病脉证并治》："禁生冷、粘滑、肉面、五辛、酒酪、臭恶等物。"

14. 《伤寒论·辨太阳病脉证并治》："不利,进热粥一杯;利过不止,进冷粥一杯。"

15. 《伤寒论·辨阴阳易差后劳复病证并治》："病人脉已解,而日暮微烦,以病新差,人强与谷,脾胃气尚弱,不能消谷,故令微烦,损谷则愈。"

16. 《金匮要略·禽兽鱼虫禁忌并治》："凡饮食滋味,以养于生,食之有妨,反能为害。自非服药炼液、焉能不饮食乎?切见时人,不闲调摄,疾疢竞起;若不因食而生,苟全其生,须知切忌者矣。所食之味,有与病相宜,有与身为害,若得宜则益体,害则成疾,以此致危,例皆难疗。"

17. 《金匮要略·禽兽鱼虫禁忌并治》："凡肝脏,自不可轻啖,自死者弥甚。凡心皆为神识所舍,勿食之,使人来生复其报对矣。凡肉及肝,落地不着尘土者,不可食之。猪肉落水浮者,不可食。诸肉及鱼,若狗不食,鸟不啄者,不可食。诸肉不干,火炙不动,见水自动者,不可食之。肉中有朱点者,不可食之。六畜肉,热血不断者,不可食之。父母及身本命肉,食之令人神魂不安。食肥肉及热羹,不得饮冷水。诸五脏及鱼,投地尘土不污者,不可食之。秽饭、馁肉、臭鱼,食之皆伤人。自死肉,口闭者,不可食之。六畜自死,皆疫死,则有毒,不可食之。兽自死,北首及伏地者,食之杀人。食生肉,饱饮乳,变成白虫。一作血蛊。疫死牛肉,食之令病洞下,亦致坚积,宜利药下之。脯藏米瓮中有毒,及经夏食之,发肾病。"

18. 《温病条辨·下焦篇》："至调理大要,温病后一以养阴为主。饮食之坚硬浓厚者,不可骤进。"

四、伏邪

伏邪又称伏气,为藏伏于体内而不立即发病的病邪。伏邪目前有广义与狭义概念之分。广义伏邪是指一切伏而不即发的致病邪气;狭义伏邪即指伏气温病,也就是外邪侵犯机体,正气损伤,不能祛邪外出,使邪气得以伏匿体内,或伏藏于膜原,或伏藏于脏腑,或伏藏于肌腠,或伏藏于脂膜,待时而发。本节主要围绕中医经典中关于伏气温病的部分进行阐述。

　　追本溯源，伏邪理论源于《黄帝内经》中《灵枢·贼风》："此亦有故邪留而未发"，邪气藏伏体内，处于未发之状态。《灵枢·五变》复云："余闻百疾之始期也，必生于风雨寒暑，循毫毛而入腠理，或复还，或留止……"讲述风雨寒暑，循毫毛入腠理而留止，即邪气留恋之义；该篇更有："恶则邪气留止，积聚乃伤。脾胃之间，寒温不次，邪气稍至；蓄积留止，大聚乃起"，亦明言邪气积留，久而为病。这些为后世定位广义伏邪理论奠定了基础。

　　《黄帝内经》中有"冬伤于寒，春必病温"，"夫精者，身之本也。故藏于精者，春不病温"等记述，则是后世研究伏气温病的滥觞，"伏寒成温"理论即源于此，并为后世历代医家所推崇。

　　《黄帝内经》提出伏邪这一概念，同时指出了伏邪特点的"隐匿性"；有关伏邪的留伏部位，则有"藏于血脉之中，分肉之间，久留而不去""常以冬至之日……虚邪入客于骨而不发于外，至其立春""温疟者，得之冬中于风寒，气藏于骨髓之中""此病藏于肾"及"传舍于肠胃"等论述。论中还有伏邪能否发病条件的认识，一是"夫精者，身之本也，故藏于精者，春不病温"，人体藏精与否是感邪之后发病与否的关键，二是与再次感邪有关，《素问·疟论》《灵枢·岁露论》均提到两感于邪而发病的情况。

　　至《伤寒论》成书，"平脉法"首提"伏气"之名，指出伏邪性质为热，并在"伤寒例"论及"其伤于四时之气，皆能为病，以伤寒为毒者，以其最成杀厉之气也。中而即病者，名曰伤寒。不即病者，寒毒藏于肌肤，至春变为温病，至夏变为暑病。暑病者，热极重于温也。"将"伏气"作为温病发病的病因进行阐述，为后世温病理论的发挥奠定了坚实的基础。

　　伏邪理论发展到明清，形成了较为明晰的理论框架，对伏气温病皆有详细及系统的阐述，包括伏邪概念、伏邪的传变等，诸如"伏气温病，自里出表，乃先由血分，而后达于气分"、新感与伏邪辨治区别及不同季节因伏气所致多种疾病的诊治方法等，可谓论述丰富，其中伏气温病与新感温病概念的提出，奠定了伏邪理论在温病学说中的重要地位。需要说明的是，《温疫论》虽亦提及"伏邪"一词，但并非邪伏体内而不发，而是作为具体的病理阶段"邪伏膜原"，与上述"伏气"之说内容不同，当须区别待之。

　　综上所述，经《黄帝内经》《伤寒论》及后世历代医家的不断完善与补充，直至明清，伏邪学说终于构建成形。

附录条文

1. 《素问·生气通天论》："是以春伤于风，邪气留连，乃为洞泄。夏伤于暑，秋为痎疟。秋伤于湿，上逆而咳，发为痿厥。冬伤于寒，春必温病。四时之气，更伤五脏。"
2. 《素问·金匮真言论》："夫精者，身之本也。故藏于精者，春不病温。夏暑汗不出者，秋成风疟。"
3. 《素问·疟论》："温疟者，得之冬中于风，寒气藏于骨髓之中，至春则阳气大发，邪气不能自出，因遇大暑，脑髓烁，肌肉消，腠理发泄，或有所用力，邪气与汗皆出，此病藏于肾，其气先从内出之于外也。"
4. 《灵枢·五变》："皮肤薄而不泽，肉不坚而淖泽。如此，则肠胃恶，恶则邪气留止，积聚乃伤；脾胃之间，寒温不次，邪气稍至，蓄积留止，大聚乃起。"
5. 《灵枢·五变》："黄帝曰：余闻病形，已知之矣！愿闻其时。少俞答曰：先立其年，以知其时。时高则起，时下则殆，虽不陷下，当年有冲通，其病必起，是谓因形而生病，五变之纪也。"

6. 《灵枢·贼风》："此亦有故邪留而未发，因而志有所恶，及有所慕，血气内乱，两气相搏。"

7. 《灵枢·贼风》："此皆尝有所伤于湿气，藏于血脉之中，分肉之间，久留而不去。若有所堕坠，恶血在内而不去，卒然喜怒不节，饮食不适，寒温不时，腠理闭而不通。其开而遇风寒，则血气凝结，与故邪相袭，则为寒痹。其有热则汗出，汗出则受风，虽不遇贼风邪气，必有因加而发焉。"

8. 《灵枢·百病始生》："是故虚邪之中人也，始于皮肤，皮肤缓则腠理开，开则邪从毛发入，入则抵深，深则毛发立则淅然，故皮肤痛。留而不去，则传舍于络脉，在络之时，痛于肌肉，故痛之时息，大经代去。留而不去，传舍于经，在经之时，洒淅喜惊。留而不去，传舍于俞，在俞之时，六经不通，四肢则肢节痛，腰脊乃强。留而不去，传舍于伏冲之脉，在伏冲之时体重身痛。留而不去，传舍于肠胃，在肠胃之时，贲响腹胀，多寒则肠鸣飧泄，食不化，多热则溏出糜。留而不去，传舍于肠胃之外，募原之间，留着于脉，稽留而不去，息而成积。或着孙脉，或着络脉，或着经脉，或着俞脉，或着于伏冲之脉，或着于膂筋，或着于肠胃之募原，上连于缓筋，邪气淫泆，不可胜论。"

9. 《灵枢·岁露论》："候此者，常以冬至之日，太一立于叶蛰之宫，其至也，天必应之以风雨者矣。风雨从南方来者，为虚风，贼伤人者也。其以夜半至也，万民皆卧而弗犯也，故其岁民少病。其以昼至者，万民懈惰而皆中于虚风，故万民多病。虚邪入客于骨而不发于外，至其立春，阳气大发，腠理开，因立春之日，风从西方来，万民又皆中于虚风，此两邪相搏，经气结代者矣。故诸逢其风而遇其雨者，命曰遇岁露焉，因岁之和，而少贼风者，民少病而少死。岁多贼风邪气，寒温不和，则民多病而死矣。"

10. 《伤寒论·平脉法》："伏气之病，以意候之，今月之内，欲有伏气。假令旧有伏气，当须脉之。若脉微弱者，当喉中痛似伤，非喉痹也。病人云：实咽中痛，虽尔，今复欲下利。"

11. 《伤寒论·伤寒例》："其伤于四时之气，皆能为病，以伤寒为毒者，以其最成杀厉之气也。中而即病者，名曰伤寒。不即病者，寒毒藏于肌肤，至春变为温病，至夏变为暑病。暑病者，热极重于温也。"

12. 《温疫论·统论疫有九传治法》："若表胜于里者，膜原伏邪发时，传表之邪多，传里之邪少，何以治之？表证多而里证少，当治其表，里证兼之；若里证多而表证少者，但治其里，表证自愈。"

13. 《温热经纬·叶香岩外感温热篇》："伏气温病，自里出表，乃先由血分，而后达于气分。"

五、疫气

疫气，又称"戾气""疫毒""疠气""时行疫气"，是具有强烈传染性与致死性，致病后发病急骤、进展迅速等特点的一类外感性致病因素。虽言外感，与六淫之邪不同，所以《瘟疫论》言："夫瘟疫之为病，非风、非寒、非暑、非湿，乃天地间别有一种异气所感"。

早在《黄帝内经》，对"疫气"已有所认识，《素问·气交变大论》及《刺法论》记载了"温疫""温疠""金疫""木疫""水疫""火疫""土疫"等名称。《素问·六元正纪大论》指出："初之气，地气迁，气乃大温，草乃早荣，民乃厉，温病乃作。"认为温疫的产生与自然界气候的反常变化直接相关。《素问·刺法论》有"五疫之至，皆相染易，无问大小，病状相似"之论，对临床特点进行了总结。

张仲景在《伤寒论》序言中述及"余宗族素多，向余二百，建安纪年以来，犹未十稔，其死亡者，三分有二，伤寒十居其七"。从疾病流行程度之广，病死率之高可以看出，当时所谓的"伤寒"应属流行性传染病，病因当是感受了疫疠之气。《伤寒例》明确将疫病分为"寒疫"与"温疫"两类，并认为引起疫病的原因是"时行之气"或"时行疫气"，"凡时行者，春时应暖而反大寒，夏时应热而反大凉，秋时应凉而反大热，冬时应寒而反大温,此非其时而有其气,是以一岁之中,长幼之病,多相似者,此则时行之气也。夫欲候知四时正气为病,及时疫气之法,皆当按斗历占之。"遗憾的是,当时对疫病与伤寒的概念尚无严格界定。

至明清时期,温疫学专著《瘟疫论》明确提出"疠气说",创立了新的病因理论,提出"夫温疫之为病,非风非寒,非暑非湿,乃天地间别有一种异气所感",这种杂气能从人的口鼻而入,具传染性、流行性,还具有特异性(某种杂气只引起某种温疫),对疠气的种类、侵犯的部位及与伤寒在病因、侵入途径、证候、传变、治疗诸方面进行了比较和分别,在中医防治"疠气"方面写下了浓墨重彩的一笔。

此后温病大家们在瘟疫论基础上,对疠气致病的辨证论治广为发挥,特别在辨气、辨色、辨舌、辨脉、辨神、辨疫病兼证与夹证等方面尤有心得,并立汗、下、清、和、补五法分治,形成了疫气辨治的系统理论。

疫气致病肇始于《黄帝内经》,经《伤寒论》及后世医家不断充实发展,至明清时期达到较高水平,形成了较为完整,独立于伤寒以外,具有理、法、方、药辨治理论的体系,标志着疫气学说的成熟。

附录条文

1. 《素问•六元正纪大论》:"初之气,地气迁,气乃大温,草乃早荣,民乃厉,温病乃作,身热头痛呕吐,肌腠疮疡。"
2. 《素问•刺法论》:"余闻五疫之至,皆相染易,无问大小,病状相似,不施救疗,如何可得不相移易者?"
3. 《素问•本病论》:"后三年化成土疫,晚至丁卯,早至丙寅,土疫至也,大小善恶,推其天地,详乎太乙。"
4. 《伤寒论•张仲景原序》:"余宗族素多,向余二百,建安纪年以来,犹未十稔,其死亡者,三分有二,伤寒十居其七。"
5. 《伤寒论•伤寒例》:"凡时行者,春时应暖而反大寒,夏时应热而反大凉,秋时应凉而反大热,冬时应寒而反大温,此非其时而有其气,是以一岁之中,长幼之病,多相似者,此则时行之气也。夫欲候知四时正气为病,及时行疫气之法,皆当按斗历占之。"
6. 《伤寒论•伤寒例》:"从春分以后至秋分节前,天有暴寒者,皆为时行寒疫也。"
7. 《温疫论•自叙》:"夫温疫之为病,非风、非寒、非暑、非湿,乃天地间别有一种异气所感。"
8. 《温病条辨•上焦篇》:"温病者:有风温、有温热、有温疫、有温毒、有暑温、有湿温、有秋燥、有冬温、有温疟。"

第二节 病 机

病机,是疾病发生、发展与变化的机制,包括发病、病因、病位、病性和传变等多个方面。它分为具体证候的机制和疾病的总机制,本章主要讨论疾病的总机制。总其要而言,病机包括邪正与发病、外感内伤、邪正与虚实、阴阳失调等病理变化,亦包含疾病的传变、预后等内容。

一、邪正与发病

致病邪气是发病的基本条件,风寒暑湿燥火乃四时气候变化,但其太过或不及,超过人体适应能力，则成为致病因素。如《灵枢·百病始生》云："夫百病之始生也，皆生于风雨寒暑，清湿喜怒。"同时，致病邪气有外感与内伤之不同，且致病邪气具有多样的特点。

关于发病中正邪作用的论述，中医既关注致病邪气对发病的影响，更强调人体正气的重要作用，认为疾病的发生是邪气与人体正气相互斗争的过程，邪气是基本条件，而正气是主导因素，《素问遗篇·刺法论》有言："正气存内，邪不可干"，《金匮要略》亦云："五脏元真通畅，人即安和"。正邪的相互作用影响其发病与否，正气不虚，具有抵御能力，则邪气难以入侵人体，《灵枢·百病始生》云："风雨寒热，不得虚，邪不能独伤人。卒然逢疾风暴雨而不病者，盖无虚，故邪不能独伤人。"《金匮要略》："不遗形体有衰，病别无由入其腠理。"反之，正气弱，则邪易乘虚而入，导致疾病发生，正如《素问·评热病论》指出："邪之所凑，其气必虚"，温病学的伏邪致病，也认识到正气在伏邪致病中起着先决条件的作用，邪已伏藏，则已胜正气，否则即被正气所驱。"藏于精者，春不病温"，吴鞠通在《温病条辨》中指出："冬伤寒则春病温，惟藏精者足以避之。"

此外，人体正气之强弱，亦对发病的轻重、传变等有重要影响。若正气强壮，则发病相对轻缓；反之，正气衰弱，则发病急而危重，且易于传变入里，所以在《伤寒论》《金匮要略》都很注重顾护正气，防止传变，如太阳病开泄腠理，逐邪汗出，强调**漐漐微似有汗**"为佳，防耗伤正气，攻逐之后"糜粥自养"。《黄帝内经》倡导邪正相争的发病观，奠定了以内因为主的发病学理论。

附录条文

1. 《素问·评热病论》："邪之所凑，其气必虚，阴虚者阳必凑之，故少气时热而汗出也。"

2. 《素问·刺法论》："不相染者，正气存内，邪不可干，避其毒气，天牝从来，复得其往，气出于脑，即不邪干。"

3. 《灵枢·百病始生》："夫百病之始生也，皆生于风雨寒暑，清湿喜怒，喜怒不节则伤脏，风雨则伤上，清湿则伤下。"

4. 《灵枢·百病始生》："风雨寒热，不得虚，邪不能独伤人。卒然逢疾风暴雨而不病者，盖无虚，故邪不能独伤人。"

5. 《灵枢·百病始生》："此必因虚邪之风，与其身形，两虚相得，乃客其形。两实相逢，众人肉坚，其中于虚邪也，因于天时，与其身形，参以虚实，大病乃成。"

6. 《伤寒论·辨太阳病脉证并治法》："服已须臾，啜热稀粥一升余，以助药力，温覆令一时许，遍身**漐漐**微似有汗者益佳，不可令如水流漓，病必不除。"

7. 《金匮要略·脏腑经络先后病脉证》："若人能养慎，不令邪风干忤经络……房室勿令竭乏，服食节其冷热苦酸辛甘，不遗形体有衰，病别无由入其腠理。"

8. 《金匮要略·痰饮咳嗽病脉证并治》："上三味，捣筛，以水一升五合，先煮肥大枣十枚，取八合，去滓，内药末，强人服一钱匕，羸人服半钱，平旦温服之，不下者，明日更加半钱，得快下后，糜粥自养。"

9. 《温病条辨·原病篇》："盖谓冬伤寒则春病温，惟藏精者足以避之。"

二、外感内伤

（一）六气病机

风、寒、暑、湿、燥、火，乃自然界的气候现象，故称为六气，倘若其变化异常，而导致疾病,则为六淫。《黄帝内经》提出分析病机要与六气变化规律相结合,对于审证求因具有重要指导意义。如《素问·至真要大论》指出"审察病机,无失气宜"。该篇记载风寒湿的病机各1条,合计3条。如"诸暴强直,皆属于风","诸病水液,澄澈清冷,皆属于寒","诸痉项强,皆属于湿"。

据《素问·至真要大论》记载,属火热之病机有9条。如"诸热瞀瘛,皆属于火","诸禁鼓栗,如丧神守,皆属于火","诸逆冲上,皆属于火",火性炎上,"诸躁狂越,皆属于火","诸病胕肿,疼酸惊骇,皆属于火","诸胀腹大,皆属于热","诸病有声,鼓之如鼓,皆属于热","诸转反戾,水液浑浊,皆属于热","诸呕吐酸,暴注下迫,皆属于热"。

这些都是六气异常导致机体诸多病变的代表,临床诊治疾病,要注意审察六气主时之宜,追本溯源,分析病机。

(二)五脏病机

《素问·至真要大论》提出"谨守病机,各司其属",要求掌握不同的症状与病机之间的归属关系,结合人体的脏腑、经络、诸窍、形体等部位进行分析,以找出病证的具体病机。其中代表就是以五脏之病证进行病机探察,如"诸风掉眩,皆属于肝",肝为风木之脏,肝主藏血,若肝有病变,失于滋养,波及所合之筋,所主之目,出现肢体动摇不定,头目眩晕等。其他还有"诸寒收引,皆属于肾","诸气膹郁,皆属于肺","诸湿肿满,皆属于脾","诸痛痒疮,皆属于心","诸痿喘呕,皆属于上","诸厥固泄,皆属于下"等,这些就归属五脏病机的范畴。在《黄帝内经》基础上,此后《伤寒论》《金匮要略》以及温病学更是将这一内容加以拓展,不仅从五脏角度,还从相关的六腑、经络、形体等病证变化探寻病机,如"胸胁苦满""少腹急结",百合狐惑病"蚀于下部则咽干""绕阴器"等。

(三)百病生于气

《素问·举痛论》云:"余知百病生于气也。怒则气上,喜则气缓,悲则气消,恐则气下,寒则气收,炅则气泄,惊则气乱,劳则气耗,思则气结。"提出"百病生于气"的观点,认为气机的失常是产生多种病证的重要机制。

此举例九气为病,论述怒、喜、悲、恐、寒、炅、惊、劳、思的作用特点,集中阐述情志过极,寒热失调,劳倦过度等,对于人体气机失调的作用机制,故后世将其称为"九气为病"。其可分为三类:一是怒、喜、悲、恐、惊、思,属于情志过度的致病因素,其病机有气上、气缓、气消、气下、气乱、气结。二是寒、炅。其为外邪所伤,如寒则气收、炅则气泄。三是劳倦所伤,如劳则气耗,属内伤劳倦的致病因素。

综上所述可见,外感六淫、内伤情志、过度劳伤等因素,都可导致气机的失常,此乃气机紊乱的基本病理环节,但由于病因不同,其气机的失调也各具特点,由此引发诸多病证,故曰"百病皆生于气"。其涵盖的病机模式,体现了气机逆乱乃是百病产生根源的发病学观点,亦强调精神因素在发病中的重要地位。对后世病因病机学研究与发展有深远影响。

附录条文

1. 《素问·举痛论》:"余知百病生于气也。怒则气上,喜则气缓,悲则气消,恐则气下,寒则气收,炅则气泄,惊则气乱,劳则气耗,思则气结。"

2. 《素问·至真要大论》:"审察病机,无失气宜。"

3. 《素问·至真要大论》:"诸风掉眩,皆属于肝。诸寒收引,皆属于肾。诸气膹郁,皆属于肺。诸湿肿满,皆属于脾。诸热瞀瘛,皆属于火。诸痛痒疮,皆属于心。诸厥固泄,皆属于下。诸痿喘呕,皆属于上。诸禁鼓栗,如丧神守,皆属于火。诸痉项强,皆属于湿。诸逆冲上,皆属于火。诸胀腹大,皆属于热。诸躁狂越,皆属于火。诸暴强直,皆属于风。诸病有声,鼓之如鼓,皆属于热。诸病胕肿,疼酸惊骇,皆属于火。诸转反戾,水液浑浊,皆属于热。诸病水液,澄彻清冷,皆属于寒。诸呕吐酸,暴注下迫,皆属于热。"

4. 《素问·至真要大论》:"谨守病机,各司其属,有者求之,无者求之,盛者责之,虚者责之,必先五胜,疏其血气,令其调达,而致和平,此之谓也。"

5. 《伤寒论·辨阳明病脉证并治》:"阳明病,胁下鞕满,不大便而呕,舌上白胎者,可与小柴胡汤。上焦得通,津液得下,胃气因和,身濈然而汗出解也。"

6. 《金匮要略·中风历节病脉证并治》:"寸口脉浮而紧,紧则为寒,浮则为虚,寒虚相搏,邪在皮肤。浮者血虚,络脉空虚,贼邪不泻,或左或右,邪气反缓,正气即急,正气引邪,喎僻不遂。邪在于络,肌肤不仁;邪在于经,即重不胜;邪入于腑,即不识人;邪入于脏,舌即难言,口吐涎。"

三、邪正与虚实

关于虚实病机,《黄帝内经》分别从邪正盛衰、气血分布之不同角度进行论述。

其一,从邪正盛衰而言,《素问·通评虚实论》提出"邪气盛则实,精气夺则虚",以邪气亢盛居于主导的病理变化为实,以正气不足占主导地位的病理变化为虚,此论可谓虚实之纲领,为临床虚实病证的诊治奠定了理论基础,具有普遍意义。《伤寒论》《金匮要略》、温病学在这方面更有许多类似论述,如热实的三承气汤证以邪气实为主,太阴脾虚的小建中汤证、温病后期的肝肾阴虚证等以正气虚为主。此外,临床更有虚实兼夹证等。

其二,从经脉气血输布失调而言,《素问·调经论》所谓"血气离居,一实一虚"。提出气血运行逆乱,故而有气血的偏聚,便有其偏倾,则偏聚为实,偏倾为虚,此论主要从气血分布失调论虚实,其与《素问·通评虚实论》从邪正盛衰论虚实,在概念上有所不同。临床对经脉气血运行紊乱病证的病机解释,对针灸、推拿等治病原理与方法的阐述,皆有重要的应用价值。

附录条文

1. 《素问·玉机真脏论》:"黄帝曰:余闻虚实以决死生,愿闻其情。岐伯曰:五实死,五虚死。帝曰:愿闻五实五虚。岐伯曰:脉盛,皮热,腹胀,前后不通,闷瞀,此谓五实。脉细,皮寒,气少,泄利前后,饮食不入,此谓五虚。"

2. 《素问·通评虚实论》:"黄帝问曰:何谓虚实?岐伯对曰:邪气盛则实,精气夺则虚。"

3. 《素问·热论》:"帝曰:善。治遗奈何?岐伯曰:视其虚实,调其逆从,可使必已矣。"

4. 《素问·调经论》:"气血以并,阴阳相倾,气乱于卫,血逆于经,血气离居,一实一虚。血并于阴,气并于阳,故为惊狂。血并于阳,气并于阴,乃为炅中。血并于上,气并于下,心烦惋善怒。血并于下,气并于上,乱而喜忘。"

5. 《伤寒论·辨太阳病脉证并治》:"伤寒二三日,心中悸而烦者,小建中汤主之。"

6. 《伤寒论·辨阳明病脉证并治》:"阳明病脉迟,虽汗出,不恶寒者,其身必重,短气腹满而喘,有潮热者,此外欲解,可攻里也,手足濈然而汗出者,此大便已硬也,大承气汤主之。"

7. 《金匮要略·血痹虚劳病脉证并治》:"虚劳里急,悸,衄,腹中痛,梦失精,四肢酸疼,手足烦热,咽干口燥,小建中汤主之。"

8. 《温病条辨·下焦篇》："邪气久羁，肌肤甲错，或因下后邪欲溃，或因存阴得液蒸汗，正气已虚，不能即出，阴阳互争而战者，欲作战汗也，复脉汤热饮之。虚盛者加人参；肌肉尚盛者，但令静，勿妄动也。"

四、阴阳失调

（一）阳盛则阴病，阴盛则阳病

《素问·阴阳应象大论》云"阴阳者，天地之道也"，阴阳是天地万物的规律，所谓"阴阳者，一分为二也"（《类经·阴阳类》），阴和阳有着对立统一的辩证关系。"阴平阳秘，精神乃治"，阴阳对立统一的协调平衡，乃是维持生命活动正常进行的保证，强调阴阳协调在人体具有重要意义。《素问·生气通天论》曰："阴者，藏精而起亟也；阳者，卫外而为固也"。阳气温煦，以卫外御邪，固护阴精；而阴精内藏于五脏，响应阳气之需求，为阳气之化源。说明阴阳既有不同属性与功能，又有密切联系，阴阳之间不仅对立制约，同时也相互依存，互为根据，即阴为阳之基，阳为阴之用。彼此都以对方的存在作为自己存在的条件，正所谓"孤阴不生，独阳不长"。《黄帝内经》亦认为阳气是起主导作用的，如《素问·生气通天论》说："阴阳之要，阳密乃固"，认为阳气致密于外，阴精才能固守于内，若是"阳强不能密，阴气乃绝"。《素问·痹论》亦云："阴气者，静则神藏，躁则消亡。"提出阴阳协调宁静，方能健康不病。

由于致病因素的作用，导致阴阳消长失去相对平衡，若"两者不和"，或"阴不胜其阳"，或"阳不胜其阴"，则出现阴不约制阳，阳不制约阴的病理变化，正如《素问·阴阳应象大论》有云："阴胜则阳病，阳胜则阴病。"，阴阳的偏盛方面，如阳盛则热，病理变化中阳邪亢盛，故而临床可见发热汗出，面赤，脉数等，即"阳盛则热"之征象，如《伤寒论》之白虎汤证，温病学之暑温等证；亦会出现口燥咽干等阴液耗伤的症状，所谓"阳盛则阴病"，如黄连阿胶汤证。阴盛则寒，人体阴气偏盛，出现形寒肢冷，脉沉等表现，即所谓"阴盛则寒"，如三物白散证、乌头汤证。阴盛往往可导致阳气耗伤，故曰"阴盛则阳病"。《素问·阴阳应象大论》所云："阳胜则热，阴胜则寒"。

（二）阳虚则外寒，阴虚则内热

阴阳的偏衰方面，阳虚则寒，是指人体阳气虚损不足，不能制约阴，则阴相对偏盛而出现寒象，如《伤寒论》四逆汤证之面色苍白，畏寒肢冷，神疲蜷卧等。其性质属寒，故称"阳虚则寒"，阴虚则热，是阴虚不能制约阳，则阳相对偏亢，如《金匮要略》百合病栝楼牡蛎散之口舌干燥，口渴，心烦等。其性质属热，亦称"阴虚则热"。

故《素问·调经论》云："阳虚则外寒，阴虚则内热，阳盛则外热，阴盛则内寒"。说明在疾病过程中，由于阴阳盛衰的变化，人体病变性质可以表现为或寒或热等，甚至可有寒热错杂，或寒热真假等相应病理变化。

此外，《素问·阴阳应象大论》云："寒极生热，热极生寒"，以寒热的转化为例，说明在一定条件下阴阳可以相互转化。"极"，乃是寒热转化的条件。此亦表明病变的寒热性质变化，阴阳属性也随之改变。可见，阴阳失调乃是阐释病性寒热的具有普遍意义的基本病机，故而"明于阴阳，如惑之解，如醉之醒"（《灵枢·病传》），可见理解阴阳失调，是掌握病机的一把钥匙。

附录条文

1. 《素问·生气通天论》:"故阳强不能密,阴气乃绝,阴平阳秘,精神乃治,阴阳离决,精气乃绝。"
2. 《素问·生气通天论》:"阴者,藏精而起亟也;阳者,卫外而为固也。阴不胜其阳,则脉流薄疾,并乃狂。阳不胜其阴,则五脏气争,九窍不通。"
3. 《素问·生气通天论》:"凡阴阳之要,阳密乃固。两者不和,若春无秋,若冬无夏,因而和之,是谓圣度。"
4. 《素问·阴阳应象大论》:"阴阳者,天地之道也,万物之纲纪,变化之父母,生杀之本始,神明之府也,治病必求于本。"
5. 《素问·阴阳应象大论》:"阴胜则阳病,阳胜则阴病。阳胜则热,阴胜则寒。"
6. 《素问·阴阳应象大论》:"寒极生热,热极生寒。寒气生浊,热气生清。"
7. 《素问·疟论》:"阴虚而阳盛,阳盛则热矣,衰则气复反入,入则阳虚,阳虚则寒矣,故先热而后寒,名曰温疟。"
8. 《素问·痹论》:"阴气者,静则神藏,躁则消亡,饮食自倍,肠胃乃伤。"
9. 《素问·调经论》:"阳虚则外寒,阴虚则内热,阳盛则外热,阴盛则内寒。"
10. 《灵枢·病传》:"明于阴阳,如惑之解,如醉之醒。"
11. 《伤寒论·辨阳明病脉证并治》:"三阳合病,腹满身重,难以转侧,口不仁,面垢,谵语遗尿。发汗则谵语,下之则额上生汗,手足逆冷。若自汗出者,白虎汤主之。"
12. 《伤寒论·辨少阴病脉证并治》:"少阴病,得之二三日以上,心中烦,不得卧,黄连阿胶汤主之。"
13. 《伤寒论·辨厥阴病脉证并治》:"大汗出,热不去,内拘急,四肢疼,又下利厥逆而恶寒者,四逆汤主之。"
14. 《金匮要略·中风历节病脉证并治》:"病历节不可屈伸,疼痛,乌头汤主之。"
15. 《温病条辨·上焦篇》:"脉虚夜寐不安,烦渴舌赤,时有谵语,目常开不闭,或喜闭不开,暑入手厥阴也。手厥阴暑温,清营汤主之。"

五、传变预后

传变,指病邪或疾病的演变,又称传化。疾病传变的逆顺,是指疾病的发展及转归,即疾病趋向结局的病理变化和疾病的预后。《黄帝内经》认为脉证相符为顺,相反为逆。如《素问·平人气象论》云:"风热而脉静,泄而脱血脉实,病在中脉虚,病在外脉涩坚者,皆难治,命曰反也。"举例风热病头痛发热,脉见浮数;下利失血,脉见虚象;邪实于内,腹满硬痛,脉见沉实等,临床皆为脉证相从,故而为顺。

再如,脉象中胃气的盛衰有无,乃是人体正气强盛或衰败的反映。故根据胃气的有无,判断脉之逆顺与疾病预后。《素问·玉机真脏论》指出:"脉弱以滑,是有胃气,命曰易治。"认为脉象无论虚实,若有和缓之象,即是有胃气的脉象。认为脉有胃气为有生机,病易治,为顺,预后好。《素问·平人气象论》云:"人无胃气曰逆,逆者死","脉无胃气亦死"。说明脉无胃气,病难治,为逆,逆者预后不佳。脉之逆顺,还包括脉与四时的关系。如《素问·脉要精微论》曰:"四变之动,脉与之上下。以春应中规,夏应中矩,秋应中衡,冬应中权。"即自然界四时的阴阳升降,脉随之有相应的变化。若脉不与四时相应,则为"逆四时"。如《素问·平人气象论》说:"脉从阴阳,病易已;脉逆阴阳,病难已。"在病变中,脉得四时之顺,虽病易治,为从。脉逆四时,病皆难治,为逆。

《素问·玉机真脏论》提出五实证,因邪气盛于五脏,而出现"腹胀,前后不通,闷督"等，邪气壅盛，不得外泄，邪无出路，形成闭证，故而预后凶险。而五虚证因五脏精气俱夺，加之"饮食不入"，使精气生化无源，"泄利前后"则加剧阴精之耗损，致使五脏精气有出无入，故而预后不良。临证如能及时采取有效方法，使实证邪有出路，则五实证会出现好的转机，如经文所云"身汗得后利，则实者活"。五虚证的转机，在于"浆粥入胃，泄注止，则虚者活"，提示正气衰竭之证，若胃气尚能来复，肾关得以固守，精气停止耗损，并得到精气的补益，则死证仍有生存的希望。提示临床实证治疗的关键是要使邪气有出路，虚证治疗的关键则在于恢复胃气和防止精气妄泻。其义于疾病预后分析有重要参考价值。

《伤寒论》对外感疾病传变的论述尤为丰富与准确，在《素问·热论》六经"计日传经"说的基础上创造性提出了"观察脉证，知犯何逆"辨识传变的灵活策略，对外感病临床实践具有重要指导价值。《伤寒论》对疾病预后的判断亦十分丰富，既有对相关病证难治证、死证的描述，亦有对疾病欲愈之机的分辨，特别是对临床疑似表现的判断，可谓方法独到、技巧鲜明，堪为当今效法。

《金匮要略》对疾病在脏腑间传变的论述尤为丰富，最为后人熟谙的"见肝之病，知肝传脾，当先实脾"，已不仅对肝病的传变具有指导意义，更在其他脏腑疾病的辨治中具有了共通的指导价值。书中对预后的判断亦论述颇多，如对心痛、真心痛这类急重症预后的描述，为当今所应用。

温病学中的传变理论亦十分丰富，叶天士的"温邪上受，首先犯肺，逆传心包"成为温病学传变理论的代表，此外，有关卫气营血、三焦的传变规律阐述，更是丰富了中医传变理论的内容。

附录条文

1. 《素问·脉要精微论》："四变之动，脉与之上下。以春应中规，夏应中矩，秋应中衡，冬应中权。"

2. 《素问·平人气象论》："脉从阴阳，病易已；脉逆阴阳，病难已。"

3. 《素问·平人气象论》："风热而脉静，泄而脱血脉实，病在中脉虚，病在外脉涩坚者，皆难治，命曰反四时也。"

4. 《素问·平人气象论》："平人之常气禀于胃，胃者平人之常气也，人无胃气曰逆，逆者死。"

5. 《素问·平人气象论》："人以水谷为本，故人绝水谷则死，脉无胃气亦死。"

6. 《素问·玉机真脏论》："形气相得，谓之可治；色泽以浮，谓之易已；脉从四时，谓之可治；脉弱以滑，是有胃气，命曰易治，取之以时。"

7. 《素问·玉机真脏论》："脉盛，皮热，腹胀，前后不通，闷瞀，此谓五实。脉细，皮寒，气少，泄利前后，饮食不入，此谓五虚。"

8. 《素问·玉机真脏论》："浆粥入胃，泄注止，则虚者活；身汗得后利，则实者活。此其候也。"

9. 《伤寒论·辨太阳病脉证并治》："太阳病三日，已发汗，若吐，若下，若温针，仍不解者，此为坏病，桂枝不中与之也。观其脉证，知犯何逆，随证治之。桂枝本为解肌，若其人脉浮紧，发热汗不出者，不可与之也。常须识此，勿令误也。"

10. 《金匮要略·脏腑经络先后病脉证》："夫治未病者，见肝之病，知肝传脾，当先实脾，四季脾旺不受邪，即勿补之。中工不晓相传，见肝之病，不解实脾，惟治肝也。"

11. 《温热论·温病大纲》："温邪上受，首先犯肺，逆传心包。肺主气属卫；心主血属营。辨营卫气血虽与伤寒同；若论治法，则与伤寒大异。"

12. 《温热论·卫气营血看法》："大凡看法，卫之后方言气，营之后方言血。在卫汗之可也；到气才可清气；入营犹可透热，如犀角、元参、羚羊等物；入血恐耗血动血，直须凉血散血，如生地、丹皮、阿胶、赤芍等物是也。"

学习小结

- 本章主要论述了临床经典中有关病因、病机的内容。《黄帝内经》对病因、病机理论阐发尤精，奠定了后世病因、病机理论的基础；《伤寒论》《金匮要略》在此基础上，进一步论述并加以付诸临床，温病学对疫疠之气的论述更是对中医病因、病机理论发展做出了贡献。这些都对后世病因病机学发展提供了原动力。

- 病因方面，一般分外感、内伤两方面，包括外感六淫、内伤七情、饮食失宜、伏邪及疫气，通过梳理经典中与病因相关内容与认知，进一步认识中医发病学的特征，为临床辨治提供依据。

- 病机方面，主要介绍邪正与发病、外感内伤、邪正与虚实、传变预后等病机。包括邪正与发病，虚实病机；六气病机，五脏病机，百病生于气；阳盛则阴病，阴盛则阳病等内容，对临床疾病机制的分析认识具有重要指导意义。

（冯全生 钱会南）

复习思考题

1. 外感病因与内伤类病因的区别有哪些？
2. 如何理解伏邪及疫气及其致病特征？
3. 如何理解正邪与发病的关系？
4. 如何看待《黄帝内经》病机十九条？
5. 疾病的传变预后如何判断？

第二章

诊法总述

学习目的

通过对经典中有关诊法内容的学习，明确四诊合参的重要性，掌握四大经典各自独特的诊法内容及其临床应用规律。

学习要点

色脉合参，独处藏奸；司外揣内，取类比象；观其脉证，知犯何逆；见肝之病，知肝传脾；辨舌验齿，斑疹白㾦；临床应用规律。

　　诊法既是收集临床资料的手段，又是诊察判断疾病的方法。在充分占有临床资料的基础上，运用阴阳、藏象、经络、病机等理论进行综合分析，从而为做出病性与病位相结合的病理概括提供确切依据。

　　四大经典中关于诊法的内容相当丰富，有专题论述，又有应用记载，且各经典因内容不同而彰显了各自的特色，对当今临床颇有指导价值。

第一节　色脉合参，独处藏奸

　　望、闻、问、切四诊，乃临床常用的诊察方法，尤其是四诊合参相互印证，注重去伪存真，并应用司外揣内，取象类比的思维模式指导诊察，从疾病的表现征象抓住其内在本质，对于全面了解患者病情，临床做出正确诊断，具有重要指导意义。

一、以此参伍，决死生之分

　　《黄帝内经》对于中医诊病原理进行了全面阐述，与《金匮要略》等经典论述了望、闻、问、切等诊察方法在临床的应用。望诊，《黄帝内经》中提出审察五色的善恶，推测疾病的预后，强调望色要点是"望五色"与"视精明"，认为面部五色和眼睛为脏腑精气盛衰之外在表现，通过望五色和观察眼睛，了解脏腑精气的盛衰变化。《金匮要略》提出"鼻头色青，腹中痛，苦冷者，死。鼻头色微黑者，有水气。色黄者，胸上有寒；色白者，亡血也。设微赤非时者死。其目正圆者痉，不治。"还有望形体变化，如头、背、腰、膝、骨属于人之形体，诊察五脏精气盛衰。闻诊方面，可以通过闻诊了解五脏的状况。《素问·脉要精微论》曰："得守者生，失守者死"，认为五脏得守，则五脏精气充足,神气旺盛,虽然患病,但预后好;若五脏失守,则精气虚弱,神气衰败,预后差。强调通过闻声,判断五脏精气内守与否,对于推测脏腑病变,疾病顺逆等具有重要意义。如发音重浊不清,多为脾土不守,中焦湿阻;声音低微无力,言语不接续,多为气虚不足。"吸而微数,其病在中焦,实也,当下之即愈;虚者不治。在上焦者,其吸促;在下焦者,其吸远。此皆难治。呼吸动摇振振者,不治。"切诊方面,着重对脉诊进行阐述。《黄帝内经》记载的诊脉方法有多种,如遍诊脉法、三部九候诊法、人迎寸口脉诊法,以及寸口脉诊法等。此外,《黄帝内经》还记载了按胸腹、按尺肤、按手足等方法。

　　除上述诊法外,以《黄帝内经》为主的经典更强调多种诊法合参,比如色脉合参,形色合参等,强调临证注意彼此合参,将所得信息综合分析。《素问·脉要精微论》云:"切脉动静,而视精明,察五色,观五脏有余不足,六腑强弱,形之盛衰,以此参伍,决死生之分。"此言"参伍",即彼此参合互证之意。提出须综合运用多种诊察方法,相互印证,方能正确判断病势及预后吉凶。故《灵枢·邪气脏腑病形》云:"能参合而行之者,可以为上工。"此外,在《伤寒论》《金匮要略》等经典中亦有关于四诊合参的论述与应用,太阳病篇判断伤寒传与不传就是以脉证结合为依据,又如厥阴篇栀子豉汤证,心烦不已,承接上条,似仍有腑实结聚,但从触诊心下按之濡软就排除有形实邪。《金匮要略》百合病"其脉微数""疟脉自弦""脉数虚者为肺痿,数实者为肺痈""脉大为劳,极虚亦为劳"等病证常有其相应脉象,遵循脉证合参的原则。温病学中亦是强调四诊合参,尤其重视以察舌为主的望诊与其他诊法的结合等。这些都是《黄帝内经》这一诊法的直接体现。

　　这些诊法,尤其是四诊合参的思想对当今医者仍具借鉴意义,在现实临床中,有一些过于关注问诊或脉诊等单一诊法,有时不利于病情的全面诊断,色脉合参作为四诊合参的代表,给医者以启示,避免盲目性,减少失误,从而准确地辨病辨证。

附录条文

1. 《素问·脉要精微论》:"切脉动静,而视精明,察五色,观五脏有余不足,六腑强弱,形之盛衰,以此参伍,决死生之分。"

2. 《素问·脉要精微论》:"夫精明五色者,气之华也。赤欲如白裹朱,不欲如赭;白欲如鹅羽,不欲如盐;青欲如苍璧之泽,不欲如蓝;黄欲如罗裹雄黄,不欲如黄土;黑欲如重漆色,不欲如地苍。五色精微象见矣,其寿不久也。夫精明者,所以视万物别白黑,审短长,以长为短,以白为黑。如是则精衰矣。五脏者中之守也。中盛脏满气盛伤恐者,声如从室中言,是中气之湿也。言而微,终日乃复言者,此夺气也。衣被不敛,言语善恶,不避亲疏者,此神明之乱也。仓廪不藏者,是门户不要也,水泉不止者,是膀胱不藏也。得守者生,失守者死。"

3. 《灵枢·邪气脏腑病形》:"能参合而行之者,可以为上工,上工十全九。行二者,为中工,中工十全七。行一者,为下工,下工十全六。"

4. 《灵枢·邪气脏腑病形》:"色青者,其脉弦也,赤者,其脉钩也,黄者,其脉代也,白者,其脉毛,黑者,其脉石。见其色而不得其脉,反得其相胜之脉,则死矣;得其相生之脉,则病已矣。"

5. 《伤寒论·辨太阳病脉证并治》:"伤寒一日,太阳受之。脉若静者,为不传;颇欲吐,若躁烦,脉数急者,为传也。"

6. 《伤寒论·辨太阳病脉证并治》:"伤寒二三日,阳明、少阳证不见者,为不传也。"

7. 《金匮要略·脏腑经络先后病脉证》:"鼻头色青,腹中痛,苦冷者,死。鼻头色微黑色,有水气;色黄者,胸上有寒;色白者,亡血也。设微赤非时者死。其目正圆者痉,不治。又色青为痛,色黑为劳,色赤为风,色黄者便难,色鲜明者有留饮。"

8. 《金匮要略·脏腑经络先后病脉证》:"吸而微数,其病在中焦,实也,当下之即愈,虚者不治。在上焦者,其吸促,在下焦者,其吸远,此皆难治。呼吸动摇振振者,不治。"

9. 《金匮要略·百合狐惑阴阳毒病证治》:"百合病者,百脉一宗,悉致其病也。意欲食复不能食,常默默,欲卧不能卧,欲行不能行,饮食或有美时,或有不用闻食臭时,如寒无寒,如热无热,口苦,小便赤,诸药不能治,得药则剧吐利,如有神灵者,身形如和,其脉微数。"

二、乖处藏奸,此其独也

《素问·三部九候论》言:"帝曰:何以知病之所在?岐伯曰:察九候独小者病,独大者病,独疾者病,独迟者病,独热者病,独寒者病,独陷下者病。"作为诊脉方法,这是"独"字诊病法最早的来源,并作为诊病方法应用于实践,诸如《伤寒论》《金匮要略》经典虽未言其名,但有应用之实,于众多证候表现中辨识其独特之处,找寻疾病本质。

至后世张景岳《景岳全书·脉神章》:"独之为义,有部位之独也,有脏气之独也,有脉体之独也。部位之独者,谓诸部无恙,惟此稍乖,乖处藏奸,此其独也。"其悟其真理——诊病之道在于取独字,在于抓特点,通过独论篇将这一内容加以拓展,使得"独"字诊病法内涵更加丰富,更能彰显内经之旨,故以此为题。

"独",即单独或独特之义;"藏",即藏匿、隐藏的意思;"奸",则有诈伪之意,指代病邪或致病之因。认为在人体某些特殊的部位,如文中指出之部位、脏气、脉体等独特之处,即表现与诸多症状不一致或异乎寻常的症状或临床征象,其可能潜藏着对疾病诊断有重要价值的征象与病证的关键机制。临证时需要医生四诊合参,将临床获取的资料,进行详细分析,察辨其"独处藏奸"。临床诊病辨证之际,面对出现错综复杂的现象,善于发现这些反映疾病本质的单独的、突出的或独特的病证,从而抓住疾病的主要问题。如《伤寒论》白虎汤证的"神昏""谵语"等好似已成阳明入里腑实证,但用攻下法,但自汗出一症暴露了疾病本质;《金匮要略》痰饮咳嗽病脉证并治篇"腹满口舌干燥,此肠间有水气……",虽有口干舌燥之象,但腹满,肠间水气的独特腹征与病理就揭示了疾病的关键。

综上,通过"独"字诊断方法解析,有助于医者在错综复杂的疾病面前分清主次,抓住最能代表疾病本质的迹象,弄清疾病的病因所在。因此说"独处藏奸"的提法在临床识病辨证中具有较好的现实意义。

附录条文

1. 《素问·三部九候论》:"帝曰:何以知病之所在?岐伯曰:察九候独小者病,独大者病,独疾者病,独迟者病,独热者病,独寒者病,独陷下者病。"

2. 《伤寒论·阳明病脉证并治》:"三阳合病,腹满身重,难以转侧,口不仁,面垢,谵语遗尿。发汗则谵语,下之则额上生汗,手足逆冷。若自汗出者,白虎汤主之。"

3. 《金匮要略·痰饮咳嗽病脉证并治》:"腹满,口舌干燥,此肠间有水气,己椒苈黄丸主之。"

4. 《景岳全书·脉神章》:"独之为义,有部位之独也,有脏气之独也,有脉体之独也。部位之独者,谓诸部无恙,惟此稍乖,乖处藏奸,此其独也。"

笔记

第二节 司外揣内,取象类比

人体是一个整体,人体内外是紧密联系的,机体外部的表征与体内的生理功能必然有着相应关系,人体内部发生病变,必然会引起外表神色形态的变化。故可以远者司外揣内,通过观察外在表征,依据其外在变化,可以推测内脏病变,把握人体内部的变化规律。运用援物类比的思维模式,通过外在之体征与表象,分析内在脏腑功能,判断其常异,见微知著,知常达变而诊断疾病。

一、远者司外揣内,近者司内揣外

《灵枢·外揣》提出"五音不彰,五色不明,五脏波荡,若是则内外相袭,若鼓之应桴,响之应声,影之似形,故远者司外揣内,近者司内揣外。"说明内外相应的道理,强调以内外合而察之,见而得之明,犹如形影相合,内外不相失,从而司外揣内,司内揣外,探索诊察疾病。

"司外揣内"法,众所熟知,是指临证通过观察外在表象(神色的荣枯、五色的明晦、声音的清浊,以及形态、舌象、脉象等),依据其外在变化,推测内脏病变,这是诊病辨证常用的方法。该法通过对机体表现于外的征象搜集整理,分析其脏腑病机及病邪性质,以判断疾病的本质,从而做出正确诊断。

同样,机体内部脏腑发生病理变化,必然会有症状或体征表现在外,且随内部疾病发生和发展,相应有外在病形之变化,故"司内揣外"是指根据已知的体内的某处病变来推测其外部当出现的症状、体征。如内在之肝病,从肝位于胁部,与胆相表里,肝病常累及脾胃等揣测可能有胁胀、胁痛、口苦及一些脘腹不舒等症状。但该法论述较少,多不为人熟知。

二、五脏之象,可以类推

《黄帝内经》认识与诊断疾病的基本原理,乃是在整体观的指导下,运用援物类比,司外揣内的方法,通过见微知著,知常达变诊断疾病。通过外在之体征与表象,分析内在脏腑功能,判断其常异。如《素问·五脏生成》云:"五脏之象,可以类推",认为五脏在内,功能表现于外,通过其外在征象,可以根据事物的援物类比加以推测,即应用取象类比的思维模式,以象论脏。正如王冰注曰:"象,谓气象也。言五脏虽隐而不见,然其气象性用,犹可以物类推之。何者?肝象木而曲直,心象火而炎上……夫如是皆大举宗兆,其中随事变化,象法傍通者,可以同类而推之尔。"《素问·六节藏象论》亦以象论脏,故而称"藏象"。《灵枢·本脏》指出:"视其外应,以知其内藏,则知所病矣。"在此思路指导下,关注审证求因,通过对患者临床病症的辨析,而推求病因,从表现于外的征象,而得知其内脏的病变。其原理在于,疾病症状乃是致病因素与机体反应的综合表现。如《素问·宝命全形论》例举观察器物渗于外之津,而知盐之味咸;音声破败,推断琴瑟欲绝;从叶落凋零,而知树木之朽败,说明由外知内的道理。故而《素问·示从容论》亦云:"援物比类,化之冥冥。"此论阐发了援物比类之思维方法,在临床诊察中用于探求疾病实质的灵活应用。

附录条文

1. 《素问·五脏生成》："夫脉之小大滑涩浮沉,可以指别;五脏之象,可以类推;五脏相音,可以意识;五色微诊,可以目察。能合脉色,可以万全。"
2. 《素问·五脏生成》："五脏之气,故色见青如草兹者死,黄如枳实者死,黑如炲者死,赤如衃血者死,白如枯骨者死,此五色之见死也。青如翠羽者生,赤如鸡冠者生,黄如蟹腹者生,白如豕膏者生,黑如乌羽者生,此五色之见生也。生于心,如以缟裹朱。生于肺,如以缟裹红。生于肝,如以缟裹绀。生于脾,如以缟裹栝楼实。生于肾,如以缟裹紫。此五脏所生之外荣也。"
3. 《素问·宝命全形论》："夫盐之味咸者,其气令器津泄;弦绝者,其音嘶败;木敷者,其叶发,病深者,其声哕。人有此三者,是谓坏府,毒药无治,短针无取,此皆绝皮伤内,血气争黑。"
4. 《素问·示从容论》："夫圣人之治病,循法守度,援物比类,化之冥冥,循上及下,何必守经。"
5. 《灵枢·外揣》："五音不彰,五色不明,五脏波荡,若是则内外相袭,若鼓之应桴,响之应声,影之似形。故远者,司外揣内,近者,司内揣外,是谓阴阳之极,天地之盖,请藏之灵兰之室,弗敢使泄也。"
6. 《灵枢·本脏》："视其外应,以知其内藏,则知所病矣。"
7. 《灵枢·五色》："以五色命脏,青为肝,赤为心,白为肺,黄为脾,黑为肾。肝合筋,心合脉,肺合皮,脾合肉,肾合骨也。"
8. 《金匮要略·脏腑经络先后病脉证》："鼻头色青,腹中痛,苦冷者,死。鼻头色微黑色,有水气;色黄者,胸上有寒;色白者,亡血也。设微赤非时者死。其目正圆者痉,不治。又色青为痛,色黑为劳,色赤为风,色黄者小便难,色鲜明者有留饮。"

第三节　观其脉证,知犯何逆

"观其脉证,知犯何逆"语出《伤寒论》,本条尽管是对太阳病"坏病"(变证)提出的辨证规则,但结合《伤寒论》《金匮要略方论》分析,不论伤寒、杂病,也不论是否太阳病,更不论是否"坏病",均应用了这一辨证原则。因此,它显然更是临床辨证的基本原则。此外,该规则还从动态视角高度概括了中医临床辨证的全过程,对中医临床各科具有普遍指导意义。

一、"观其脉证"是中医诊法总括

"观其脉证"体现了张仲景辨证中重视"脉""证"结合的思想。临床上只有通过"望、闻、问、切"四诊合参,才能全面搜集相关病证信息,正确地判断病情。这一思想其实源自《黄帝内经·素问·阴阳应象大论》明确提出了察其色、诊其脉,乃可知疾病之表里寒热、阴阳虚实,与仲景相较,两者在诊脉基础上虽一强调"察色",一强调"观证",却有异曲同工之妙。

"脉"为辨证的重要依据。《素问》详述了"脉"之要及其精微,《灵枢》更提出诊脉断病的观点。仲景《伤寒论》以脉作为辨证的核心,独列"平脉法""辨脉法"诸篇,以脉确定病证属性、分别病情轻重、观察正邪消长、判断病证进退。《金匮要略》亦将脉诊放在至关重要地位,依据脉象诊断疾病,如"脉得诸沉,当责有水";依据脉象解释病机,如论历节病"寸口脉沉而弱,沉即主骨,弱即主筋,沉即为肾,弱即为肝",阐明历节病病因病机主要是肝肾虚弱。在温病诊治中,虽然叶天士阐发了舌诊,使得"时病重舌诊,杂病重脉诊"认识得以滥觞,但温病大家中吴鞠通、王孟英对脉诊的重视亦有目共睹。

在强调脉诊的同时,经典著作中更记载了太多"四诊合参"的范例。如《素问》不仅强调了在望、闻、问后应参以脉诊,更提出了"卒持寸口"的危害。

《伤寒论》论及"头项强痛、恶寒"症状与浮脉并见,才是太阳病的诊断要点,也是与其他五经病的主要鉴别点。因此,临床辨证中,常见脉象虽同,但因症状不同,其证候属性迥异。如同样见"脉浮数",既可能是《伤寒论》太阳温病的常见脉,也可能是太阳中风证、太阳伤寒证都可见及的脉候。同样"脉浮"《伤寒论》既有辨为白虎加人参汤证者,亦有辨为猪苓汤证者。再如《伤寒论》中记载有同是"服桂枝汤"后,且都见及"大汗出,脉洪大者",有属桂枝汤证者,更有属白虎加人参汤证的不同,究其原因,患者除脉象变化之外,有无"大烦渴不解"成为辨证之关键。

《金匮要略•肺痿肺痈咳嗽上气》篇针对"咳嗽上气",脉浮者,判为病邪盛于上而近于表;脉沉者,断为主里、主水,说明有水饮之邪停于胸肺。再如"水气病脉证并治"篇针对风水"脉浮"既有用防己黄芪汤者,亦有用越婢加术汤者,更有因脉之沉、浮不同而用麻黄附子汤及杏子汤者。

温病四大家不仅强调了脉证合参,更对四诊理论有所发展,如在承继前人四诊内容基础上,叶天士更创立察舌验齿、辨斑疹白㾦等独特诊断方法,成为四诊合参内容的扩充;薛生白在辨湿热迥别于伤寒、温热病过程中,得益于太多脉证合参的支持,如对湿温在中焦如何区别应用白虎加人参、苍术汤,就是典型的范例;吴鞠通、王孟英在重视脉诊的同时,对四诊合参亦做了较多的阐发。

综上所述,临证时的"观其脉证",反映了中医在辨识疾病过程中的诊断要领,既强调了脉、证中的某一方面对辨证识病的重要性,更强调了脉、证合参在辨证中的价值,应当细加辨识,综合分析,方能为审度病势提供正确支撑。

二、"知犯何逆"是中医辨证核心

"逆"者"反"也。就生命现象而言,"逆"是与正常生理情况不一致的状态,是机体出现了病态。"知犯何逆"指的是通过对患者临床表现的观察、分析,得知发生相应变化的机制,即洞悉疾病的病因病机。综观经典中对"逆"内容的阐述,大概包括如下方面:

首先是"逆"的部位,即病位。如病证的表里,疾病所在经络脏腑、在气在血等,都是对"逆"这一内容的阐述。《黄帝内经》辨病位的内容,既有表里、浅深、上下的宏观定位,也有脏腑、经络的具体定位。定位的依据涉及症状学说、病因学说、藏象学说、经络学说、五行学说等诸方面,并创立了见微知著的全息定位判断法,对后世有深远影响。仲景《伤寒论》《金匮要略》对病位的判断阐述至精至微,六经虽非仅释疾病部位,却将疾病病位判断做了概括性表述;脏腑辨证理论在《金匮要略》中得到了进一步运用,不只在静态辨清疾病所在脏腑部位方面有较多阐发,一句"见肝之病,知肝传脾"论述,更为后世动态观察病位浅深变化树立了典范。后世温病大家在对辨别病位方面的阐述贡献殊多,叶天士对卫、气、营、血病位层次的划分,吴鞠通对上、中、下三焦的分类,薛生白、王孟英对湿热在脾胃的认识,都分别从不同的视角充实了中医辨识病位的内容。

　　其次是"逆"的属性。对"逆"属性的认识，主要聚焦在"逆"的寒热、虚实等层面，阴阳是其总纲。《黄帝内经》明确指出了四诊合参的主旨是"先别阴阳"，即明确病证的阴阳属性；再如病机十九条对寒热判断的标准，进一步阐述了病性的基本内容；对虚实的分辨不仅有了直观的判断方法，更列出了"至虚有盛候""大实有羸状"虚实真假的警示。仲景发展了《黄帝内经》基本理论，对病性的认识具体且深入，使之与临床关联更加紧密，更具临床实际指导意义，如将阴阳、寒热、虚实的判断标准凝练得更加概括与准确，使之对病性真假判断更具操作性，对证候间动态转化的识别变得更精微。温病大家创立的卫气营血及三焦辨证方法，不只具有病位的属性，更是对病性的分别，其他对湿热病证的认识更是将温病病性理论做了具体扩展。

　　再次是"逆"的多少，即"病量"。经典著作在对病证的阐述中，不只关注了病位与病性，更对病情轻重等"量"的内容有较多的阐述，如《黄帝内经》提出辨证识病中当注意"揆度权衡"原则；仲景对病证"量"的认识更是具体到对症状、体征、病证轻重等各方面，成为辨证过程中辨识病证的重要组成部分；温病大家对病情轻重的认识通过"察舌验齿"等独特方法得到进一步深入，如苔由白转黄、灰、黑、焦燥，反映了邪热在气分轻重变化，苔厚、薄消长反映了体内邪气多少的消长。

　　最后是"逆"的缓急及趋势，即"病势"。经典对病势的认识内容丰富，如《黄帝内经》早就认识到疾病有"其慓悍者"与"急者"的类型；此外，更有对如痹证之类内传五脏这一病证发展趋势的专门论述，这些都充分体现出《黄帝内经》时代对病势内容辨别的重视。仲景不仅认识到病情有缓急之分，如同是表里同病，有表急、里急的不同。此外，疾病更有内传外出、向上向下的趋势。温病大家对病势的认识尤为重视，如对温病病程中病情缓急的总结，提出温病"化热最速"，最易"伤津耗液"的区分；此外，温病大家还十分关注病情动态变化及其发展趋势，如叶天士明确提出温邪会"首先犯肺，逆传心包"，病证入营也可"透热转气"，热邪在病程中既可中耗胃津，也可下竭肾水，无不体现出温热病的发展趋势。

　　综上所述，"观其脉证""知犯何逆"是中医辨证识病的基础和核心，需要深入体会，认真把握。

附录条文

1. 《素问·金匮真言论》："故善为脉者，谨察五脏六腑，一逆一从，阴阳、表里、雌雄之纪……。"
2. 《素问·阴阳应象大论》："善诊者，察色按脉，先别阴阳；审清浊而知部分；视喘息、听音声而知所苦；观权衡规矩而知病所主；按尺寸、观浮沉滑涩而知病所生。以治无过，以诊则不失矣！"
3. 《素问·脉要精微论》："夫脉者，血之府也。长则气治，短则气病，数则烦心，大则病进，上盛则气高，下盛则气胀，代则气衰，细则气少，涩则心痛。浑浑革革，至如涌泉，病进而危；弊弊绵绵，去如弦绝，死。"
4. 《素问·三部九候论》："九候之脉，皆沉细悬绝者为阴，主冬，故以夜半死；盛躁喘数者为阳，主夏，故以日中死。是故寒热病者，以平旦死；热中及热病者，以日中死；病风者，以日夕死；病水者，以夜半死；其脉乍疏乍数，乍迟乍疾者，日乘四季死；形肉已脱，九候虽调，犹死；七诊虽见，九候皆从者，不死。所言不死者，风气之病及经月之病，似七诊之病而非也，故言不死。若有七诊之病，其脉候亦败者死矣，必发哕噫。必审问其所始病与今之所方病，而后各切循其脉，视其经络浮沉，以上下逆从循之。其脉疾者不病，其脉迟者病，脉不往来者死，皮肤著者死。"
5. 《素问·咳论》："五脏六腑皆令人咳，非独肺也。"

6. 《素问·咳论》:"皮毛者,肺之合也,皮毛先受邪气,邪气以从其合也。其寒饮食入胃,从肺脉上至于肺则肺寒,肺寒则外内合邪,因而客之,则为肺咳。五脏各以其时受病,非其时,各传以与之。"

7. 《素问·痹论》:"阴气者,静则神藏,躁则消亡。饮食自倍,肠胃乃伤。淫气喘息,痹聚在肺;淫气忧思,痹聚在心;淫气遗溺,痹聚在肾;淫气乏竭,痹聚在肝;淫气肌绝,痹聚在脾。诸痹不已,亦益内也。其风气胜者,其人易已也。"

8. 《素问·脉解》:"所谓甚则狂巅疾者,阳尽在上,而阴气从下,下虚上实,故狂巅疾也。"

9. 《素问·调经论》:"血之与气并走于上,则为大厥,厥则暴死,气复反则生,不反则死。血以并,阴阳相倾,气乱于卫,血逆于经,血气离居,一实一虚。血并于阴,气并于阳,故为惊狂;血并于阳,气并于阴,乃为炅中;血并于上,气并于下,心烦惋善怒;血并于下,气并于上,乱而喜忘。"

10. 《素问·征四失论》:"诊不知阴阳逆从之理,此治之一失矣。受师不卒,妄作杂术,谬言为道,更名自功,妄用砭石,后遗身咎,此治之二失也。不适贫富贵贱之居,坐之薄厚,形之寒温,不适饮食之宜,不别人之勇怯,不知比类,足以自乱,不足以自明,此治之三失也。诊病不问其始,忧患饮食之失节,起居之过度,或伤于毒,不先言此,卒持寸口,何病能中,妄言作名,为粗所穷,此治之四失也。"

11. 《灵枢·邪气脏腑病形》:"黄帝问于岐伯曰:余闻之,见其色,知其病,命曰明;按其脉,知其病,命曰神;问其病,知其处,命曰工。余愿闻见而知之,按而得之,问而极之,为之奈何?岐伯答曰:夫色、脉与尺之相应也,如桴鼓影响之相应也,不得相失也。此亦本末根叶之出候也,故根死则叶枯矣。色脉形肉不得相失也,故知一则为工,知二则为神,知三则神且明矣。"

12. 《灵枢·经脉》:"大肠手阳明之脉,起于大指次指之端,循指上廉,出合谷两骨之间,上入两筋之中,循臂上廉,入肘外廉,上臑外前廉,上肩,出髃骨之前廉,上出于柱骨之会上,下入缺盆络肺,下膈属大肠;其支者,从缺盆上颈贯颊,入下齿中,还出挟口,交人中,左之右,右之左,上挟鼻孔。是动则病齿痛颈肿。是主津液所生病者,目黄,口干,鼽衄,喉痹,肩前臑痛,大指次指痛不用。气有余则当脉所过者热肿,虚则寒栗不复。为此诸病,盛则泻之,虚则补之,热则疾之,寒则留之,陷下则灸之,不盛不虚,以经取之。盛者人迎大三倍于寸口,虚者人迎反小于寸口也。"

13. 《灵枢·五邪》:"邪在肺,则病皮肤痛,寒热,上气,喘汗出,咳动肩背,取之膺中外俞,背三节五脏之傍,以手疾按之快然乃刺之,取之缺盆中以越之。邪在肝,则两胁中痛,寒中,恶血在内行,善掣节,时脚肿,取之行间以引胁下,补三里以温胃中,取血脉以散恶血,取耳间青脉以去其掣。"

14. 《灵枢·淫邪发梦》:"正邪从外袭内,而未有定舍,反淫于脏,不得定处,与营卫俱行,而与魂魄飞扬,使人卧不得安而喜梦。气淫于腑,则有余于外,不足于内;气淫于脏,则有余于内,不足于外。"

15. 《灵枢·卫气》:"足太阳之本,在跟以上五寸中,标在两络命门。命门者,目也。足少阳之本,在窍阴之间,标在窗笼之前。窗笼者,耳也。足少阴之本,在内踝下上三寸中,标在背腧与舌下两脉也。足厥阴之本,在行间上五寸所,标在背腧也。"

16. 《灵枢·百病始生》:"是故虚邪之中人也,始于皮肤,皮肤缓则腠理开,开则邪从毛发入,入则抵深,深则毛发立,毛发立则淅然,故皮肤痛;留而不去,则传舍于络脉,在络之时,痛于肌肉,其痛之时息,大经乃代……"

17. 《灵枢·百病始生》:"黄帝问于岐伯曰:夫百病之始生也,皆生于风雨寒暑、清湿喜怒。喜怒不节则伤脏,风雨则伤上,清湿则伤下。三部之气,所伤异类,愿闻其会。岐伯曰:三部之气各不同,或起于阴,或起于阳,请言其方。喜怒不节则伤脏,藏伤则病起于阴也;清湿袭虚,则病起于下;风雨袭虚,则病起于上。是谓三部。至于其淫泆,不可胜数。"

18. 《伤寒论·辨太阳病脉证并治》:"病人身大热,反欲得衣被者,热在皮肤,寒在骨髓也;身大寒,反不欲近衣者,寒在皮肤,热在骨髓也。"

19. 《伤寒论·辨太阳病脉证并治》:"伤寒一日,太阳受之,脉若静者,为不传;颇欲吐,若躁烦,脉数急者,为传也。"

20. 《伤寒论·辨太阳病脉证并治》:"太阳病三日,已发汗,若吐、若下、若温针,仍不解者,此为坏病,桂枝不中与之也。观其脉证,知犯何逆,随证治之。"

21. 《伤寒论·辨太阳病脉证并治》:"服桂枝汤,大汗出,脉洪大者,与桂枝汤如前法。"

22. 《伤寒论·辨太阳病脉证并治》:"服桂枝汤,大汗出后,大烦渴不解,脉洪大者,白虎加人参汤主之"。

23. 《伤寒论·辨太阳病脉证并治》:"伤寒,脉缓,发热,无汗,其表不解,当发汗,不可与白虎汤,渴欲饮水,无表证者,白虎加人参汤主之。"

24. 《伤寒论·辨阳明病脉证并治》:"脉浮发热,渴欲饮水,小便不利者,猪苓汤主之。"

25. 《伤寒论·辨阳明病脉证并治》:"病人烦热,汗出则解,又如疟状。日晡所发热者,属阳明也。脉实者,宜下之;脉浮虚者,宜发汗。下之与大承气汤;发汗宜桂枝汤。"

26. 《金匮要略·肺痿肺痈咳嗽上气病脉证治》:"咳而脉浮者,厚朴麻黄汤主之,脉沉者,泽漆汤主之。"

27. 《金匮要略·水气病脉证并治》:"风水,脉浮身重,汗出恶风者,防己黄芪汤主之。腹痛者加芍药。"

28. 《金匮要略·水气病脉证并治》:"风水恶风,一身悉肿,脉浮不渴,续自汗出,无大热,越婢汤主之。"

29. 《金匮要略·水气病脉证并治》:"水之为病,其脉沉小,属少阴;浮者为风;无水,虚胀者,为气。水,发其汗即已。脉沉者,宜麻黄附子汤;浮者,宜杏子汤。"

30. 《湿热病篇》:"湿热证,壮热口渴,自汗,身重,胸痞,脉洪大而长者,此太阴之湿与阳明之热相合。宜白虎加苍术汤。"

31. 《温病条辨·上焦篇》:"手太阴暑温,或已经发汗,或未发汗,而汗不止,烦渴而喘,脉洪大有力者,白虎汤主之;脉洪大而芤者,白虎加人参汤主之;身重者,湿也,白虎加苍术汤主之;汗多脉散大,喘喝欲脱者,生脉散主之。"

第四节　见肝之病,知肝传脾

"见肝之病,知肝传脾"见于《金匮要略·脏腑经络先后病脉证》,是仲景依据五行生克制化的原理,在秉承先贤"治未病"思想的基础上,从人体内部脏腑相关的整体观念出发,以肝病传脾为例,阐述了脏腑之间生理上相互联系,病理上相互影响的规律。并将其灵活应用于临床,使其得以极大的充实与丰富。临证时注意整体,未病先防,已病防传,是疾病诊疗的一个重要原则。

一、整体观原则

早在《黄帝内经》与《难经》中,便有对脏腑关系的描述,如《素问·玉机真脏论》中便提出五脏相通,五脏病互传的理论,并具体分析了肝、脾两脏间的关系。从生理角度看,两者既互相促进又互相制约。肝属木主疏泄,脾属土主运化,两者相互作用,共同促进饮食物的消化吸收。脾得肝之流泄,则运化健旺。脾胃的升降与肝的疏泄功能密切相关;肝的疏泄功能正常,全身气机疏通畅达,则有助于协调脾胃升降,并疏利胆汁,输于肠道,促进脾胃对饮食物的消化及对精微的吸收和传输功能;另一方面,脾为后天之本,气血生化之源,脾气健旺,运化正常,水谷精微充足,气血生化有源,如《素问·经脉别论》言"散精于肝",肝体得以濡润则肝气冲和条达,有利于疏泄功能的发挥。此外,肝藏血,脾统血,肝脾共同协作维持血液循脉道运行而不溢于脉外,且使血液随人之动静顺利出入、循环不止而不致成为瘀血。脾能运化水湿,促进体内水液及物质代谢。肝之疏泄作用，对水液代谢有间接调节作用，两者在气血运行和水液代谢方面都起到相辅相成的作用。

　　生理功能密切相关决定了肝、脾两脏在病理状态下易于互相传变累及。《素问》明确提出肝病传脾，指出了根据五行生克关系，肝病可传脾的传变规律。若情志郁结，肝失疏泄，横逆乘脾，脾失运化，水谷精微失于消化吸收，升降失常，清浊相混而下，形成肝脾不和或肝胃不和的证候，此为木旺乘土。《难经•七十七难》直接指出："见肝之病，知肝当传之于脾，故当先实其脾气"。张仲景临证时亦极为重视肝脾二脏，认为在治疗上无论肝脾一脏病或两脏皆病，均需注意肝脾同调，或治肝之时，兼调同理脾胃之气，或补脾胃之气于疏肝之先。"脾实，则肝自愈"，这一理论在中医治疗学上有着深远的影响。作为医生临证时，见肝之病，应该认识到其易传脾，从而对病情做出全面、正确、有预见性的诊断，确立正确的治疗方案，以免贻误病情而导致疾病进展。治疗时需要顾全整体，掌握脏腑间的互相关系和疾病的传变规律，做到无病先防，已病防变，治其未病之脏腑以防疾病的传变。除治疗已病之脏外，应注意调治未病之脏腑，以防止疾病的传变。

二、灵活性原则

　　仲景在《难经》"治未病"的基础上进一步提出："四季脾旺不受邪，即勿补之。"反映了他将治未病思想在临床上的灵活运用。如尤在泾《金匮要略心典》言"盖脏病惟虚者受之，而实者不受"，提示了若脾气健旺，运化正常，不易受邪，肝病则不易传脾。"肝病"传变与否应根据肝、脾两方面的情况进行判断，从肝而言，实者能传，虚者不易传，从脾而言，虚者善受，实者不受。临床诊病需根据病人具体情况灵活运用。肝病是否传脾，可运用望、闻、问、切等诊疗手段，搜集信息，做出正确判断。《金匮要略•脏腑经络先后病脉证》中提到："鼻头色青，腹中痛，苦冷者死"，青为肝色，鼻头属脾，如果鼻头出现青色，则为肝乘脾；或见肝气失疏，两胁胀痛、胸闷、厌油腻、善太息、口干口苦、脉弦等肝病症候出现，如继而出现腹胀、嗳气、恶心欲吐、纳呆、便溏、苔白腻等脾失健运表现，则为"肝病传脾"。治疗要疏肝健脾，脾气健运，气血调和，肝病方能尽早痊愈。反之中土亏虚，肝失所养，则导致肝病加重甚至恶化。仲景言简意赅而意味深长，在此基础上结合临床便可发现不仅木旺乘土，还有土虚木乘，甚至还可见脾病传肝，如《素问•气厥论》中所述脾热可移于肝，诱发惊衄。提示医者必须扎实掌握以肝、脾为代表的五脏之间的互相关联，将整体观与治未病的思想之灵活运用于临床。

附录条文

1. 《素问•玉机真脏论》："五脏相通，移皆有次，五脏有病，则各传其所胜。"
2. 《素问•玉机真脏论》："五脏受气于其所生，传之于其所胜。"
3. 《素问•玉机真脏论》："肝受气于心，传之于脾。"
4. 《素问•宝命全形论》："土得木而达，木赖土而荣。"
5. 《素问•气厥论》："脾移热于肝，则为惊衄。"
6. 《素问•五运行大论》："气有余，则制己所胜而侮所不胜。"
7. 《金匮要略•脏腑经络先后病脉证》："鼻头色青，腹中痛，苦冷者死。"

8. 《金匮要略·脏腑经络先后病脉证》:"夫治未病者,见肝之病,知肝传脾,当先实脾,四季脾旺不受邪,即勿补之。中工不晓相传,见肝之病,不解实脾,惟治肝也。"

第五节 辨舌验齿,斑疹白㾦

在诊断方法方面,《黄帝内经》提出望色等特色方法,《伤寒论》重视脉象,其腹诊也很有特色,但在舌诊方面很少涉及,而温病学以叶天士为代表,重视脉象之余,更重视辨舌验齿的诊断方法,对于斑疹白㾦的诊断也很重视,较之脉诊,舌诊更为直观,也更易掌握,舌脉互参,对于当代医生的临床也更有指导意义。

一、辨舌验齿

1. 辨舌　温病学对舌的辨识,主要包括辨舌苔、辨舌质及辨舌态三方面。

舌苔的变化主要反映卫分和气分的病变。辨舌苔着重观察舌苔的色泽、润燥、厚薄等方面的变化。如白苔有厚薄、润燥之分。薄者,多主表,病属卫分,一般见于温病初期,病变尚轻浅;厚者,主里,病属气分,多见于湿热为患。润者主津伤不甚,如呈浊腻则提示湿痰秽浊为患;燥者则标志津液已伤。其他黄苔与此类似。

舌质主要反映温病热入营血的病候,通过诊察舌质色泽、润燥等的变化,辨别病势浅深轻重和邪正的消长变化。如红舌,多为邪热渐入营分的征象。通常温邪在卫分多舌边尖红,罩有薄白苔;邪入气分,多舌红苔黄;温邪渐入营分,则全舌纯红无苔。

舌体形态的变化可以反映病情的进退变化和虚实情况。如舌体强硬,转动不利,言语不清。临床意义有二:一是邪陷心包之象;二是气液不足,舌本失养,每为动风惊厥之兆。

除单独的辨舌外,更多是三者的结合判断,重视舌质的颜色变化,舌苔的颜色、厚薄、润燥及舌体变化对于疾病的鉴别、治疗方法的指导和疾病预后判断的重要意义。

2. 验齿　验齿也是温病诊断中的一种独特诊法。叶天士说:"温热之病,看舌之后,亦须验齿。齿为肾之余,龈为胃之络,热邪不燥胃津,必耗肾液。"因此,临床诊察齿龈的色泽、润燥对于判断邪热轻重、病变部位、津液存亡具有一定的参考意义。

(1)牙齿润燥:齿燥多由津液不能上布,牙齿得不到润泽所致,其中以门齿尤为明显。主要诊察门齿的润燥帮助判断温病病理变化的浅深、轻重。若光燥如石,齿面干燥,但仍有光泽。多为胃热伤津,肾阴未竭之象。若为燥如枯骨,齿面枯燥而无光泽,状如枯骨。为肾阴枯竭,多见于温病后期真阴耗损之证,预后不良。若齿燥色黑,齿面干燥无津,其色焦黑。为邪热深入下焦,肝肾阴伤,虚风渐动之象。

(2)齿缝流血:齿缝流血总由邪火动血所致,有虚实之分。早期多属实,病在胃;后期多属虚,病在肾。若齿缝流血,齿龈红赤肿痛　齿缝流血,色鲜红而量较多,同时伴有齿龈红肿疼痛,且多兼口秽喷人等。多由胃火冲击所致,其证属实。若齿缝流血,齿龈黯红无肿痛　血由齿龈浸出,色黯红而量少,无齿龈肿痛。多由肾阴耗伤而虚火上炎动血,其证属虚,预后较差。

(3)齿龈结瓣:热邪深逼血分,迫血妄行,血从上溢,结于齿龈所致,有紫色和黄色不同。紫为阳明胃热亢盛动血所致,又称阳血结瓣。黄为肾阴虚竭,阴不敛阳,虚阳载血上浮所致。

附录条文

1. 《伤寒论·辨太阳病脉证并治》:"何谓脏结?答曰:如结胸状,饮食如故,时时下利,寸脉浮,关脉小细沉紧,名曰脏结。舌上白苔滑者,难治。"

2. 《伤寒论·辨太阳病脉证并治》:"脏结,无阳证,不往来寒热,其人反静,舌上苔滑者,不可攻也。"

3. 《伤寒论·辨太阳病脉证并治》:"太阳病,重发汗,而复下之,不大便五六日,舌上燥而渴,日晡所小有潮热,从心下至少腹硬满而痛不可近者,大陷胸汤主之。"

4. 《伤寒论·辨阳明病脉证并治》:"阳明病,脉浮而紧,咽燥口苦,腹满而喘,发热汗出,不恶寒反恶热,身重者,若发汗则躁,心愦愦反谵语,若加温针,必怵惕烦躁不得眠;若下之,则胃中空虚,客气动膈,心中懊侬。舌上胎者,栀子豉汤主之。"

5. 《伤寒论·辨阳明病脉证并治》:"阳明病,胁下硬满,不大便而呕,舌上白苔者,可与小柴胡汤。上焦得通,津液得下,胃气因和,身濈然汗出而解。"

6. 《金匮要略·痉湿暍病脉证》:"太阳中暍,发热恶寒,身重而疼痛,其脉弦细芤迟。小便已,洒洒然毛耸,手足逆冷,小有劳,身即热,口开,前板齿燥。若发其汗,则其恶寒甚;加温针,则发热甚;数下之,则淋甚。"

7. 《金匮要略·中风历节病脉证并治》:"邪在于络,肌肤不仁;邪在于经,即重不胜;邪入于腑,即不识人;邪入于脏,舌即难言,口吐涎。"

8. 《金匮要略·腹满寒疝宿食病脉证治》:"趺阳脉微弦,法当腹满,不满者必便难,两胠疼痛,此虚寒从下上也,以温药服之。病者腹满,按之不痛为虚,痛者为实,可下之。舌黄未下者,下之黄自去。"

9. 《金匮要略·黄疸病脉证并治》:"腹满,舌痿黄,燥不得睡,属黄家。"

10. 《温热论·察舌》:"再舌苔白浓而干燥者,此胃燥气伤也,滋润药中加甘草,令甘守津还之意;舌白而薄者,外感风寒也,当疏散之;若薄白而干者,肺液伤也,加麦冬、花露、芦根汁等轻清之品,为上者上之也;若苔白而底绛者,湿遏热伏也,当先泄湿透热,防其即干也,此可勿忧,再从里而透于外,则变润矣;初病舌即干,神不昏者,宜急养正,微加透邪之药;若神已昏,此内匮,不可救药矣。"

11. 《温热论·察舌》:"又有舌上白苔粘腻,吐出浊浓涎沫者,其口必甜,此为脾瘅,乃湿热气聚,与谷气相抟,土有余也,盈满则上泛,当用佩兰叶芳香辛散以逐之。若舌上苔如碱者,胃中宿滞挟浊秽郁伏,当急急开泄;否则闭结中焦,不能从募原达出矣。"

12. 《温热论·察舌》:"舌无苔而有如烟煤隐隐者,慎不可忽视。如口渴烦热而燥者,平时胃燥也,不可攻之,宜甘寒益胃;若不渴肢寒而润者,乃挟阴病,宜甘温扶中。此何以故?外露而里无也。"

13. 《温热论·察舌》:"舌若淡红无色,或干而色不荣者,乃是胃津伤而气无化液也。当用炙甘草汤,不可用寒凉药。"

14. 《温热论·察舌》:"再论其热传营,舌色必绛。绛、深红色也。初传,绛色中兼黄白色,此气分之邪未尽也,泄卫透营,两和可也;纯绛鲜泽者,包络受邪也,宜犀角、鲜生地、连翘、郁金、石菖蒲等清泄之。"

15. 《温热论·察舌》:"再有热传营血,其人素有瘀伤宿血在胸膈中,舌色必紫而暗,扪之潮湿,当加散血之品,如琥珀、丹参、桃仁、丹皮等,否则瘀血与热相抟,阻遏正气,遂变如狂发狂之症。若紫而肿大者,乃酒毒冲心;紫而干晦者,肾肝色泛也,难治。"

16. 《温热论·验齿》:"再温热之病,看舌之后,亦须验齿。齿为肾之余,龈为胃之络,热邪不燥胃津,必耗肾液,且二经之血,走于此处。病深动血,结瓣于上,阳血色紫,紫如干漆;阴血色黄,黄如酱瓣。"

17. 《温热论·验齿》:"齿若光燥如石者,胃热甚也,证见无汗恶寒,卫偏胜也,辛凉泄卫透汗为要。

若如枯骨色者,肾液枯也,为难治。"

18.《温热论·验齿》:"若齿垢如灰糕样者,胃气无权,津亡而湿浊用事,多死。初病齿缝流清血,痛者为胃火冲激;不痛者为龙火内燔。齿焦无垢者死;齿焦有垢者,肾热胃劫也,当微下之,或玉女煎清胃救肾可也。"

二、辨斑疹白㾦

斑疹、白㾦作为特殊的体征,是温病学诊断一大特色。通过观察其色泽、形态、分布等,可以帮助了解感邪轻重、病变浅深、证候顺逆等,对于指导临床治疗具有重要意义。

1. 辨斑疹　斑疹是温病中的常见体征,为肌肤上出现的红色皮疹。在温病过程中,斑疹既是邪热深入营血的标志,也提示邪热有外透之机。如叶天士说:"斑疹皆是邪气外露之象。"故诊察斑疹的色泽、形态、分布及兼见脉症,有助于判断病邪浅深、正气盛衰和病情顺逆,对确定治法和判断预后有重要意义。

(1)观察色泽:斑疹的色泽可以反映气血盛衰、邪毒轻重和病情顺逆。斑疹红活荣润为顺,是气血流畅、邪热外达的征象。若红如胭脂,为血分热毒炽盛的表现;若色紫赤如鸡冠花为热毒深重;若色黑为火毒极盛,病情严重,但黑而光亮,说明气血尚充,若黑而隐隐,四旁赤色,此为火郁于内,气血尚活,皆可救治;若晦黯枯槁则为邪气深入,气血郁滞,正气衰退的危象。总之,斑疹的颜色加重,说明病情加重,诚如雷少逸说斑疹"红轻、紫重、黑危"。另,若见斑疹色淡红,而病势很重,则多为气血不足,邪毒无力透发之象,病情亦多危重。

(2)审视形态:斑疹的形态与病情轻重、预后顺逆有关,尤其能够反映热毒是否能够顺利外泄。斑疹松浮洋溢,洒于皮表,多为邪热外达的顺证,预后大多良好;斑疹紧束有根,从皮面钻出,如履透针,如矢贯的者,为热毒锢结的逆证,预后多不良。斑点中心低凹坑烂,为瘀热锢结,血脉瘀阻,不能外达,预后多不良。

(3)注意疏密:斑疹的疏密可以反映热毒的浅深轻重和正气的盛衰。斑疹发出量少,稀疏均匀,为热毒轻浅,邪有外达之象,预后较好。若发出量多,甚至稠密融合成片,则标志热毒深重,预后不良。故叶天士说斑疹"宜见而不宜见多"。章虚谷注说:斑疹"不见则邪闭,故宜见;多见则邪重,故不宜多"。

(4)结合脉证:诊察斑疹时应结合脉症分析,有助于判断病情顺逆和预后。斑疹透出后,若身热渐退,脉静身凉,神志转清,呼吸平稳,为外解里和的顺证,预后较好;若斑疹虽出,身热不退,烦躁不安,或斑疹甫出即隐,神昏谵语,肢厥,脉伏等,为正不胜邪,邪火内闭的逆证,预后不良。若斑疹已出,二便不通或腹泻不止,或呼吸急促,鼻煽痰鸣,或痉厥,或体温骤降,大汗淋漓,四肢厥冷等,均为逆证或险重证。

(5)重视变化:斑疹的色泽、形态、分布与脉症的动态变化,有助于判断邪正的消长和病情的顺逆。斑疹色泽由红变紫,甚至变为黑色,提示热毒逐渐加重,病情转重,反之则为病情渐轻之象;形态由松浮而变得紧束有根,为热毒渐深,毒火郁闭之兆,病情属逆,反之则为热毒外达之象;分布由稀疏而转为融合成片,为热毒转盛之象;如甫出即隐,则为正不胜邪,热毒内陷之兆。

2. 辨白㾦　白㾦是湿热留恋气分,酝酿淹滞,郁蒸于肌肤而形成的细小白色疱疹。多见于湿热类温病,如湿温、暑湿、伏暑等病。临床诊察白㾦对于判断病变部位和机体津气盛衰具有重要的意义。

（1）形态和分布：白痦形如粟米，色如珍珠，突出于皮肤，内含少量透明浆液，色如水晶，多分布于颈、胸、腹部，四肢少见，头面更少见，在消退时可有细小的皮屑脱落。

（2）病因和病机：白痦是湿热郁阻于气分，胶结难解，蕴蒸于肌表所致。如王孟英说："湿热之邪，郁于气分，失于轻清开泄，幸不传及他经，而从卫分发白痦者，治当清其气分之余邪。"白痦每随发热与出汗而透发。因湿热病邪黏腻滞着，非一汗即能透解，每随身热增高，热达汗出，即透出一批，所以白痦常反复多次透发。一般在透发之前，每因湿热郁蒸较重而有胸闷不舒等症。既透之后，由于病邪有外达之机，则胸闷等症也暂时得以缓解。

（3）预后判断：根据白痦的色泽、形态等情况，可辨别津气之盛衰和病情之轻重顺逆。痦出晶莹饱绽，颗粒清楚，称为"水晶痦"，又称"晶痦"，往往痦出之后，热势递减，神情清爽，为津气充足，正能胜邪，邪气外透的佳象。若痦出空壳无浆，色如枯骨，称为"枯痦"，且每伴见身热不退，神志昏迷等症，则为津气俱竭，正不胜邪，邪气内陷的危象，正如叶天士所说："或白如枯骨者多凶，为气液竭也。"

附录条文

1. 《温热论•辨斑疹》："凡斑疹初见，须用纸燃照看。胸背两胁点大而在皮肤之上者为斑，或云头隐隐，或琐碎小粒者为疹。又宜见而不宜见多。按方书谓斑色红者属胃热，紫者热极，黑者胃烂。然亦必看外症所合，方可断之。"
2. 《温热论•辨斑疹》："斑疹皆是邪气外露之象，发出宜神情清爽，为外解里和之意。如斑疹出而昏者，正不胜邪，内陷为患，或胃津内涸之故。"
3. 《温热论•辨白痦》："再有一种白痦，小粒如水晶色者，此湿热伤肺，邪虽出而气液枯也，必得甘药补之。或未至久延伤及气液，乃湿郁卫分，汗出不彻之故，当理气分之邪。或白枯如骨者多凶，为气液竭也。"
4. 《温热经纬•叶香岩外感温热篇》："雄按：湿热之邪郁于气分，失于轻清开泄，幸不传及他经，而从卫分发白痦者，治当清其气分之余邪。邪若久郁，虽化白痦，而气液随之以泄，故宜甘濡以补之。苟色白如枯骨者，虽补以甘药，亦恐不及也。"

学习小结

● 本章节主要学习中医临床经典中蕴含的独特诊法。《黄帝内经》提出四诊合参，强调独处藏奸以辨病之本质，还有提出了司外揣内的方法与取类比象的思维模式；《伤寒论》提出观其脉证，知犯何逆辨证规则；《金匮要略》阐发了见肝之病，知肝传脾诊断；温病学独特的辨舌验齿，斑疹白痦方法。这些诊断方法并非孤立的，相互之间具有一定联系，临床借鉴为用，不可偏颇。

● 《黄帝内经》对中医诊病原理进行了全面阐述，从诊断全面性、诊断的模式、思维方法等不同角度进行了总结，强调要全面了解收集患者多方面的信息，善于透过疾病的征象抓住其本质，做出正确判断。

● "观其脉证，知犯何逆"是指导中医临床辨证论治的基本法则。它突出了中医整体观念的思维特色，确立了辨证论治的方法，充分体现了中医个体化治疗方案的优势，是中医诊治疾病的基本原则和方法，在临床中有广泛的应用。因此"观其脉证，知犯何逆"是指导临床辨证论治最正确、最有效的方法和途径。

- "见肝之病，知肝传脾"重在揭示了脏腑间的互相关系和疾病的传变规律，从整体观念及五行生克制化出发来认识疾病、治疗疾病。同时应结合临床，融会贯通，不墨守成规，全面准确地认识疾病发生发展的阶段，做到未病先防，已病防变，治其未病，在此基础上进一步确立正确的治则。这对当今临床具有重大指导意义。

- 温病辨舌验齿、辨斑疹白㾦，包括辨舌质和舌苔的具体方法及临床意义，诊察齿龈的色泽、润燥，辨析斑疹白㾦的形态、疏密度等，这些内容对提高丰富温病辨证方法，拓宽疾病的观察视野，提高对病情的认识等方面具有重要意义。

（钱会南　喻　嵘　冯全生）

复习思考题

1. 四诊合参的原理是什么？有何指导意义？
2. 何谓取象类比的思维模式？在疾病诊察中如何应用？
3. 张仲景《伤寒论》中是如何阐述和应用"观其脉证，知犯何逆"的？
4. 举例说明"见肝之病，知肝传脾"的临床运用。
5. 简述舌苔在温病诊断上的意义。
6. 斑疹外发的意义是什么？如何辨别斑疹的顺逆？

第三章

辨 证 体 系

学习目的

通过学习中医临床经典蕴含的基本辨证方法及体系、辨证体系间内在联系、辨证体系正确选择等，全面认识六经辨证、八纲辨证、脏腑经络辨证、卫气营血辨证和三焦辨证各自特点及其相互关联，掌握经典蕴含辨证体系的临床应用规律。

学习要点

六经辨证、八纲辨证、脏腑经络辨证、卫气营血辨证和三焦辨证基本内容、各辨证体系临床应用价值。

辨证是中医临床的基本特征，在漫长的中医发展史上，《黄帝内经》《伤寒论》《金匮要略》以及温病学经典都为中医辨证体系的构建做出了不可磨灭的贡献，创立了不同的辨证方法，有效地指导了临床实践。《素问·热论》提出六经分证方法，《素问·至真要大论》虽主要论述病机，实际初现了病因辨证和脏腑辨证之端倪；《伤寒论》在《素问》六经分证基础上构筑起六经辨证体系；《金匮要略》则对内伤杂病的脏腑辨证论述尤详；明清时期，温病学家叶天士建立了卫气营血辨证方法，吴鞠通则创立了三焦辨证。总之，随着中医经典著作的相继问世，中医辨证体系亦渐趋成熟与完善。

第一节 六 经 辨 证

六经辨证是重要的辨证方法，它是以六经所系的脏腑经络、气血津液的生理功能与病理变化为基础，结合人体抗病力的强弱、病因的属性、病势的进退、缓急等因素，对疾病发生、发展过程中的各种症状进行分析、综合、归纳，借以判断病变的部位、证候的性质与特点、邪正消长的趋势，并以此为前提决定立法、处方等问题的基本法则。

这一辨证方法最早见于《黄帝内经》，至《伤寒论》形成体系，并从外感之六经辨证逐渐演变为百病之六经辨证，甚至成为辨证论治理论的核心。

一、六经辨证之源

六经及六经辨证虽然成就于《伤寒论》，但其源头可追溯至《黄帝内经》，二者之间有密切的关联，具体包括：

1.六经的概念　六经是在中国古代"三阴三阳"理论基础上发展而来,《黄帝内经》提出了太阳、阳明、少阳、太阴、少阴、厥阴六经名称,并与阴阳、经络、脏腑、六气等相关联进行医理的阐述。《伤寒论》继承了这一重要内核,并进行整合,给予了更丰富、系统的内涵。

2.六经分类方法　《黄帝内经》在前人认识基础上,结合经脉认识的基础,形成了以六经为主的分类方法,其中以《素问·热论》篇为临床应用代表。《伤寒论》延续了《黄帝内经》六经分类方法,二者含义有本质区别,但在分类形式或方法上是有渊源的。

3.六经辨证应用　除上述概念外,《黄帝内经》已将六经辨证应用于指导临床实践,把病证分为太阳、阳明、少阳、太阴、少阴、厥阴六个不同类型,且以阴阳、表里为辨证大纲,这在《热论》《刺疟》及《刺腰痛》等篇都有涉及,虽然应用的范围较小,局限于热证与实证,六经传变方式也较为简单,且相对固定呆板,但六经分证的应用模式已蕴含其中。至《伤寒论》成书,六经辨证内涵有了更多的内容,形成了适合多种临床病证的综合性辨证体系。尽管《黄帝内经》中六经与《伤寒论》中六经内涵有着较多的差异,但不能否认二者间的关联。

二、六经辨证创新发展

六经及六经辨证概念源于以《黄帝内经》为主的经典医籍,最终形成比较完整的辨证体系,是由张仲景在《伤寒论》中奠定。仲景创立这一辨证体系从诸多方面对《黄帝内经》做了发展与补充。

1.六经含义　《伤寒论》中六经已摆脱纯经络的概念,成为十二经脉及其所属脏腑生理功能的集成。

2.六经病内涵　《伤寒论》六经病,是以中医理论为依据对人体感邪后所表现出的症状、体征进行分析、归纳的结果。在这一过程中,从形式上,每篇都冠以"辨××病脉证并治"名;在内容上,提出了六经病证,每经病反映出阴、阳、表、里、寒、热、虚、实复杂的病情;在病证轻、重、缓、急方面,每经病包含了定性、定"量"等不同内容;在发展、传变等方面,其中就提出了时间与脉证有机结合的判断方式。

所以,《伤寒论》六经病内涵较《黄帝内经》中所述范围更大,病情更复杂,内容更丰富、深刻,方法更灵活多变。

3.六经辨证创新　张仲景在继承《黄帝内经》六经分证学术思想基础上,以三阴三阳经作为辨证的纲领,借助中医理论及独特的思维方法阐明外感热病的发生、发展、转化及治疗规律而创立的行之有效的辨证体系。

《伤寒论》六经辨证看似为感受外邪后的外感病辨证所设,其实不然,具有普遍性的指导意义,既可以指导外感疾病的辨证论治,又可以指导多种内伤杂病的辨证论治。因此后世历代才有更多阐发,如"六经钤百病,为确定之总诀","病变无常,不出六经之外,《伤寒论》之六经,乃百病之六经,非伤寒所独也","仲景之六经,百病不出其范围","举六经以统诸病,非伤寒一端而已"等。

《伤寒论》六经辨证具有整体观、常变观、恒动观及涵盖性、联系性、系统性等特点,是符合中医本质的辨证方法。其主要价值在于它科学地、形象地、真实地、理论联系实际地揭示了中医辨证论治过程中最为精髓、最为宝贵的思维特征,正是因为它包含了中医辨证思维特征,故可用于各种疾病的中医辨证。

三、六经辨证拓展应用

张仲景创立以六经辨证为核心的辨证论治体系，并以六经病为特征加以诠释与示范，不仅用于外感病，还被温病学及后世临床各科广为应用，并有了较多发展。

温病学虽以卫气营血及三焦辨证为核心，但这并不否认其在六经辨证方面对《黄帝内经》《伤寒论》的补充与发展。温病学提出了太阴、少阴、厥阴等热证，如果说伤寒以虚、寒证为主，那么温病学这些热证、阴虚证就是对六经辨证的发展与补充。此外，临床经典在六经病传变方面亦有较多发挥，温病始于手太阴，传于足阳明、足少阴、足厥阴，还有逆传心包之说等，与《伤寒论》始于足太阳，并循经至足厥阴的传变不同。

在临床应用方面，医家们应用六经辨证亦不限于外感病，更是将其拓展应用于其他杂病，如叶天士善用六经去分析病机与决定治法，范中林之治内科病，陈达夫之治眼科病，李树勋之治儿科病，以及王友章之治妇科病等，皆以六经辨证理论为主要依据。

这些都是对六经辨证的肯定与发展，丰富了这一辨证方法的内容，极大提高了临床疗效。

附录条文

1. 《素问·热论》："伤寒一日，巨阳受之，故头项痛，腰脊强；二日阳明受之，阳明主肉，其脉侠鼻络于目，故身热，目疼而鼻干，不得卧也；三日少阳受之，少阳主胆，其脉循胁络于耳，故胸胁痛而耳聋。三阳经络皆受其病，而未入于脏者，故可汗而已。四日太阴受之，太阴脉布胃中，络于嗌，故腹满而嗌干；五日少阴受之，少阴脉贯肾络于肺，系舌本，故口燥舌干而渴；六日厥阴受之，厥阴脉循阴器而络于肝，故烦满而囊缩。三阴三阳，五脏六腑皆受病，荣卫不行，五脏不通，则死矣。"
2. 《素问·热论》："帝曰：其病两感于寒者，其脉应与其病形何如？岐伯曰：两感于寒者，病一日则巨阳与少阴俱病，则头痛口干而烦满；二日则阳明与太阴俱病，则腹满、身热、不欲食、谵言；三日则少阳与厥阴俱病，则耳聋囊缩而厥，水浆不入，不知人，六日死。"
3. 《伤寒论·辨太阳病脉证并治》："太阳之为病，脉浮，头项强痛而恶寒。"
4. 《伤寒论·辨太阳病脉证并治》："伤寒一日，太阳受之，脉若静者为不传；颇欲吐，若躁烦，脉数急者，为传也。"
5. 《伤寒论·辨太阳病脉证并治》："伤寒二三日，阳明少阳证不见者，为不传也。"
6. 《伤寒论·辨太阳病脉证并治》："太阳病欲解时，从巳至未上。"
7. 《伤寒论·辨阳明病脉证并治》："阳明之为病，胃家实是也。"
8. 《伤寒论·辨阳明病脉证并治》："伤寒三日，阳明脉大。"
9. 《伤寒论·辨阳明病脉证并治》："阳明病欲解时，从申至戌上。"
10. 《伤寒论·辨少阳病脉证并治》："少阳之为病，口苦，咽干，目眩也。"
11. 《伤寒论·辨少阳病脉证并治》："伤寒六七日，无大热，其人躁烦者，此为阳去入阴故也。"
12. 《伤寒论·辨少阳病脉证并治》："伤寒三日，三阳为尽，三阴当受邪。其人反能食而不呕，此为三阴不受邪也。"
13. 《伤寒论·辨少阳病脉证并治》："伤寒三日，少阳脉小者，欲已也。"
14. 《伤寒论·辨少阳病脉证并治》："少阳病，欲解时，从寅至辰上。"
15. 《伤寒论·辨太阴病脉证并治》："太阴之为病，腹满而吐，食不下，自利益甚，时腹自痛。若下之，必胸下结硬。"
16. 《伤寒论·辨太阴病脉证并治》："太阴病欲解时，从亥至丑上。"

17. 《伤寒论·辨少阴病脉证并治》:"少阴之为病,脉微细,但欲寐也。"
18. 《伤寒论·辨少阴病脉证并治》:"少阴病脉紧,至七八日,自下利,脉暴微,手足反温,脉紧反去者,为欲解也。虽烦下利,必自愈。"
19. 《伤寒论·辨少阴病脉证并治》:"少阴病欲解时,从子至寅上。"
20. 《伤寒论·辨厥阴病脉证并治》:"厥阴之为病,消渴,气上撞心,心中疼热,饥而不欲食,食则吐蛔。下之,利不止。"
21. 《伤寒论·辨厥阴病脉证并治》:"厥阴病,欲解时,从丑至卯上。"
22. 《伤寒论·辨厥阴病脉证并治》:"伤寒始发热,六日,厥反九日而利。凡厥利者,当不能食,今反能食者,恐为除中,食以索饼,不发热者,知胃气尚在,必愈,恐暴热来出而复去也。后三日脉之,其热续在者,期之旦日夜半愈。所以然者,本发热六日,厥反九日,复发热三日,并前六日,亦为九日,与厥相应,故期之旦日夜半愈。后三日脉之而脉数,其热不罢者,此为热气有余,必发痈脓也。"

第二节　八纲辨证

八纲是指阴阳、表里、寒热、虚实,八纲辨证是指以上八个方面的辨证,它是中医基本的分析疾病共性、确定疾病基本状态的辨证方法。在经典中没有明确提出"八纲"名称,但有八纲之实与八纲辨证之用,因此后世赋予了具体名称与内涵,明·张介宾的《景岳全书》始称阴阳为"二纲",表里、寒热、虚实为"六变",清·程钟龄加以明确,正式提出八纲辨证。

一、起源于《黄帝内经》

八纲虽无此名称,但其内容在《黄帝内经》早有体现,"善诊者,察色按脉,先别阴阳","人有四肢热,逢风寒如炙如火者,何也?岐伯曰:是人者阴气虚,阳气盛。四肢者,阳也,两阳相得,而阴气虚少,少水不能灭盛火,而阳独治,独治者,不能生长也,独胜而止耳。逢风而如炙如火者,是人当肉烁也。"这些体现了阴阳辨证的思想。"荣气虚,卫气实也,荣气虚则不仁,卫气虚则不用,荣卫俱虚,则不仁且不用,肉如故也。人与志不相有,曰死。"体现了虚实辨证思想。类似例子不一一列举,这些表明在《黄帝内经》中已有八纲的应用于其中。

二、系统运用于《伤寒论》《金匮要略》

八纲及辨证内容起源于《黄帝内经》,但系统、具体的运用实始于《伤寒论》《金匮要略》。《伤寒论》虽然以六经辨证为其辨证特色,但六经辨证首先从阴阳展开,大体上三阳为表、为实、为热;三阴为里、为虚、为寒。三阳病表示正气盛、抗病力强、邪气实,病情一般呈亢奋状态,因而三阳病多属热证、实证,概括为阳证。三阴病表示正气衰、抗病力弱、病邪未除,病情一般呈虚衰状态,因而三阴病多虚证、寒证,概括为阴证。此即六经与八纲中阴阳总纲的关系。

从表里关系看,就六经的表里而言,一般而论太阳属表,其余各经病变均属里。但表里的概念又是相对的。例如:从三阳病、三阴病而言,三阳病属表,三阴病属里;从三阳病而言,太阳属表,少阳属半表半里,阳明属里等。

就寒热而言,三阳病多病势亢奋,阳邪偏盛,故多属热证;三阴病多病势沉静,阴邪偏盛,故多属寒证。病证之寒热的情况较为复杂,同一证候,如下利证、呕哕证、黄疸证等,都有属寒属热的不同。除单纯的寒热之辨外,更有寒热错杂的辨识,如寒热错杂,痞结于中焦的泻心汤证;上热下寒、阴阳逆乱的乌梅丸证等。因此,辨寒热也是六经辨证的重要内容。

凡病皆有邪正盛衰,故有虚证、实证之辨,这在六经病体现得也比较明显。三阳多属正盛邪实的实证,三阴多属正气虚损的虚证。如"发汗后,恶寒者,虚故也;不恶寒,但热者,实也,当和胃气,宜调胃承气汤。""发汗,病不解,反恶寒者,虚故也,芍药甘草附子汤主之。"即是通过发汗后寒热趋向以定虚实。又如"脉浮而紧者,法当身疼痛,宜以汗解之,假令尺中迟者,不可发汗,何以知然,以营气不足,血少故也",即是以脉证变化来判断虚实。可见辨虚实也是六经辨证的重要内容。

综上所述,六经从阴阳开始,三阳和三阴又演绎出表里、寒热、虚实之间的错综复杂的情况,这些病证的千变万化,也正是八纲的具体演绎,是理解八纲的范本。所以六经辨证的具体运用,无不贯穿着阴阳、表里、寒热、虚实等八纲辨证的内容,系统地诠释了八纲辨证的应用过程。

八纲辨证在《金匮要略》中有较多论述,与《金匮要略》脏腑经络等辨证相结合,应用于内伤杂病。

在《金匮要略》的详细论述包括有"阳病十八""阴病十八",这是以阴阳作为杂病的分类纲领。又如在论述三焦热证和大、小肠寒证、热证时,强调脏腑病证必须辨明寒热性质。再如"夫肝之病,补用酸,助用焦苦,益用甘味之药调之……此治肝补脾之要妙也。肝虚则用此法,实则不在用之",此为虚实对举的例子,说明无论外感、内伤均要辨别邪正盛衰。至于表里病位,指出:"病,医下之,续得下利清谷不止,身体疼痛者,急当救里;后身体疼痛,清便自调者,急当救表也。"

脏腑经络辨证方法对各种杂病进行具体辨证时,八纲辨证亦贯穿其中。如同一百合病,有"见于阴者,以阳法救之",有"见于阳者,以阴法救之"。同一疟疾,有"无寒但热"之温疟,治以白虎加桂枝汤;有"多寒"之牝疟,治以蜀漆散。同一肺痿,有虚寒、虚热之辨。这些都深化了八纲辨证在杂病方面的应用。

三、拓展于温病学

在温病学中,从表里而言,卫分证病变多在表,营分证、血分证等为里证;上焦病证常伴有表证,中、下焦病证皆为里证。就温病传变规律而言,新感温热之邪可以循卫、气、营、血次第进行传变,伏气温病也可以由血而营,由营转气,从气达表,还可以逆向内陷,可见表里病证也可相互转化。就寒热而言,温病感受的是温热或湿热等邪气,其证候表现基本都属于热证。就虚实而言,温病上、中焦病证多为实证,或虚实夹杂;下焦病证则多伤耗真阴,而以虚证为多;初期多实热或阴亏与实热证并见;温病后期,可以出现气阴两伤,或真阴耗竭等虚证或虚实夹杂证。

附录条文

1. 《素问•阴阳应象大论》:"善诊者,察色按脉,先别阴阳;审清浊而知部分;视喘息、听音声而知所苦;观权衡规矩而知病所主;按尺寸、观浮沉滑涩而知病所生。以治无过,以诊则不失矣!"

2. 《素问•逆调论》："帝曰：人有四支热，逢风寒如炙如火者，何也？岐伯曰：是人者，阴气虚，阳气盛。四支者，阳也，两阳相得，而阴气虚少，少水不能灭盛火，而阳独治，独治者，不能生长也，独胜而止耳。逢风而如炙如火者，是人当肉烁也。"

3. 《素问•逆调论》："帝曰：人之肉苛者，虽近衣絮，犹尚苛也，是谓何疾？岐伯曰：荣气虚，卫气实也，荣气虚则不仁，卫气虚则不用，荣卫俱虚，则不仁且不用，肉如故也，人身与志不相有，曰死。"

4. 《伤寒论•辨太阳病脉证并治》："太阳与阳明合病者，必自下利。葛根汤主之。"

5. 《伤寒论•辨太阳病脉证并治》："脉浮紧者，法当身疼痛，宜以汗解之。假令尺中迟者，不可发汗。何以知其然？以荣气不足，血少故也。"

6. 《伤寒论•辨太阳病脉证并治》："发汗病不解，反恶寒者，虚故也，芍药甘草附子汤主之。"

7. 《伤寒论•辨太阳病脉证并治》："发汗后，恶寒者，虚故也；不恶寒，但热者，实也，当和胃气，与调胃承气汤。"

8. 《伤寒论•辨太阳病脉证并治》："伤寒，医下之，续得下利清谷不止，身疼痛者，急当救里。后身疼痛，清便自调者，急当救表。救里，宜四逆汤；救表，宜桂枝汤。"

9. 《伤寒论•辨太阳病脉证并治》："伤寒十三日，过经谵语者，以有热也，当以汤下之。若小便利者，大便当硬，而反下利，脉调和者，知医以丸药下之，非其治也。若自下利者，脉当微厥；今反和者，此为内实也。调胃承气汤主之。"

10. 《伤寒论•辨太阳病脉证并治》："太阳病二日，反躁，反（凡）熨其背而大汗出，火热入胃，胃中水竭，躁烦，必发谵语；十余日，振栗，自下利者，此为欲解也。"

11. 《伤寒论•辨太阳病脉证并治》："伤寒五六日，呕而发热者，柴胡汤证具。而以他药下之，柴胡证仍在者，复与柴胡汤。此虽已下之，不为逆，必蒸蒸而振，却发热汗出而解。若心下满而硬痛者，此为结胸也，大陷胸汤主之；但满而不痛者，此为痞，柴胡不中与之，宜半夏泻心汤。"

12. 《伤寒论•辨太阳病脉证并治》："太阳少阳并病，而反下之，成结胸，心下硬，下利不止，水浆不下，其人心烦。"

13. 《伤寒论•辨太阳病脉证并治》："太阳中风，下利呕逆，表解者，乃可攻之。其人絷絷汗出，发作有时，头痛，心下痞硬满，引胁下痛，干呕短气，汗出不恶寒者，此表解里未和也。十枣汤主之。"

14. 《伤寒论•辨太阳病脉证并治》："心下痞，按之濡，其脉关上浮者，大黄黄连泻心汤主之。"

15. 《伤寒论•辨太阳病脉证并治》："心下痞，而复恶寒汗出者，附子泻心汤主之。"

16. 《伤寒论•辨太阳病脉证并治》："本以下之，故心下痞，与泻心汤；痞不解，其人渴而口燥烦，小便不利者，五苓散主之。"

17. 《伤寒论•辨太阳病脉证并治》："伤寒汗出，解之后，胃中不和，心下痞硬，干噫食臭，胁下有水气，腹中雷鸣，下利者，生姜泻心汤主之。"

18. 《伤寒论•辨太阳病脉证并治》："伤寒中风，医反下之，其人下利日数十行，谷不化，腹中雷鸣，心下痞硬而满，干呕，心烦不得安。医见心下痞，谓病不尽，复下之，其痞益甚。此非结热，但以胃中虚，客气上逆，故使硬也。甘草泻心汤主之。"

19. 《伤寒论•辨太阳病脉证并治》："伤寒，服汤药，下利不止，心下痞硬。服泻心汤已，复以他药下之，利不止。医以理中与之，利益甚。理中者，理中焦，此利在下焦，赤石脂禹余粮汤主之。复利不止者，当利其小便。"

20. 《伤寒论•辨太阳病脉证并治》："伤寒大下后，复发汗，心下痞，恶寒者，表未解也，不可攻痞，当先解表，表解乃可攻痞。解表宜桂枝汤，攻痞宜大黄黄连泻心汤。"

21. 《伤寒论•辨太阳病脉证并治》："伤寒发热，汗出不解，心中痞硬，呕吐而下利者，大柴胡汤主之。"

22. 《伤寒论•辨厥阴病脉证并治》："伤寒，脉微而厥，至七八日肤冷，其人躁无暂安时者，此为脏厥，非蛔厥也。蛔厥者，其人当吐蛔。今病者静，而复时烦者，此为脏寒。蛔上入其膈，故烦，须臾复止,得食而呕又烦者,蚘闻食臭出。其人常自吐蚘。蚘厥者,乌梅丸主之。又主久利。"

23. 《金匮要略•脏腑经络先后病脉证》:"夫肝之病,补用酸,助用焦苦,益用甘味之药调之。酸入肝,焦苦入心,甘入脾。脾能伤肾,肾气微弱,则水不行;水不行,则心火气盛,则伤肺;肺被伤,则金气不行;金气不行,则肝气盛,则肝自愈。此治肝补脾之要妙也。肝虚则用此法,实则不在用之。"

24. 《金匮要略•脏腑经络先后病脉证》:"问曰:病有急当救里救表者,何谓也?师曰:病,医下之,续得下利清谷不止,身体疼痛者,急当救里;后身体疼痛,清便自调者,急当救表也。"

25. 《金匮要略•百合狐惑阴阳毒病证治》:"论曰:百合病者,百脉一宗,悉致其病也。意欲食,复不能食,常默默,欲卧不能卧,欲行不能行,饮食或有美时,或有不用闻食臭时,如寒无寒,如热无热,口苦,小便赤,诸药不能治,得药则剧吐利,如有神灵者,身形如和,其脉微数。每溺时头痛者,六十日乃愈;若溺时头不痛,淅然者,四十日愈;若溺快然,但头眩者,二十日愈。其证或未病而预见,或病四五日而出,或病二十日、或一月微见者,各随证治之。"

26. 《金匮要略•百合狐惑阴阳毒病证治》:"百合病见于阴者,以阳法救之;见于阳者,以阴法救之。见阳攻阴,复发其汗,此为逆;见阴攻阳,乃复下之,此亦为逆。"

27. 《金匮要略•疟病脉证并治》:"温疟者,其脉如平,身无寒但热,骨节疼烦,时呕,白虎加桂枝汤主之。"

28. 《金匮要略•疟病脉证并治》:"疟多寒者,名曰牡疟,蜀漆散主之。"

第三节　脏腑经络辨证

一、脏腑辨证

脏腑辨证是在认识脏腑生理功能、病变特点的基础上,将四诊所收集的症状、体征及有关病情资料,进行综合分析,从而判断疾病所在的脏腑部位及其病性的一种辨证方法。简言之,即以脏腑病位为纲,对疾病进行辨证。

脏腑辨证起源于《黄帝内经》,后由张仲景在《伤寒论》提出辨证论治原则,至《金匮要略》以脏腑论杂病,将脏腑辨证理论运用于临床,是脏腑辨证论治范例的初见。其后《中藏经》有专论五脏六腑虚实寒热生死顺逆脉证等篇,标志脏腑辨证体系形成,为第一次系统总结。后经《备急千金要方》《小儿药证直诀》发挥,尤其是张元素《医学启源》对脏腑辨证理论进行了更为系统和全面的总结后,形成了理、法、方、药完备的脏腑辨证论治体系。

1. 《黄帝内经》有关脏腑辨证思想阐述　在《黄帝内经》中虽未形成脏腑辨证思想体系,但散在各篇有关脏腑病机、病候、诊治的内容,却以阴阳五行之说、五运六气之论,建立了"四时五脏阴阳"藏象学说,从而为脏腑辨证学说奠定了理论基础。

作为《黄帝内经》理论体系的核心内容,藏象学说的研究重点是人的生理活动规律,它是以五脏为中心,联系诸腑、经脉、形体、官窍等的肝、心、脾、肺、肾五个系统的生理活动。这五个系统不仅受天地四时的影响,相互之间也紧密联系,从而体现人体局部与整体的生理活动规律。例如《素问•六节藏象论》:"心者,生之本,神之变也;其华在面,其充在血脉;为阳中之太阳,通于夏气"即阐明了五脏与形体、神志、官窍等方面的联系。《素问•灵兰秘典论》:"心者,君主之官也,神明出焉。肺者,相府之官,治节出焉……"则论述了脏腑的主要生理功能及其相互关系。

此外,《黄帝内经》对疾病的认识也多从脏腑入手,按五脏将疾病进行分型,如风病、痹病、咳嗽、热病、疟疾、痈疽等,都分别按五脏来论其特点。尤其对脏腑病变记述比较系统,不但分别记载了脏腑病变的主要症状,还根据虚、实、寒、热的特点来分型。如《素问·脏气法时论》:"肝病者,两胁下痛引少腹,令人善怒;虚则目䀮䀮无所见,耳无所闻,善恐,如人将捕之。……心病者,胸中痛,胁支满,胁下痛,膺背肩胛间痛,两臂内痛。虚则胸腹大,胁下与腰相引而痛。"对六腑病变的论述如《灵枢·师传》:"胃中热,则消谷,令人悬心善饥,脐以上皮热;肠中热,则出黄如糜,脐以下皮寒"等。

2.《伤寒论》有关脏腑辨证思想阐述 因《伤寒论》以六经分病名篇,故以"六经辨证"著名,以致掩盖了论中脏腑辨证的内容,故陈亦人教授指出:《伤寒论》的辨证施治理论对临床治疗具有普遍性指导意义。"后世医家亦言:"《伤寒论》为辨证论治之巨著。"

其实,《伤寒论》中就有不少内容是通过辨证落实到相应脏腑病机而明确治法方药的。如阳明病篇中的"胃家实"与胃、大肠有关,是对胃与大肠热实证的病机概括。而"脾家实"则是从脾辨证。太阴病篇中张仲景根据"自利不渴"判断其"属太阴,脏有寒",故提出"当温之,宜四逆辈"的治法、方药。再如同样表现为"下利"的肠病在《伤寒论》却有肠热下利之葛根芩连汤证、津燥热结之承气汤证、热毒郁滞之白头翁汤证等不同。

此外,《伤寒论》的脏腑辨证内容不仅有对一脏一腑病机的辨析,还有针对脏脏(腑)关联之复杂病机者。如心肾阳虚、阴寒内盛的四逆汤证和四逆加人参汤证,胃虚痰阻、肝胃气逆之旋覆代赭汤证,心肾不交之黄连阿胶汤证,肝寒犯胃、浊阴上逆的吴茱萸汤证等。

3.《金匮要略》有关脏腑辨证思想阐述 《金匮要略》以整体观念为指导思想,以脏腑经络学说为理论依据,论述杂病的病因、病理传变、诊断、治疗及预防,是后世公认的体现辨证论治思想的经典著作。《金匮要略》首篇以"脏腑经络先后病脉证"命名,为全书的总论部分。确立了以整体观念为指导思想,以脏腑经络学说为理论基础。

在病因上,张仲景以脏腑经络分内外,如《脏腑经络先后病脉证》曰:"一者,经络受邪,入脏腑,为内所因也;二者四肢九窍血脉相传,壅塞不通为外皮肤所中也。"在病理传变上,以"若五脏元真通畅,人即安和"阐明了脏腑间的相互关系,"见肝之病,知肝传脾,当先实脾"等有关发病和病理传变的理论,指出有病防变的关键在于掌握疾病的脏腑传变规律。在诊断上,根据疾病的各种临床表现,具体落实到脏腑经络的病变上。如《水气病脉证并治》篇根据水肿形成的内脏根源及其证候,而分为心水、肝水、脾水、肺水、肾水等。其论述如下:"心水者,其身重而少气,不得卧,烦而躁……肝水者,其腹大,不能自转侧,胁下腹痛……"在治疗上,根据主病及累及脏腑的不同实施同病异治。如《金匮要略》涉及心病的诊治可分为从心、肝、肺、脾、胃等不同脏腑着手。又如针对症状纷杂的百合病,张仲景根据病位侧重有异,拟百合地黄汤、百合知母汤、百合鸡子黄汤、滑石代赭汤、瓜蒌牡蛎散、百合滑石散等方予以辨证施治。

4.温病学有关脏腑辨证思想阐述 温病与内伤杂病相比,它有着自身特殊的发病因素、传变途径以及预后转归,但归根结底温病的辨证仍然围绕着脏腑展开,以脏腑辨证为理论基础和核心要素。

　　首先,温病的传入途径与脏腑有关。如吴又可在《温疫论》中说道:"凡人口鼻之气,通乎天气"。后叶天士在此"上受"基础上提出"温邪上受,首先犯肺,逆传心包"。叶氏所谓"温邪上受,首先犯肺"不仅阐明了外感温邪的感邪途径,更重要的是明晰了其首先侵犯的脏腑病位所在。薛生白则在上述认识基础上进一步提出湿热病邪虽从口鼻而入,但所伤脏腑主要在脾胃的创新观点。此后温病学家就新感、伏邪学说亦多有发挥和深入阐述,各有千秋,然而总不离乎脏腑立论。其次,温病的传变过程不离脏腑。卫气营血体现的温病传变所涵盖的是横向过程中各个脏腑的相应病变,随着病势的加重,病位的深入,病变就可波及多个脏腑的实质功能。而三焦辨证是从纵向来表述温病的传变规律,每个病理阶段皆与脏腑相联系,在某些特殊的病邪作用下,传变会背离一般规律而有不同表现。故而在温病的传变过程中,无论纵横或上下,最终都要结合具体的脏腑部位和脏腑病变来论述,脏腑依然是辨证中至为核心的要素。

　　5. 四大经典对脏腑辨证发展的贡献　《黄帝内经》虽未形成脏腑辨证思想体系,但散在各篇的有关脏腑病机、病候、诊治内容,以及其核心内容"藏象理论"都是脏腑辨证的理论源头,为后世脏腑辨证体系建立奠定了理论基础。《伤寒论》虽以六经辨证为纲,书中亦不乏脏腑辨证的基本内容,其中不仅有对一脏一腑病机的辨析,还有针对脏脏(腑)关联复杂病理状态的描述。《金匮要略》成书后,构建起较完整的以脏腑经络为中心,以整体观、辨病辨证相结合为基本原则,以脉证合参为主要方法,理、法、方、药一线贯穿的辨证论治体系,对后世临床医学的发展起到了极大的推动作用。其后温病学的卫气营血辨证和三焦辨证,虽然都反映了温病由表入里、由轻而重的发展变化过程,但依然具有明显的脏腑病理特征,与脏腑辨证之间有着密切的关联。由此可见,"脏腑辨证"这一名称虽非源自四大经典,但其核心思想却肇始于四大经典,并随着四大经典的次第出现而得到发展与完善。

二、经络辨证

　　经络辨证,是以经络学说为理论基础,对病人所反映的症状、体征进行分析综合,以判断病属何经、何脏、何腑,并进而确定病因、病变性质及其病机的一种辨证方法。

　　先秦帛书始现经络辨证雏形,到《黄帝内经》奠定经络辨证之根基,脏腑经脉络属、循经辨证、络脉辨证、足六经等方面体系完整。经张仲景创立了系统诊治内伤杂病的脏腑经络辨证,将经络辨证与其他辨证方法融合运用。清代叶天士在前人基础上,将络脉与脏腑、十二经脉、奇经八脉等相结合,建立了完善的络脉辨证体系。

　　1.《黄帝内经》有关经络辨证思想阐述　秦汉时期成书的《黄帝内经》是针灸的奠基之作,论述了一个较为完整的针灸理论体系。《灵枢》又被称为"针经",是整个针灸理论体系的核心与根基,素有"针灸之法,始于《黄帝内经》《难经》"之说。

　　《灵枢·经脉》篇分为经脉、各脉气绝、络脉、十五别络四个部分内容。其中各脉气绝、十五别络明显是附属于经脉而论,是对经脉理论的补充。而对经脉与络脉的论述则构成辨证体系的理论基础,并体现出浓厚的辨证色彩。其首先指出"经脉者,所以能决死生,处百病,调虚实",体现出调经络之虚实的辨证思想。在论述了每条经脉的循行病候之后,又列出盛者、虚者的诊断方法与"盛则泻之,虚则补之"等论治原则。在络脉部分更是直接指出"凡诊络脉,脉色青则寒且痛,赤则有热"的辨证原则。这里所体现的关于经脉与络脉的辨证思想是经络辨证的两个基石,为后世的发展构建了框架。《黄帝内经》中所记载的经络诊察方法问、审、切、循、按、扪等，至今仍广泛应用于临床。正如《灵枢·刺节真邪论》所云："凡用针者，必先察其经络之虚实，切而循之，按而弹之，视其应动者，乃后取之而下之。"《灵枢·终始》云："审、切、循、扪、按，视其寒温盛衰而调之，是谓因适而为之真也。"

2.《伤寒论》有关经络辨证思想阐述 《伤寒论》之六经辨证，即在成型的经络辨证的指导下，对六经分证进一步深化和发展。病证范围上，不仅突破了《素问·热论》六经分证之足六经"是动病"，增加了"所生病"的内容，而且增加了经脉循行部位和经脉的作用；在辨证体系上，以六经所联系的脏腑经络、气血为本，贯穿了阴、阳、表、里、寒、热、虚、实八纲理论，将外感疾病复杂多变的病因、病位、病性等融入六经辨证体系中，突出了辨证论治特点。

《伤寒论》中用针条文共有9条，其中8条用于三阳经，7条提到施灸治疗，6条用于三阴经，因而后世总结《伤寒论》为针灸治疗确立了"病在三阳宜针，病在三阴宜灸"的原则。《伤寒论·伤寒例》也记载了与经络辨证直接相关原文："尺寸俱浮者，太阳受病也，当一二日发，以其脉上连风府，故头项痛，腰脊强。"此外，在对六经病证的治疗与防变上，也体现了经络辨证思想。如《伤寒论》"刺期门"等条文，虽治法相同，所论病证虽然各不相同。又如《伤寒论》："太阳病，头疼至七日以上自愈者，以行其经尽故也；若欲作再经者，针足阳明，使经不传则愈。"

3.《金匮要略》有关经络辨证思想阐述 张仲景在《金匮要略》中提出了根据脏腑经络病机和四诊八纲进行病与证相结合的辨证方法，创立了系统诊治内伤杂病的辨证方法——脏腑经络辨证。《金匮要略》通过症状辨证和证型拟方的过程，把经络辨证与其他辨证方法很好地融合，据统计书中涉及经络百脉的原文约23处，也因此被称之为"脏腑经络辨证之鼻祖"。如百合狐惑病中，提到"蚀于下部则咽干"，是运用了经络循行所过，即肝经"绕阴器"的经络理论来说明其症状出现的原因。在疾病诊断方面，仲景从脏腑经络整体观出发，以之定疾病深浅轻重。即病在络在经者，病位浅表、病情轻；在腑在脏者，病位在里、病情重，如《中风历节病脉证并治》云："邪在于络，肌肤不仁；邪在于经，即重不胜；邪入于腑，即不识人；邪入于脏，舌即难言，口吐涎"。此外，《金匮要略》对络脉理论也有很好的应用和发展，例如从络脉的角度论治积聚，留下了桂枝茯苓丸、大黄䗪虫丸等经典方剂。

4.温病学有关经络辨证思想阐述 温病学派对经络辨证的发展以叶天士"久病入络说"尤为突出。叶天士继承《黄帝内经》《难经》关于络病的记载，提出"久病入络说"，发展了经络辨证。《临证指南医案》言病邪"乃由经脉继及络脉，大凡经主气，络主血，久病血瘀"，"初病气结在经，久则伤血入络"，表明叶天士已经认识到人体络脉亦存在于人体深处，病邪的深层传变还可由经入络。同时，他将《黄帝内经》所谓"阴络"明确为"脏络、腑络"，在《临证指南医案·便血》明言"阴络即脏腑隶下之络"。"阴络"即系于脏腑及其外廓者，叶天士"病久入络"之"络"即指此而言。由此可见，浮络（阳络）居于体表头面，位浅属表，脏络和腑络（阴络）在脏腑隶下，位深属里，经脉介于此两者之间，构成了浮络、经脉、脏络和腑络四个层次。并由此决定了邪气由表入里的一般顺序是浮络、经脉、脏腑之络、乃至脏腑，渐次深入。此外，他还将络病学说与脏腑辨证相结合，《临证指南医案》即记载了丰富的脏腑络病病案。有"肝络凝瘀""胆络血滞""伤及肝脾之络，致血败瘀留"之腹痛、"瘀血积于胃络"之胃脘痛，有

"吸入温邪,鼻通肺络,逆传心包络中"之温热病,有"阴风湿晦于脾络"之中风,尚有邪滞于肝肾至阴之络等。

5. 四大经典对经络辨证发展的贡献 综上所知,经络辨证虽源于先秦,但《黄帝内经》为经络辨证奠定了基础;《伤寒论》《金匮要略》对于经络辨证的运用则是上升到了一定的高度,融理、法、方、药于一体,为后世医家所推崇;至清代叶氏《临证指南医案》,经络辨证体系中络脉辨证部分发展逐渐完善,理论再一次突破,揭示了杂病传变的浅深层次,丰富了中医治法理论。

附录条文

1. 《素问·灵兰秘典论》:"心者,君主之官也,神明出焉;肺者,相傅之官,治节出焉;肝者,将军之官,谋虑出焉;胆者,中正之官,决断出焉;膻中者,臣使之官,喜乐出焉;脾胃者,仓廪之官,五味出焉;大肠者,传道之官,变化出焉;小肠者,受盛之官,化物出焉;肾者,作强之官,伎巧出焉;三焦者,决渎之官,水道出焉;膀胱者,州都之官,津液藏焉,气化则能出矣。凡此十二官者,不得相失也。故主明则下安,以此养生则寿,殁世不殆,以为天下则大昌。主不明则十二官危,使道闭塞而不通,形乃大伤,以此养生则殃,以为天下者,其宗大危,戒之戒之!"

2. 《素问·六节藏象论》:"心者,生之本,神之变也;其华在面,其充在血脉,为阳中之太阳,通于夏气。肺者,气之本,魄之处也;其华在毛,其充在皮,为阳中之太阴,通于秋气。肾者,主蛰,封藏之本,精之处也;其华在发,其充在骨,为阴中之少阴,通于冬气。肝者,罢极之本,魂之居也,其华在爪,其充在筋,以生血气,其味酸,其色苍,此为阳中之少阳,通于春气。脾、胃、大肠、小肠、三焦、膀胱者,仓廪之本,营之居也,名曰器,能化糟粕,转味而入出者也;其华在唇四白,其充在肌,其味甘,其色黄,此至阴之类,通于土气。凡十一藏,取决于胆也。"

3. 《素问·脏气法时论》:"肝病者,两胁下痛引少腹,令人善怒,虚则目䀮䀮无所见,耳无所闻,善恐,如人将捕之。取其经,厥阴与少阳。气逆则头痛,耳聋不聪,颊肿,取血者。心病者,胸中痛,胁支满,胁下痛,膺背肩甲间痛,两臂内痛;虚则胸腹大,胁下与腰相引而痛。"

4. 《素问·热论》:"伤寒一日,巨阳受之,故头项痛,腰脊强;二日阳明受之,阳明主肉,其脉侠鼻络于目,故身热,目疼而鼻干,不得卧也;三日少阳受之,少阳主胆,其脉循胁络于耳,故胸胁痛而耳聋。三阳经络皆受其病,而未入于脏者,故可汗而已。四日太阴受之,太阴脉布胃中,络于嗌,故腹满而嗌干;五日少阴受之,少阴脉贯肾络于肺,系舌本,故口燥舌干而渴;六日厥阴受之,厥阴脉循阴器而络于肝,故烦满而囊缩。三阴三阳,五脏六腑皆受病,营卫不行,五脏不通,则死矣。"

5. 《素问·经络论》:"阴络之色应其经,阳络之色变无常,随四时而行也。寒多则凝泣,凝泣则青黑,热多则淖泽,淖泽则黄赤。此皆常色,谓之无病。五色具见者,谓之寒热。"

6. 《灵枢·经脉》:"经脉者,所以能决死生,处百病,调虚实,不可不通。肺手太阴之脉,起于中焦,下络大肠,还循胃口,上膈属肺,从肺系横出腋下,下循臑内,行少阴心主之前,下肘中,循臂内上骨下廉,入寸口,上鱼,循鱼际,出大指之端;其支者,从腕后直出,次指内廉,出其端。是动则病肺胀满,膨膨而喘咳,缺盆中痛,甚则交两手而瞀,此为臂厥。是主肺所生病者,咳,上气喘喝,烦心胸满,臑臂内前廉痛厥,掌中热。气盛有余,则肩背痛,风寒,汗出中风,小便数而欠。气虚则肩背痛寒,少气不足以息,溺色变。为此诸病,盛则泻之,虚则补之,热则疾之,寒则留之,陷下则灸之,不盛不虚,以经取之。盛者寸口大三倍于人迎,虚者则寸口反小于人迎也。"

7. 《灵枢·经脉》:"大肠手阳明之脉,起于大指次指之端,循指上廉,出合谷两骨之间,上入两筋之中,循臂上廉,入肘外廉,上臑外前廉,上肩,出髃骨之前廉,上出于柱骨之会上,下入缺盆络肺,下膈属大肠。其支者,从缺盆上颈贯颊,入下齿中,还出挟口,交人中,左之右,右之左,上挟鼻孔。是动则病齿痛颈肿。是主津液所生病者，目黄，口干，鼽衄，喉痹，肩前臑痛，大指次指痛不用。气有余则当脉所过者热肿，虚则寒栗不复。为此诸病，盛则泻之，虚则补之，热则疾之，寒则留之，陷下则灸之，不盛不虚，以经取之。盛者人迎大三倍于寸口，虚者人迎反小于寸口也。"

8. 《灵枢·经脉》："诸络脉皆不能经大节之间，必行绝道而出，入复合于皮中，其会皆见于外。故诸刺络脉者，必刺其结上，甚血者虽无结，急取之以泻其邪而出其血，留之发为痹也。凡诊络脉，脉色青则寒且痛，赤则有热。胃中寒，手鱼之络多青矣；胃中有热，鱼际络赤。其暴黑者，留久痹也；其有赤有黑有青者，寒热气也；其青短者，少气也。凡刺寒热者，皆多血络，必间日而一取之，血尽而止，乃调其虚实，其小而短者少气，甚者泻之则闷，闷甚则仆，不得言，闷则急坐之也。"

9. 《灵枢·经水》："其可为度量者，取其中度也，不甚脱肉，而血气不衰也。若夫度之人，消瘦而形肉脱者，恶可以度量刺乎？审、切、循、扪、按，视其寒温盛衰而调之，是谓因适而为之真也。"

10. 《灵枢·师传》："夫中热消瘅则便寒，寒中之属则便热。胃中热则消谷，令人悬心善饥，脐以上皮热；肠中热则出黄如糜。脐以下皮寒，胃中寒则腹胀。肠中寒则肠鸣飧泄，胃中寒、肠中热则胀而且泄，胃中热、肠中寒则疾饥，小腹痛胀。"

11. 《伤寒论·辨太阳病脉证并治》："太阳病，头痛至七日以上自愈者，以行其经尽故也。若欲作再经者，针足阳明，使经不传则愈。"

12. 《伤寒论·辨太阳病脉证并治》："太阳病，桂枝证，医反下之，利遂不止。脉促者，表未解也；喘而汗出者，葛根黄芩黄连汤主之。"

13. 伤寒论·辨太阳病脉证并治》："伤寒发热，啬啬恶寒，大渴欲饮水，其腹必满，自汗出，小便利，其病欲解，此肝乘肺也，名曰横，刺期门。"

14. 《伤寒论·辨太阳病脉证并治》："太阳与少阳并病，头项强痛，或眩冒，时如结胸，心下痞硬者，当刺大椎第一间、肺俞、肝俞，慎不可发汗；发汗则谵语，脉弦，五日谵语不止，当刺期门。"

15. 《伤寒论·辨太阳病脉证并治》："妇人中风，发热恶寒，经水适来，得之七八日，热除而脉迟身凉，胸胁下满如结胸状，谵语者，此为热入血室也，当刺期门，随其实而取之。"

16. 《伤寒论·辨太阳病脉证并治》："伤寒发汗，若吐，若下，解后，心下痞硬，噫气不除者，旋覆代赭汤主之。"

17. 《伤寒论·辨阳明病脉证并治》："阳明病，下血谵语者，此为热入血室，但头汗出者，刺期门，随其实而泻之，濈然汗出则愈。"

18. 《伤寒论·辨太阴病证并治》："自利不渴者，属太阴，以其藏有寒故也。当温之，宜服四逆辈。"

19. 《伤寒论·辨太阴病证并治》："伤寒脉浮而缓，手足自温者，系在太阴。太阴当发身黄，若小便自利者，不能发黄。至七八日，虽暴烦下利日十余行，必自止，以脾家实，腐秽当去故也。"

20. 《伤寒论·辨少阴病脉证并治》："少阴病，得之二三日以上，心中烦，不得卧，黄连阿胶汤主之。"

21. 《伤寒论·辨少阴病脉证并治》："少阴病，饮食入口则吐，心中温温欲吐，复不能吐，始得之，手足寒，脉弦迟者，此胸中实，不可下也，当吐之；若膈上有寒饮，干呕者，不可吐也。当温之，宜四逆汤。"

22. 《伤寒论·辨少阴病脉证并治》："热利，下重者，白头翁汤主之。"

23. 《伤寒论·辨少阴病脉证并治》："下利，欲饮水者，以有热故也，白头翁汤主之。"

24. 《伤寒论·辨少阴病脉证并治》："干呕，吐涎沫，头痛者，吴茱萸汤主之。"

25. 《伤寒论·辨霍乱病脉证并治》："恶寒脉微而复利，利止亡血也，四逆加人参汤主之。"

26. 《金匮要略·脏腑经络先后病脉证》："问曰：上工治未病，何也？师曰：夫治未病者，见肝之病，知肝传脾，当先实脾。四季脾王不受邪，即勿补之。中工不晓相传，见肝之病，不解实脾，惟治肝也。"

27. 《金匮要略·脏腑经络先后病脉证》："夫人禀五常，因风气而生长，风气虽能生万物，亦能害万物，如水能浮舟，亦能覆舟。若五脏元真通畅，人即安和。客气邪风，中人多死。千般疢难，不越三条；一者，经络受邪，入脏腑，为内所因也；二者，四肢九窍，血脉相传，壅塞不通，为外皮肤所中也；三者，房室、金刃、虫兽所伤。以此详之，病由都尽。"

28. 《金匮要略·百合狐惑阴阳毒病证治》："狐惑之为病，状如伤寒，默默欲眠，目不得闭，卧起不安，蚀于喉为惑，蚀于阴为狐，不欲饮食，恶闻食臭，其面目乍赤、乍黑、乍白。蚀于上部则声喝，甘草泻心汤主之。蚀于下部则咽干，苦参汤洗之。"

29. 《金匮要略·血痹虚劳病脉证并治》："五劳虚极羸瘦，腹满不能饮食，食伤、忧伤、饮伤、房室伤、饥伤、劳伤、经络营卫气伤，内有干血，肌肤甲错，两目黯黑。缓中补虚，大黄䗪虫丸主之。"

30. 《金匮要略·水气病脉证并治》："问曰：病下利后，渴饮水，小便不利，腹满因肿者，何也？答曰：此法当病水，若小便自利及汗出者，自当愈。心水者，其身重而少气，不得卧，烦而躁，其人阴肿。肝水者，其腹大，不能自转侧，胁下腹痛，时时津液微生，小便续通。肺水者，其身肿，小便难，时时鸭溏。脾水者，其腹大，四肢苦重，津液不生，但苦少气，小便难。肾水者，其腹大，脐肿腰痛，不得溺，阴下湿如牛鼻上汗，其足逆冷，面反瘦。"

31. 《金匮要略·妇人妊娠病脉证并治》："妇人宿有癥病，经断未及三月，而得漏下不止，胎动在脐上者，为癥痼害。妊娠六月动者，前三月经水利时，胎下血者，后断三月衃也。所以血不止者，其癥不去故也。当下其癥，桂枝茯苓丸主之。"

32. 《温疫论·原病》："凡人口鼻之气，通乎天气，本气充满，邪不易入，本气适逢亏欠，呼吸之间，外邪因而乘之。"

33. 《温热论·温病大纲》："温邪上受，首先犯肺，逆传心包。肺主气属卫，心主血属营，辨营卫气血虽与伤寒同，若论治法则与伤寒大异也。"

34. 《湿热病篇》："湿热之邪，从表伤者，十之一二，由口鼻入者，十之八九。邪由上受，直趋中道，故病多归膜原。"

35. 《临证指南医案·胁痛》："痛在胁肋，游走不一，渐至痰多，手足少力，初病两年，寝食如常，今年入夏病甚，此非脏腑之病，乃由经脉，继及络脉，大凡经主气，络主血，久病血瘀，瘀从便下，诸家不分经络，但忽寒忽热，宜乎无效，试服新绛一方小效，乃络方耳，议通少阳阳明之络，通则不痛矣。"

36. 《临证指南医案·便血》："便血一症，古有肠风、脏毒、脉痔之分，其见不外乎风淫肠胃，湿热伤脾二义，不若内经谓阴络受伤，及结阴之旨为精切，仲景之先便后血，先血后便之文，尤简括也，阴络即脏腑隶下之络，结阴是阴不随阳之征，以先后分别其血之远近，就远近可决其脏腑之性情，庶不致气失统摄，血无所归，如漏卮不已耳，肺病致燥涩，宜润宜降，如桑麻丸，及天冬地黄银花柿饼之类是也，心病则火燃血沸，宜清宜化，如竹叶地黄汤及补心丹之类是也，脾病必湿滑，宜燥宜升，如茅术理中汤，及东垣益气汤之类是也，肝病有风阳痛迫，宜柔宜泄，如驻车丸，及甘酸和缓之剂是也，肾病见形消腰折，宜补宜填，如虎潜丸及理阴煎之类是也，至胆经为枢机，逆则木火煽营，有桑叶山栀柏子丹皮之清养，大肠为燥腑，每多湿热风淫，如辛凉苦燥之治，胃为水谷之海，多气多血之乡，脏病腑病，无不兼之，宜补宜和，应寒应热，难以拘执而言，若努力损伤者，通补为主，膏粱蕴积者，清疏为宜，痔疮则滋燥兼投，中毒须知寒热，余如黑地黄丸，以治脾湿肾燥，天真丸，以大补真气真精，平胃地榆之升降脾胃，归脾之守补心脾，斑龙以温煦奇督，建中之复生阳，积术之疏补中土，禹粮赤脂以堵截阳明，用五仁汤复从前之肠液养营法善病后之元虚，此皆先生祖古方而运以匠心，为后学之津梁也。"

第四节　卫气营血辨证

卫气营血辨证理论是清代温病学家叶天士创立的。叶氏依据温病病机演变的规律性及病程发展的阶段性特点，结合《黄帝内经》及历代医家有关营卫气血的论述和自己的实践体会，将营卫气血理论引申发挥，形成了卫气营血辨证理论。以阐明温病病变的浅深层次，病变过程的先后阶段，确定证候类型及指导温病的治疗。

一、卫气营血证候与病机

1. 卫分证　卫分证是指温邪初犯人体肌表，导致卫气功能失调而引起的一种证候类型。其主要证候为：发热，微恶风寒，头痛，无汗或少汗，咳嗽，口渴，苔薄白，舌边尖红，脉浮数等。其中以发热与恶寒并见，口微渴为卫分证的辨证要点。

卫气是人体阳气的一部分，由肺通过宣发作用输布于人的体表，具有温养肌肤，调节皮毛汗孔和抵御外袭等作用。温病初起，温邪从上而受，多先犯肺卫。肺与皮毛互为表里，故病变部位以表为主，卫分首当其冲。卫气与邪相抗争，卫气郁而不宣则发热；卫阳为邪所遏，肌肤失却温养，故见恶寒；因系感受温邪，故多表现为热重寒轻。卫气被郁，不能正常调节皮毛开合，则无汗或少汗。头为诸阳之会，温邪袭表，阳热上扰清窍，加之卫气郁阻，经气不利故见头痛。卫气郁阻，肺气失宣则咳嗽。温邪为阳邪，易伤阴津，可见口渴，但病变初起伤津不重故仅表现为口微渴。苔薄白，舌边尖红，脉象浮而数则是温邪在表之征象。总之，卫分证的病机特点是温邪袭表，肺卫失宣。

邪在卫分其病位最浅，病情最轻，持续时间也较短，其转归有三：一是经过及时、正确的治疗，邪由此而解；二是因感邪过重，或失治误治，使病邪传入气分，病势进一步发展；三是可因心气阴素虚，或感邪过重，或失治误治，使病邪由肺卫逆传心包，形成危重病势。

2. 气分证　气分证是指病邪入里，影响人体气的生理功能所产生的一类病变。凡病邪由表入里而未入营动血的一切病证，皆属气分范围。由于病变的所在部位有在胃、脾、肠、胆、胸膈等不同，深入气分的病邪也有温热、湿热的区分，所以其证候表现也各有区别。其中以热盛阳明最具代表性，其临床特点是：身体壮热，不恶寒，但恶热，汗多，渴欲冷饮，舌苔黄燥，脉洪大等。热在气分一般以发热不恶寒，口渴，苔黄为辨证要点。

气是人体脏腑功能活动的物质基础，又是人身整体的防御功能，《黄帝内经》形容它如雾露一样地灌溉全身，有"熏肤、充身、泽毛"的作用。邪在卫分不解，向里传变而进入气分，可直接影响气的正常功能。如邪入阳明气分，由于正邪剧烈抗争，必然引起发热加重，且邪在里而不在表，故此时多表现为不恶寒而但恶热。里热蒸腾而津液受伤，每引起汗出量多，大渴引饮，且多渴喜凉饮。气分热盛则苔必由白转黄，脉必洪大有力。就热盛阳明而论，其病机特点主要是：正邪剧争，热炽津伤。

气分病变较卫分更深入了一层，病情较重，其转归有三：一是在正气未衰，抗邪有力的情况下，或经过及时而妥当的治疗，正胜邪退而病愈；二是在邪正剧争过程中，邪盛正却，或失治误治，使温邪进一步深陷营血；三是气分邪热过盛，使津气耗伤过甚，或患者素体元气不足，易致津气欲脱的危重证候出现。

3.营分证　营分证是指热邪深入，劫灼营阴，扰乱心神而产生的一个证候类型。其主要证候是：身热夜甚，口干但不甚渴饮，心烦不寐，时有谵语，斑点隐隐，舌质红绛，脉象细数等。其中以身热夜甚，心烦谵语，舌质红绛为邪入营分的辨证要点。

水谷之精气，其清者为营，流注脉中，化以为血，有运送营养物质，和调五脏，洒陈六腑，灌输全身，平衡阴阳，增强人体抵抗力等功能。热邪在气分不得清泄，则津灼正亏，致深入营分；或因营阴素虚，邪由肺卫而内陷入营；或体内热邪郁伏，暗耗营阴而病发于营。热陷营分致直接灼伤阴液，则身热夜甚而脉细数；营热蒸腾则口干不甚渴饮而舌质红绛；营为血之清者，与脉相贯，营热及血，热窜血络则斑点隐隐；营气通于心，心主神明，热扰心神则神识异常，轻者心烦不寐，重者谵语、神昏。因此，营分证的病机特点是：营分热盛，热损营阴，心神被扰。

营分病变较气分证为深，较血分证为浅。由于它有外转出气分或内入血分之机，故治之得法，则可外出气分而邪退病减；反之则深入血分而病转危重。大致有这样几种情况：一是在营分的邪热得以转出气分，即原有的营分证症状如身热夜甚，斑点隐隐，舌红绛等消失，仅留下某些气分证症状，这是病情好转的现象。二是在营分的邪热进一步深逼血分，出现了动血症状，如斑疹大量透发，腔道出血等，这是病情加重的表现。这两种不同的转归，主要取决于营热阴伤的程度及治疗是否得当。三是营热亢盛而严重影响到脏腑功能，特别是可内陷手足厥阴，出现神昏、痉厥等症状。这些病变有可能引起正气外脱的危重后果。

4.血分证　血分证是指热邪深入，引起耗血动血之变而产生的一种证候类型。其临床特点是：身灼热，躁扰不安，或神昏谵狂，吐血、衄血、便血、溺血，斑疹密布，舌质深绛等。其中以舌质深绛，斑疹及出血见症为血分证的辨证要点。

血为营气和津液化成，是人体主要的阴液之一，它运行脉中，周流全身，有输气布津，营养五脏六腑、肢体百骸的功能。营分热邪未能及时透转出气分而久留不解，必进而深陷血分；或卫、气分之邪未解，亦可能径入血分。热邪入血，对所病脏腑、经络造成严重的损害。它除了较原有营分病变加重外，邪热入血，血热炽盛，灼伤血络，迫血妄行，溢于脉外，故见多部位、多窍道的急性出血和斑疹密布。同时，由于血热炽盛，血为热搏而被耗，血受热煎熬而成瘀，阻滞脉络，症见斑疹色紫、舌深绛等。又心主血藏神，热邪入血，扰乱心神则身热，躁扰不安，甚则神昏谵语。因此，血分证的病机特点是：热甚迫血，热瘀交结。

血分证是温病过程中最为深重的阶段，邪入血分为病变的最深层，多见于温病的极期、后期，病多危重。转归有二：一是邪势不减而正气先溃，病情急剧恶化，导致生命危险；二是经过积极恰当的救治，正气恢复，邪势被遏而衰减，则病情趋缓。

二、卫气营血证候相互关系和传变

卫气营血这种浅深轻重的四个层次的变化，一般可作为疾病发展过程的传变顺序。因为温邪多从卫分开始，而后向里传变，即由卫到气，进而内陷营血，这种发展变化，为温病传变的一般规律。但由于感邪性质有差异，患者体质有强弱，治疗能否及时恰当，所以上述传变规律，也不是固定不变的。在临床上有不传和特殊传变两种情况，所谓不传，是指邪犯卫分，经治疗后邪从外解而病愈；所谓特殊传变是指病发于里，即开始就见气分或营血分病变，而后转出气分，逐渐趋向好转。这种初起即见里证的温病，往往反复性大，病情较重。此外，有卫气同病者，也有气分未罢而内陷营血者，更有外透而复内陷者。这是温病病程发展特殊传变中的又一些不同形式。

要掌握温病的发展变化规律，关键是要抓住卫气营血各个阶段的证候特点。认清这些证候特点，不仅有助于掌握其病变部位的浅深，病情发展及病机传变的变化，而且能够据此确定治疗方法。叶天士所说的：在卫汗之，到气清气，入营透热转气，入血凉血散血，就是针对卫气营血病变所确立的治则。

附录条文

1. 《素问·痹论》："荣者，水谷之精气也，和调于五脏，洒陈于六腑，乃能入于脉也。故循脉上下贯五脏，络六腑也。卫者，水谷之悍气也，其气慓疾滑利，不能入于脉也。故循皮肤之中，分肉之间，熏于肓膜，散于胸腹，逆其气则病，从其气则愈，不与风寒湿气合，故不为痹。"

2. 《灵枢·营卫生会》："人受气于谷，谷入于胃，以传与肺，五脏六腑，皆以受气，其清者为营，浊者为卫，营在脉中，卫在脉外，营周不休，五十度而复大会。阴阳相贯，如环无端。"

3. 《灵枢·决气》："上焦开发，宣五谷味，熏肤，充身，泽毛，若雾露之溉，是谓气。……中焦受气取汁，变化而赤，是谓血。"

4. 《灵枢·本脏》："卫气者，所以温分肉，充皮肤，肥腠理，司开阖者也。"

5. 《伤寒论·辨太阳病脉证并治》："脉浮紧者，法当身疼痛，宜以汗解之；假令尺中迟者，不可发汗。何以知然，以荣气不足，血少故也。"

6. 《伤寒论·辨太阳病脉证并治》："病常自汗出者，此为荣气和。荣气和者，外不谐，以卫气不共荣气谐和故尔。以荣行脉中，卫行脉外。复发其汗，荣卫和则愈。宜桂枝汤。"

7. 《伤寒论·辨太阳病脉证并治》："病人脏无他病，时发热、自汗出，而不愈者，此卫气不和也。先其时发汗则愈，宜桂枝汤。"

8. 《伤寒论·辨太阳病脉证并治》："太阳病发热汗出者，此为荣弱卫强，故使汗出。欲救邪风者，宜桂枝汤。"

9. 《金匮要略·水气病脉证并治》："寸口脉沉而迟，沉则为水，迟则为寒，寒水相搏。趺阳脉伏，水谷不化，脾气衰则鹜溏，胃气衰则身肿。少阳脉卑，少阴脉细，男子则小便不利，妇人则经水不通，经为血，血不利则为水，名曰血分。"

10. 《金匮要略·水气病脉证并治》："寸口脉迟而涩，迟则为寒，涩为血不足。趺阳脉微而迟，微则为气，迟则为寒。寒气不足，则手足逆冷；手足逆冷，则营卫不利；营卫不利，则腹满肠鸣相逐；气转膀胱，营卫俱劳；阳气不通即身冷，阴气不通即骨疼；阳前通则恶寒，阴前通则痹不仁；阴阳相得，其气乃行，大气一转，其气乃散；实则失气，虚则遗尿，名曰气分。"

11. 《温疫论·损复》："邪之伤人也，始而伤气，继而伤血、继而伤肉、继而伤筋、继而伤骨。邪毒既退，始而复气，继而复血、继而复肉、继而复筋、继而复骨。以柔脆者易损，亦易复也。"

12. 《温疫论·发斑战汗合论》："凡疫邪留于气分，解以战汗；留于血分，解以发斑。气属阳而轻清，血属阴而重浊。是以邪在气分则易疏透，邪在血分恒多胶滞，故阳主速而阴主迟，所以从战汗者，可使顿解；从发斑者，当图渐愈。"

13. 《温热论·卫气营血看法》："大凡看法，卫之后方言气，营之后方言血。在卫汗之可也，到气才宜清气，入营犹可透热转气，如犀角、玄参、羚羊等物，入血就恐耗血动血，直须凉血散血，如生地、丹皮、阿胶、赤芍等物。"

第五节 三 焦 辨 证

三焦辨证为清代温病学家吴鞠通所倡导。吴氏依据《黄帝内经》对三焦部位的论述,并总结前人和他自己对温病实践的体会,用三焦以阐述温邪在病变过程中由上及下、由浅及深所引起各种病证的发展变化规律,并用以说明病邪所犯脏腑的病理变化及其证候特点,作为指导温病临床辨证论治的依据。

三焦辨证与脏腑辨证在辨别脏腑病机变化、确定病变部位、病变性质和证候类型等方面具有相似之处,但三焦辨证还能用于说明温病的发生、发展及传变规律,预测疾病的发展趋向,判断温病的预后。

一、三焦证候与病机

1. 上焦证 上焦证主要包括手太阴肺与手厥阴心包的病变,邪在肺经,多为疾病的初起阶段。常见的证候类型有:

(1)邪犯肺卫证:叶天士提出:"温邪上受,首先犯肺",指出许多温病初起,病邪先犯于肺。肺合皮毛而统卫,所以温邪犯肺之初主要表现为卫受邪郁及肺气失宣。

(2)肺热壅盛证:如犯于肺卫的温邪进一步由表入里,肺热亢盛,可造成邪热壅肺,肺气闭阻。

(3)湿热阻肺证:湿热性质的病邪,如湿热病邪、暑湿病邪等,亦可犯于肺,使卫受邪郁,肺气失宣,即吴鞠通所说的"肺病湿则气不得化"。主要症状有恶寒发热,身热不扬,胸闷,咳嗽,咽痛,苔白腻,脉濡缓等。其中以恶寒,身热不扬,胸闷,咳嗽,苔白腻为辨证要点。

(4)热闭心包证:心主神明,而心包代心行令,所以在温病过程中出现神志异常多责之于心包。症见身灼热,神昏谵语,甚或昏愦不语,肢厥,舌謇,舌绛等。其中以神昏,肢厥,舌绛为辨证要点。

(5)湿蒙心包证:湿蒙心包指气分湿热酿蒸痰浊,蒙蔽心包络的病机变化。症见身热,神识昏蒙,似清似昧或时清时昧,间有谵语,舌苔垢腻,舌色不绛,脉濡滑数。其中以神志时清时昧,舌苔垢腻为辨证要点。

2. 中焦证 中焦所包括的脏腑主要是胃、脾、肠等,温邪传入中焦一般属温病的中期或极期。中焦证常见的病证主要有:

(1)阳明热炽证:热入阳明,里热蒸迫而盛于内外的证候,又称胃热亢盛证。症见壮热,大汗出,心烦,面赤,口渴引饮,脉洪大而数等。其中以壮热,汗多,渴饮,苔黄燥,脉洪大为辨证要点。

(2)阳明热结证:肠中邪热与糟粕相结,耗伤阴津,肠道传导失司的证候,又称热结肠腑证或阳明腑实证。症见日晡潮热,或有谵语,大便秘结或热结旁流,腹部硬满疼痛,舌苔黄黑而燥,脉沉实有力等。其中以潮热,便秘,苔黄黑而燥,脉沉实有力为辨证要点。

(3)湿热中阻证:湿热性质的病邪,如湿热病邪、暑湿病邪等困阻于中焦脾胃的证候。湿热中阻证因湿热之偏盛不同而有不同的表现:湿重热轻者,脾气受困,气机郁阻,症见身热不扬,胸脘痞满,泛恶欲呕,舌苔白腻,或白厚,或白苔满布,或白多黄少等。其中以身热，脘痞，呕恶，苔腻为辨证要点。

（4）湿热积滞搏结肠腑证：肠腑湿热与糟粕积滞相搏，肠道传导失职的证候，症见身热，烦躁，胸脘痞满，腹痛，大便溏垢如败酱，便下不爽，舌赤，苔黄腻或黄浊，脉滑数等。其中以身热，腹痛，大便溏垢，苔黄腻或黄浊为辨证要点。

（5）湿阻大肠证：湿热类温病病程中，湿浊闭阻于肠道，湿浊之气不得下泄而蒙上的证候。症见大便不通，神识如蒙，少腹硬满，苔垢腻，脉濡等。其中以大便不通，少腹满，苔垢腻为辨证要点。

3．下焦证　下焦包括肝、肾，温邪深入下焦，导致肝、肾的病变，属温病的后期阶段。下焦证常见的病证有：

（1）肾精耗损证：邪热深入下焦，耗伤肾精，形体及脏腑失于滋养的证候，又称真阴耗伤证。症见低热，神惫萎顿，消瘦无力，口燥咽干，耳聋，手足心热甚于手足背，舌绛不鲜干枯而痿，脉虚。肾精耗损证以手足心热甚于手足背，口干咽燥，舌绛不鲜，干枯而痿，脉虚为辨证要点。

（2）虚风内动证：肾精虚损，肝木失养，风从内生的病机变化，即所谓"水不涵木"，又称为阴虚风动证。症见神倦肢厥，耳聋，五心烦热，心中憺憺大动，手指蠕动，甚或瘈疭，脉虚弱等。虚风内动证以手指蠕动或瘈疭，舌干绛而痿，脉虚为辨证要点。

二、三焦证候相互关系和传变

三焦所属脏腑的病机变化和证候表现，也标志着温病发展过程的不同阶段。上焦手太阴肺的病变多为温病的初期阶段；中焦足阳明胃的病变，多为极期阶段；下焦是足少阴肾、足厥阴肝的病变，多为末期阶段。所以吴鞠通说温病的传变"始上焦，终下焦"。但这是仅就一般病发于表的温病而言。由于病邪的性质不一，其发病初起，并非皆始于手太阴肺经。如湿温初起，其病变重心在足太阴脾，兼邪郁肌表；暑温发病之初即可见中焦阳明病证。另如暑风、暑厥，病一开始即呈足厥阴肝、手厥阴心包见证。正如王孟英所说："夫温热究三焦者，非谓病必上焦始，而渐及于中下也。伏气自内而发，则病起于下者有之，胃为藏垢纳污之所，湿温疫毒，病起于中者有之，暑邪挟湿者，亦犯中焦。又暑属火，而心为火脏，同气相求，邪极易犯，虽始上焦，亦不能必其在手太阴一经也。"所以关于三焦的病程阶段，应根据每一具体疾病而分别对待。

三焦所属脏腑的证候传变，一般多由上焦手太阴肺开始，可向中焦阳明传变，致胃热亢盛或热结肠腑，亦可传入心包；中焦病不愈，则多传入下焦肝肾。正如吴氏所说："温病由口鼻而入，鼻气通于肺，口气通于胃。肺病逆传，则为心包；上焦病不治，则传中焦，胃与脾也；中焦病不治，即传下焦，肝与肾也，始上焦，终下焦。"这是一般的传变情况，但并不是固定不变的，在传变过程中，有上焦证未罢而又见中焦证者，亦有中焦证未除而又出现下焦证者。

附录条文

1．《素问·灵兰秘典论》："三焦者，决渎之官，水道出焉。"

2．《素问·五脏别论》："夫胃、大肠、小肠、三焦、膀胱，此五者天气之所生也，其气象天，故泻而不藏。此受五脏浊气，名曰传化之府，此不能久留输泻者也。"

3．《灵枢·本输》："三焦者，中渎之腑也，水道出焉，属膀胱，是孤之腑也，是六腑之所与合者。"

4. 《灵枢•营卫生会》："上焦出于胃上口，并咽以上，贯膈而布胸中，走腋，循太阴之分而行，还至阳明，上至舌，下足阳明，常与营俱行于阳二十五度，行于阴亦二十五度，一周也，故五十度而复大会于手太阴矣。"

5. 《灵枢•营卫生会》："中焦亦并胃中，出上焦之后，此所受气者，泌糟粕，蒸津液，化其精微，上注于肺脉，乃化而为血，以奉生身，莫贵于此，故独得行于经隧，命曰营气。"

6. 《灵枢•营卫生会》："下焦者，别回肠，注于膀胱而渗入焉。故水谷者，常并居于胃中，成糟粕，而俱下于大肠，而成下焦，渗而俱下，济泌别汁，循下焦而渗入膀胱焉。"

7. 《灵枢•营卫生会》："上焦如雾，中焦如沤，下焦如渎。"

8. 《伤寒论•辨阳明病脉证并治》："阳明病，胁下硬满，不大便而呕，舌上白苔者，可与小柴胡汤。上焦得通，津液得下，胃气因和，身然汗出而解。"

9. 《金匮要略•五脏风寒积聚病脉证并治》："上焦受中焦气未和，不能消谷，故能噫耳；下焦竭，即遗溺失便，其气不和，不能自禁制，不须治，久则愈。"

10. 《金匮要略•五脏风寒积聚病脉证并治》："热在上焦者，因咳为肺痿；热在中焦者，则为坚；热在下焦者，则尿血，亦令淋秘不通。"

11. 《温疫论•上卷》："既而肠胃燥结，下既不通，中气郁滞，上焦之气不能下降，因而充积，即膜原或有未尽之邪，亦无前进之路，于是表里上中下三焦皆阻，故为痞满燥实之证。"

12. 《温热论•温病大纲》："温邪上受，首先犯肺，逆传心包。"

13. 《温病条辨•中焦篇》："温病由口鼻而入，鼻气通于肺，口气通于胃，肺病逆传则为心包，上焦病不治，则传中焦，胃与脾也；中焦病不治，则传下焦，肝与肾也。始上焦，终下焦。"

14. 《温病条辨•治病法论》："治上焦如羽，非轻不举；治中焦如衡，非平不安；治下焦如权，非重不沉。"

学习小结

● 本章节主要阐述了中医临床经典中的主要辨证理论。包括六经辨证、八纲辨证、脏腑经络辨证、卫气营血辨证、三焦辨证等，其中八纲辨证经典中虽未专论于此，但融入其中，且具有重要的临床价值，故列入其中，其他辨证体系在经典中都详尽的论述，对临床指导意义重大。

● 《伤寒论》六经辨证的基本内容，包括六经病的提纲、每经证候的基本证候表现、基本病机和治疗方法。六经辨证体系是一个包容性非常大的框架，综合了中医的邪正、阴阳、气血、脏腑、经络、气化等理论，充分体现了疾病发展的阶段和层次，提供了临床证治的一般规律和基本方法。六经辨证不仅用于外感，也可拓展用于内伤病的辨证论治。

● 八纲辨证是中医最基本的辨证方法，是分析疾病共性的辨证方法，是各种辨证的总纲，对于中医诊治疾病有执简驭繁，提纲挈领的作用。经典中对八纲辨证应用内容的阐述，将有助于掌握这一辨证方法的临床应用规律。

● 脏腑辨证和经络辨证的源流及其在四大经典的继承与发展，通过厘清脏腑辨证与经络辨证阶段性发展特点，回顾原文，有助于学生在"用经典"的过程中将四大经典思想融会贯通，从而丰富临床的辨证思维，有机结合多种辨证方法应用于临床实践。

● 卫气营血辨证和三焦辨证也为外感热病的辨证提供了很好的方法，补充了六经证治中的不足部分。

● 本章所举辨证方法是中医临床经典的核心内容，也是临证治疗的根本。临床上辨证论治是整体的,所以各种方法尽管强调的内容有所不同,但在本质上是一致的,不应该是相互隔离、各自独立的。临床上对各种辨证论治的方法必须求同存异,从大的方面加以理解和把握。同时,在具体诊疗中又要注意求异存同,使辨证论治能够更加深入细致。

(储全根　喻　嵘　冯全生)

复习思考题

1．六经辨证之"经"是否等同于经络?

2．为什么六经辨证在临床上具有普遍的指导意义?

3．八纲辨证的学术发展如何?

4．脏腑、经络辨证对临床疾病辨治有何意义?

5．温病卫气营血和三焦辨证理论与《黄帝内经》中所论述的卫气营血和三焦在概念上有何联系和区别?

6．卫气营血辨证和三焦辨证重点强调了什么?

第四章

治 则 治 法

学习目的

通过学习治则、治法概念及经典中蕴含的相关具体内容,认识治则、治法理论的发展脉络,熟悉治则、治法之间的密切关联;对经典中存在的复法基本概念有较清晰的理解,掌握其临床应用具体规则。

学习要点

治则治法概念;扶正祛邪、标本先后、正治反治、轻重缓急、因势利导,上病下取治则;中医临证治疗的八法应用;八法历史沿革;八法延伸的复法应用。

就辨证论治整个过程而言,如果将病因、病机及辨证方法设定为这一过程的开端,治则治法则应作为联系中医临床诊断与证治方药的中间环节,对疗效的取得至关重要。治则是治疗疾病的原则,是确立和运用治法的依据;治法是在治则指导下确定的较为具体的治疗措施。治则是纲领、方针,是行动指南;治法是执行的方法、手段。治则是战略,治法是战术,二者是从属关系。本章将围绕治则、治法两个方面进行展开,通过对经典治则治法相关内容的阐述,冀能尽经典中应用之妙,以垂范后世,为中医的临床治疗奠定坚实基础。

第一节 治 则

治则是治疗疾病总的原则,即《素问•移精变气论》所说的"治之大则",是治疗所有疾病的共同遵守的准则。治则是在整体观念指导下,以四诊收集的材料为依据,针对病情不同所制定的不同治疗原则。治则一般包括扶正祛邪、标本先后、正治反治、轻重缓急、因势利导等方面。

一、扶正祛邪

扶正即扶助正气,祛邪即祛除病邪。外感病主要是六淫或疫疠之邪侵犯人体所导致的疾病,所以祛邪是最基本的要求。由于人体发病,或先有正虚,或因邪气入侵后伤害正气,所以也要考虑扶正。因此,总体来说,扶正祛邪为基本的治疗原则。就伤寒而言,三阳病属表,属热,属实,正盛邪实为基本矛盾,以祛邪为主;三阴病属里,

笔记

63

属虚,属寒,正虚邪恋为基本矛盾,故以扶正为主。但就具体病证而言,邪实和正虚往往不是绝对的或单纯的,常常有虚实夹杂,所以需要祛邪和扶正同用。如太阳病也有"发汗后,身疼痛,脉沉迟者,桂枝加芍药生姜各一两人参三两新加汤主之";治疗少阳病本证的小柴胡汤也含有人参、甘草、大枣,目的为益气和中,扶正祛邪;治疗少阴兼表的麻黄附子细辛汤和麻黄附子甘草汤在用附子、甘草温阳扶正的同时,又用麻黄、细辛解表。

温病的主因是温邪,因此祛除温邪是治疗温病的关键。吴又可说"大凡客邪贵乎早逐",说明治疗温病"祛邪为第一要务",尽早祛邪,可以尽快减少温邪对肌体的损害和并发症的发生,阻止病变的进一步发展。叶天士根据温病卫气营血的演变,提出了不同阶段的治疗原则:"在卫汗之可也,到气才可清气,入营尤可透热转气……入血就恐耗血动血,直须凉血散血。"吴鞠通根据三焦所属脏腑病理变化的证候特点,确立了治疗上焦、中焦、下焦病变的治疗原则:"治上焦如羽,非轻不举;治中焦如衡,非平不安;治下焦如权,非重不沉。"意指温病初起,邪在肺卫,宜用质轻辛凉之品,轻宣上焦邪热;温邪传入中焦,治疗既不可轻清越上,又不可重坠趋下,宜平衡气机升降为准;温邪传入下焦,耗伤真阴,以质重咸寒之品填补肝肾之阴为大法。以上是温病治疗的大原则之下一层次的治疗原则,主要以祛邪为主。总之,在温病的初期和极期,邪势较盛,正气亦不虚,当祛邪为主,兼顾扶正,使邪去而正安,若虚实夹杂则应扶正祛邪并施。温病后期,邪势已衰,正气也虚,多以扶正为主,兼顾祛邪。具体说来,病在卫分阶段,以祛邪除热为主,扶正养阴为辅;邪入营血分时,伤阴逐渐加重,应由祛邪为主根据具体病情逐渐转移到养阴扶正、逐邪外出上来;温病后期真阴耗竭,则以复阴扶正为主。

杂病的发生,虽多由内伤而起,但常常与痰饮、瘀血、水气等病邪以及内热、内湿等内生病邪有关,且病机往往呈虚实夹杂,因此治疗上常常要扶正与祛邪并施。如仲景在《金匮要略》中治疗消渴用白虎加人参汤、治疗悬饮用十枣汤、治疗支饮用葶苈大枣泻肺汤等,其方中都含有扶正药,就是扶正祛邪兼顾。

总之,扶正祛邪是中医基本的治疗原则,根据邪气的轻重和正气的盛衰,或单纯祛邪,或专门扶正,或先祛邪后扶正,或先扶正后祛邪,或扶正与祛邪并施,或祛邪为主兼顾扶正,或扶正为主兼顾祛邪,具体方法多端,临床要根据实际情况灵活运用。

二、标本先后

标本是说明病变过程中各种矛盾的主次关系,标本是相对的。一般来说,正气为本,邪气为标;病因为本,症状为标;久病为本,新病为标。在疾病较复杂的病变中,常有标本主次的不同,因而在治疗上有标本先后的区别。《素问》已有《标本病传论》专篇。提出"先热而后生中满者,治其标","先病而后生中满者,治其标","小大不利,治其标"。中满、大小便不利,都是比较急重的症状,故当先治疗以解除病人之痛苦。《金匮要略·脏腑经络先后病脉证》提出"夫病痼疾加以卒病,当先治其卒病,后乃治其痼疾也。"究其原因,正如《金匮要略心典》所言"卒病易除,故当先治,痼疾难拔,故宜缓图。"但在痼疾与新病相互影响的情况下,治新病又必须照顾到痼疾,如《伤寒论》中喘家病伤寒,用桂枝汤即须加厚朴、杏仁。

三、正治反治

《素问·至真要大论》提出："逆者正治，从者反治。"正治是逆病机性质而治，如寒者热之，热者寒之，虚则补之，实则泻之；反治是顺从疾病假象而治，即热因热用，寒因寒用，塞因塞用，通因通用。就临床而言，大部分疾病是采用正治法，但有时疾病会出现真寒假热或真热假寒的假象，治疗就要顺从其假象而治，反治的根本还是要抓住病机本质。如《伤寒论》"少阴病，下利清谷，里寒外热，手足厥逆，脉微欲绝，身反不恶寒，其人面色赤……通脉四逆汤主之。"病人虽少阴阴寒内盛，但有体表反发热，身反不恶寒，面色赤等外在的热象表现，这些是阴盛格阳的假象，所以用大温大热的通脉四逆汤之反治法。另外，《伤寒论》之白通加猪胆汁汤，其用人尿、猪胆汁咸寒反佐也是在方剂配伍方面的一种反治法的思想体现。

四、轻重缓急

所谓轻重缓急就是根据病情的轻重程度而采用先后主次的治疗措施。《金匮要略·脏腑经络先后病脉证》："病有急当救里救表者，何谓也？师曰：病，医下之，续得下利清谷不止，身体疼痛者，急当救里；后身疼痛，清便自调者，急当救表也。"此提示表里同病时，医者要权衡表里轻重，因此时表里同病，里证为急，下利清谷不止，正气已经虚弱，不但不能抗邪，进一步将出现亡阳虚脱，此时若以为表证未解，而误用汗法更虚其阳，则会导致上下两脱之危候发生，所以急当救里；当里证基本解除后，则又需救表以祛其邪，因此时表证仍在，若不救治，势必再传变入里，引起其他变化。《伤寒论》少阴篇三急下证，病位虽在少阴，但由于少阴阴虚，邪从燥化，导致肠胃干燥，阳明燥热，肠腑不通。此时阳明燥结为急，燥结不除，会进一步灼伤少阴之真阴，欲救真阴，必泻阳明，故采取急下阳明之法急下存阴。

五、因势利导

因势利导又称为顺势治疗。指根据病邪所在的部位和发展趋势而采取相应的治疗措施。这是中医的重要治疗特色。因势利导在《黄帝内经》中就有明确的表述，《素问·阴阳应象大论》就提出"其高者，因而越之；其下者，引而竭之；中满者，泻之于内……其在皮者，汗而发之。"这样一些因势利导的治疗思想。在《伤寒论》中，张仲景将因势利导的思想加以具体应用。如太阳表证，病邪在皮毛肌表，仲景用麻黄汤、桂枝汤之汗法；痰食阻滞胸膈，用瓜蒂散之吐法；病在胃肠，用三承气汤之下法；下焦蓄血，用桃核承气汤、抵当汤之攻下逐瘀法。又如《金匮要略》所载的栝楼桂枝汤、葛根汤和大承气汤三方均治痉病，但由于病邪所在的部位不同，根据因势利导的原则，对于病邪在表者，用栝楼桂枝汤、葛根汤以发汗解表，使病从外而解；对于病邪在里者，用大承气汤攻下通腑，使病从里而除。《金匮要略》有"酒疸，心中热，欲吐者，吐之愈"，也是典型的顺势治疗方法。

六、上病下取

"上病下取"是《黄帝内经》治疗原则之一。《素问·五常政大论》："气反者，病在上，取之下；病在下，取之上。"《灵枢·终始》："病在上者，下取之；病在下者，高取之。"

其为一种与病气相反的治疗原则，也是在整体观念指导下，根据人体上下内外通过经络的联络贯通以及气机升降的相互影响等认识而确定的治则。"上病下取"作为治则代表，不仅指代具体位置，更是一种与病气相反的代表，还应包括《素问·缪刺论》"以左取右""以右取左"等相似的思想，从而更好指导临床整体治疗。

"上病下取"是治病求本的反映。"上病下取"不单着眼于疾病的局部现象，而是既看病的现象，更看病的本质，是透过现象，分析本质，从而抓住主要矛盾，通过有余者泻，不足者补的方法，以恢复阴阳的协调，因此说它是治病求本的反映。

该治则具体应用始于《伤寒论》《金匮要略》，温病学亦有体现，如下病上取，"遗尿，小便数者，甘草干姜汤"；上病下取，"苦冒眩者，泽泻汤"；治疗肝风内动的头晕头痛，耳鸣目眩，夜难入寐，肢麻指颤等上盛下虚之证的三甲复脉汤之类。

七、治未病

经典关于预防为主的治则，主要体现于"治未病"，发轫于《黄帝内经》的"治未病"思想，应用贯穿于《伤寒论》《金匮要略》及温病学中，具有较高临床价值。其内容包括以防为先，养生以保持健康，预防疾病发生；注重防止疾病传变；着意瘥后须防其复发。

1. 养生适宜，预防疾病 《黄帝内经》确立了养生防病"治未病"的思想，主张有三：一是养生须维护人与自然的和谐，形与神的和谐，脏腑气血阴阳的和谐，最终达维护健康，预防疾病，延年益寿之目的；二是养生宜顺应自然，效法四时阴阳消长规律，着意于顺应四时之序，而达春养生、夏养长、秋养收、冬养藏之目的；三是外以避邪，内以养神，"恬惔虚无""精神内守""食饮有节""谨和五味""形劳而不倦"，避免"醉以入房，以欲竭其精，以耗散其真"之类不良生活方式，并恰当应用导引按蹻等修身养性之术。

《伤寒论·伤寒例》中指出外感病与四时气候的关系，特举冬时伤寒为例，揭示预防的重要性。《金匮要略》中首条便言"上工治未病"之观点，足见其对于未病先防观点的重视，《金匮要略》指出"若人能养慎，不令邪风干忤经络""更能无犯王法，禽兽灾伤，房室勿令竭乏，服食节其冷、热、苦、酸、辛、甘，不遗形体有衰，病则无由入其腠理"，论述了养慎的重要性，指出摄生养慎对未病前预防疾病有积极意义，并介绍了具体的预防措施。这些预防思想与内经"正气存内，邪不可干"，"精神内守，病安从来"精神是一致的，是内经治未病延伸与拓展。

2. 诊治宜早，谨防传变 《素问·阴阳应象大论》"邪风之至，疾如风雨，故善治者治皮毛"，《素问·八正神明论》"上工救其萌芽"，《灵枢·逆顺》"上工刺其未生者也，其次刺其未盛者也"，明示早期诊治是遏制疾病发展的关键，强调早期治疗，早治易已的思想。疾病发生，邪气入侵人体致病，多由表入里、由浅入深，由轻转重之趋势，而病邪愈深，则病情愈重，诊治愈难，因此《黄帝内经》言已病要早期诊治，防止传变。

张仲景亦倡导"已病早治"，强调早期诊断、及时治疗。《伤寒例》"凡人有疾，不时即治，隐忍冀差，以成痼疾……即宜便治，不等早晚，则易愈矣。若或差迟，病即传变，虽欲除治，必难为力。"《伤寒论》六经篇无不贯穿着已病防传变的思想，包含了各种各样的传变规律及相应的治疗方法。《金匮要略》也提出"夫治未病者，见肝之病，知肝传脾，当先实脾"，"鼻头色青，腹中痛"，为肝病传脾之论。这些都体现早病早治，防止传变的理念，也拓展《黄帝内经》"治未病"的思想内容。

3．疾病瘥后，慎防复发　"治未病"理论的核心即"预防"，这种预防是包括多环节的，既有疾病前的养生以防病，又有患病后的既病防变，还包括疾病预后防治复发。故而有效预防疾病的复发，乃"治未病"不可忽视的重要问题。《素问·热论》记载："病热少愈，食肉则复，多食则遗"，提出热病之后少食肉以免谷气壅塞造成疾病的遗留或复发。《伤寒论》首先提出劳复的概念，认识到疾病初愈，过度劳累，亦是导致疾病复发的原因，并提出采取的防治措施和疾病瘥后饮食禁忌等，这是在《黄帝内经》食遗、食复之基础上，又增劳复之论，并提出相应防治方法，拓展和丰富了《黄帝内经》理论。《金匮要略》更是针对不同病证，提出了专病的防复措施，如历节病言"此皆饮酒汗出当风所致"提出饮食忌过食酸咸，这对后世专科疾病的防治具有很高临床价值。

附录条文

1. 《素问·上古天真论》："余闻上古之人，春秋皆度百岁，而动作不衰；今时之人，年半百而动作皆衰者，时世异耶？人将失之耶？岐伯对曰：上古之人，其知道者，法于阴阳，和于术数，食饮有节，起居有常，不妄作劳，故能形与神俱，而尽终其天年，度百岁乃去。今时之人不然也，以酒为浆，以妄为常，醉以入房，以欲竭其精，以耗散其真，不知持满，不时御神，务快其心，逆于生乐，起居无节，故半百而衰也。"

2. 《素问·阴阳应象大论》："故邪风之至，疾如风雨，故善治者治皮毛，其次治肌肤，其次治筋脉，其次治六腑，其次治五脏。治五脏者，半死半生也。故天之邪气，感则害人五脏；水谷之寒热，感则害于六腑；地之湿气，感则害皮肉筋脉。"

3. 《素问·阴阳应象大论》："病之始起也，可刺而已；其盛，可待衰而已。故因其轻而扬之，因其重而减之，因其衰而彰之。形不足者，温之以气；精不足者，补之以味。其高者，因而越之；其下者，引而竭之；中满者，泻之于内。其有邪者，渍形以为汗；其在皮者，汗而发之；其栗悍者，按而收之，其实者，散而泻之。审其阴阳，以别柔刚。阳病治阴，阴病治阳。定其血气，各守其乡。血实宜决之，气虚宜掣引之。"

4. 《素问·移精变气论》："岐伯曰：治之要极，无失色脉，用之不惑，治之大则。逆从到行，标本不得，亡神失国。去故就新，乃得真人。"

5. 《素问·八正神明论》："上工救其萌芽，必先见三部九候之气，尽调不败而救之，故曰上工。下工救其已成，救其已败。救其已成者，言不知三部九候之相失，因病而败之也，知其所在者，知诊三部九候之病脉，处而治之，故曰守其门户焉。莫知其情，而见邪形也。"

6. 《素问·热论》："帝曰：病热当何禁之？岐伯曰：病热少愈，食肉则复，多食则遗，此其禁也。"

7. 《素问·缪刺论》："愿闻缪刺，以左取右，以右取左，奈何？其与巨刺何以别之？邪客于经，左盛则右病，右盛则左病，亦有移易者，左痛未已，而右脉先病，如此者，必巨刺之，必中其经，非络脉也。故络病者，其痛与经脉缪处，故命曰缪刺。"

8. 《素问·标本病传论》："先病而后生中满者，治其标；先中满而后烦心者，治其本。人有客气有固气。小大不利，治其标；小大利，治其本。"

9. 《素问·五常政大论》："气反者，病在上，取之下；病在下，取之上。"

10. 《素问·至真要大论》："帝曰：何谓逆从？岐伯曰：逆者正治，从者反治，从少从多，观其事也。帝曰：反治何谓？岐伯曰：热因寒用，寒因热用，塞因塞用，通因通用。必伏其所主，而先其所因，其始则同，其终则异。可使破积，可使溃坚，可使气和，可使必已。"

11. 《灵枢·终始》："病在上者，下取之；病在下者，高取之。"

12. 《灵枢·逆顺》："上工，刺其未生者也；其次，刺其未盛者也；其次，刺其已衰者也。下工，刺其方袭者也；与其形之盛者也；与其病之与脉相逆者也。故曰：方其盛也，勿敢毁伤，刺其已衰，事必大昌。故曰：上工治未病，不治已病，此之谓也。"

13. 《伤寒论·辨太阳病脉证并治法》："伤寒脉浮，自汗出，小便数，心烦，微恶寒，脚挛急，反与桂枝汤，欲攻其表，此误也。得之便厥，咽中干，烦躁，吐逆者，作甘草于姜汤与之，以复其阳。"

14. 《伤寒论·辨少阴病脉证并治》："少阴病，下利清谷，里寒外热，手足厥逆，脉微欲绝，身反不恶寒，其人面色赤，或腹痛，或干呕，或咽痛，或利止，脉不出者，通脉四逆汤主之。"

15. 《金匮要略·脏腑经络先后病脉证》："问曰：病有急当救里、救表者，何谓也？师曰：病，医下之，续得下利清谷不止，身体疼痛者，急当救里；后身体疼痛，清便自调者，急当救表也……夫病痼疾，加以卒病，当先治其卒病，后乃治其痼疾也。"

16. 《金匮要略·黄疸病脉证并治》："酒疸，心中热，欲呕者，吐之愈。"

17. 《温热论·卫、气、营、血看法》："大凡看法，卫之后方言气，营之后方言血。在卫汗之可也（辛凉开肺便是汗剂，非如伤寒之用麻、桂辛温也），到气才可清气。入营犹可透热转气，如犀角、元参、羚羊等物。入血就恐耗血动血，直须凉血散血，如生地、丹皮、阿胶、赤芍等物。否则前后不循缓急之法，虑其动手便错，反至慌张矣。"

18. 《温病条辨·治病法论》："治外感如将（兵贵神速，机圆法活，去邪务尽，善后务细，盖早平一日，则人少受一日之害）；治内伤如相（坐镇从容，神机默运，无功可言，无德可见，而人登寿域）。治上焦如羽（非轻不举）；治中焦如衡（非平不安）；治下焦如权（非重不沉）。"

19. 《温病条辨·下焦篇》："风温、温热、温疫、温毒、冬温，邪在阳明久羁，或已下，或未下，身热面赤，口干舌燥，甚则齿黑唇裂，脉沉实者，仍可下之；脉虚大，手足心热甚于手足背者，加减复脉汤主之。"

20. 《温病条辨·下焦篇》："热邪深入，或在少阴，或在厥阴，均宜复脉。"

21. 《温病条辨·下焦篇》："热邪深入下焦，脉沉数，舌干齿黑，手指但觉蠕动，急防痉厥，二甲复脉汤主之。"

22. 《温病条辨·下焦篇》："下焦温病，热深厥甚，脉细促，心中憺憺大动，甚则心中痛者，三甲复脉汤主之。"

23. 《温病条辨·下焦篇》："既厥且哕（俗名呃忒），脉细而劲，小定风珠主之。"

24. 《温病条辨·下焦篇》："热邪久羁，吸烁真阴，或因误表，或因妄攻，神倦瘛疭，脉气虚弱，舌绛苔少，时时欲脱者，大定风珠主之。"

第二节　治　法

治法是在治则指导下制定的治疗疾病的具体方法，它从属于一定治疗原则。治法理论早在《黄帝内经》时期，已经初步奠定了理论基础，此后，张仲景在传承《黄帝内经》治则治法思想的基础之上，建立了理论与实践相统一的中医治法基础，不仅有后世"八法"的内容，更是融入了复法概念，以适应错综复杂的临床诊疗。至明清时期，医家对温病辨治，更是对治法理论做出了独具特色探讨与应用，使中医学治则治法理论体系更加完善，从而形成了一套系统的治法理论体系。

一、八法

1. 汗法　汗法是八法中常用的治法之一，是以宣散为主的祛邪之法，《黄帝内经》有"其有邪者，渍形以为汗"，"其在皮者，汗而发之"，"今风寒客于人⋯，当是之时，可汗而发也"，"辛甘发散"，"风淫于内，治以辛凉，佐以苦"等系列内容，是系统总结汗法理论的最早记载。《黄帝内经》奠定了汗法理论的基础，并对汗法应用有了明确规定,对汗法用药提出一些选药原则。

至《伤寒论》,在继承基础上,首创辛温解表法,同时针对表里同病,创立麻杏石甘汤等辛温辛凉同用,开了辛凉解表的先河,拓展了汗法认识,形成了汗法理、法、方、药齐备的体系。应用上更是精确,讲述了峻汗、微汗、小发其汗等不同情况。仲景对汗法的运用强调诸多禁忌,调护方面提出发汗以微微汗出为宜,不可令大汗淋漓,耗气伤津。同时示人"汗法"不等同于"汗出",如论中小柴胡汤证"濈然汗出而解",并非应用汗法,这对深入理解汗法颇有裨益。

《金匮要略》中汗法并不限于外感表证,更侧重在内伤杂病方面的应用,"若治风湿者,发其汗","腰以上肿,当发汗乃愈"等论述。

后世的温病学使汗法更趋于完善,尤其对"辛凉泄卫,透汗为要"的辛凉法独到见解奠定了温病初期的治疗原则,同时提出了辛凉甘润,透表解暑,宣散化湿等,使得汗法更契合不同的病理情况。

附录条文

1. 《素问·阴阳应象大论》:"其有邪者,渍形以为汗;其在皮者,汗而发之。"
2. 《素问·玉机真脏论》:"是故风者百病之长也,今风寒客于人,使人毫毛毕直,皮肤闭而为热,当是之时,可汗而发也。"
3. 《素问·六元正纪大论》:"故食岁谷以安其气,食间谷以去其邪,岁宜以咸、以苦、以辛,汗之、清之、散之,安其运气,无使受邪,折其郁气,资其化源。"
4. 《素问·热论》:"其未满三日者,可汗而已;其满三日者,可泄而已。"
5. 《伤寒论·辨太阳病脉证并治》:"服已须臾,啜热稀粥一升余,以助药力,温覆令一时许,遍身,微似有汗者益佳,不可令如水流漓,病必不除。"
6. 《伤寒论·辨太阳病脉证并治》:"太阳病,得之八九日,如疟状,发热恶寒,热多寒少,其人不呕,清便欲自可,一日二三度发,脉微缓者,为欲愈也。脉微而恶寒者,此阴阳俱虚,不可更发汗、更下、更吐也。面色反有热色者,未欲解也,以其不能得小汗出,身必痒,宜桂枝麻黄各半汤。"
7. 《伤寒论·辨太阳病脉证并治》:"取微似汗,汗出多者,温粉扑之。一服汗者,停后服。汗多亡阳,遂虚,恶风烦躁,不得眠也。"
8. 《伤寒论·辨太阳病脉证并治》:"发汗后,不可更行桂枝汤。汗出而喘,无大热者,可与麻黄杏仁甘草石膏汤主之。"
9. 《伤寒论·辨太阳病脉证并治》:"下后,不可更行桂枝汤。若汗出而喘,无大热者,可与麻黄杏仁甘草石膏汤主之。"
10. 《伤寒论·辨阳明病脉证并治》:"阳明病,胁下硬满,不大便而呕,舌上白苔者,可与小柴胡汤。上焦得通,津液得下,胃气因和,身濈然汗出而解也。"
11. 《金匮要略·痉湿暍病脉证》:"风湿相搏,一身尽疼痛,法当汗出而解,值天阴雨不止,医云此可发汗,汗之病不愈者,何也?盖发其汗,汗大出者,但风气去,湿气在,是故不愈也。若治风湿者发其汗,但微微似欲出汗者,风湿俱去也。"
12. 《金匮要略·水气病脉证并治》:"诸有水者,腰以下肿,当利小便;腰以上肿,当发汗乃愈。"
13. 《温热论·温病大纲》:"在卫汗之可也,到气方可清气,入营尤可透热转气,入血就恐耗血动血,直须凉血散血。"
14. 《温病条辨·上焦篇》:"太阴温病,恶风寒,服桂枝汤已,恶寒解,余病不解者,银翘散主之,余证悉减者,减其制。"
15. 《温病条辨·上焦篇》:"手太阴暑温,如上条证,但汗不出者,新加香薷饮主之。"

16.《温病条辨·上焦篇》:"头痛恶寒,身重疼痛,舌白不渴,脉弦细而濡,面色淡黄,胸闷不饥,午后身热,状若阴虚,病难速已,名曰湿温。汗之则神昏耳聋,甚则目瞑不欲言;下之则洞泄;润之则病深不解,长夏深秋冬日同法,三仁汤主之。"

2. 吐法　吐法是八法中治法之一,是通过涌吐的方法,使停留在咽喉、胸膈、胃脘等部位的痰涎、宿食、毒物从口中吐出的一种治法。《素问·阴阳应象大论》中"其高者,因而越之",指出病邪之位在上,表明吐法适用于病邪犯于上焦之病证。又云"气味,辛甘发散为阳,酸苦涌泄为阴",指出"酸味"和"咸味"的药物,具有涌泄作用。《黄帝内经》是吐法最早的立法理论依据,给后世医家使用吐法以重要启示。

至《伤寒论》,仲景在继承基础上,对吐法理论进行延续,以"瓜蒂散吐伤寒邪结于胸中"首开了吐法先河,使《黄帝内经》之旨具体化。《伤寒论·辨可吐》篇指出宜用吐法的季节,吐法的应用方法以及吐法的适应证,并在此基础上研究出了瓜蒂散等涌吐方剂,并对瓜蒂散进行药物分析,强调瓜蒂有毒,切忌过量,得吐而止。由于吐法作用峻猛,耗伤精气,易于伤正,故仲景对吐法强调诸多禁忌,例如原文"此为胸有寒也,当吐之,宜瓜蒂散"、"少阳中风,两耳无所闻,目赤,胸中满而烦者,不可吐下,吐下则悸而惊。"《伤寒论》使得吐法具有理、法、方、药完备的体系,为后世医家更好地运用吐法于临床提供了依据。

《金匮要略》中"夏月伤冷水,水行皮中所致也,一物瓜蒂汤主之",用于暑病夹湿证,"宿食在上脘,当吐之,宜瓜蒂散。"此外,仲景提出运用吐法治疗许多危急病证,如三物备急丸主治"心腹诸卒暴百病"等诸证,这些症状往往"吐下便瘥"说明备急丸不仅能够攻下,且亦能催吐,使得吐法更加完善,得到进一步发展。

温病在表者透散最捷,在下者攻下最速,在上焦膈中非汗下所宜,提出涌吐一法,快涌膈中之热。若痰热壅盛,为防邪入心包而成痉厥,宜瓜蒂散,以急吐痰热。

由于吐法易伤耗正气,应用时注意中病即止,同时吐后要注意顾护胃气,注意调养胃气。临床使用吐法有禁忌,如病在下焦、阴血亏虚、体弱及孕产妇一般忌用。

附录条文

1.《素问·阴阳应象大论》:"形不足者,温之以气;精不足者,补之以味。其高者,因而越之;其下者,引而竭之;中满者,泻之于内。"
2.《素问·阴阳应象大论》:"气味,辛甘发散为阳,酸苦涌泄为阴。"
3.《伤寒论·辨太阳病脉证并治》:"病如桂枝证,头不痛,项不强.寸脉微浮,胸中痞硬,气上冲喉咽不得息者,此为胸有寒也,当吐之,宜瓜蒂散。"
4.《伤寒论·辨少阳病脉证并治》:"少阳中风,两耳无所闻,目赤,胸中满而烦者,不可吐下,吐下则悸而惊。"
5.《伤寒论·辨厥阴病脉证并治》:"病人手足厥冷,脉乍紧者,邪结在胸中,心下满而烦,饥不能食者,病在胸中,当须吐之,宜用瓜蒂散。"
6.《金匮要略·痉湿暍病脉证》:"太阳中暍,身热疼重,而脉微弱,此以夏月伤冷水,水行皮中所致也。一物瓜蒂汤主之。"
7.《金匮要略·腹满寒疝宿食病脉证治》:"宿食在上脘,当吐之,宜瓜蒂散。"
8.《温病条辨·上焦篇》:"温病二三日,或已汗,或未汗。舌微黄,邪已不全在肺中矣。寸脉盛,心烦懊侬,起卧不安,欲呕不得,邪在上焦膈中也。在上者,因而越之,故涌之以栀子,开之以香豉。"

3．下法 下法也叫泻下法或者攻下法，是内服或外用具有泻下作用的药物，使患者发生泻下，从而攻逐里实、导邪下行的一类治法。《黄帝内经》中许多条文均包含了有关下法的论述。如《素问·阴阳应象大论》云："其下者，引而竭之，中满者泻之于内"；"其实者，散而泄之"，"留者攻之"等。虽无具体方药，但为下法奠定了初步理论基础。

《伤寒论》在辨证论治的基础上，将下法的运用提高了一个新台阶，使其作为一个理、法、方、药俱备的基本大法独立出现。对应不同病证，首创苦寒攻下之三承气汤、温下之三物白散、泄热逐瘀之桃核承气汤及抵当汤、润肠通便之麻子仁丸、峻下逐水之十枣汤等。仲景对下法的使用既果断又慎重，提出诸多禁忌，如"病在表者""阳明腑实未成者""脾胃虚者""阴血亏虚者""阳气虚衰者"均不可下，且下后慎用攻下。为后世医家提供了诸多下法的治疗准则及行之有效的方剂。

《金匮要略》更从内伤杂病的角度阐述了下法的功用，如用"通腑逐水"之法治疗"水停胁下"之悬饮；用"通因通用"之法治疗热结旁流；用"攻瘀法"治疗妇人杂病。

温病学派的形成及发展，在仲景理论基础上进一步扩大了下法的适用范围与治则治法。如《瘟疫论》中强调温疫第一重要，主张急症急攻，重视下法。提出了瘟疫病中若见便可下的四十种症状。吴鞠通创立三焦辨证，受仲景"急下存阴"的思想影响，根据温病所处不同阶段、不同证候，创立了攻下兼护胃、增液、开窍、泻火、宣肺化瘀的六个承气汤等。

附录条文

1. 《素问·阴阳应象大论》："其高者，因而越之；其下者，引而竭之；中满者泻之于内……其实者散而泻之。"

2. 《素问·至真要大论》："寒者热之，热者寒之……结者散之，留者攻之。"

3. 《伤寒论·辨太阳病脉证并治》："若太阳病证不罢者，不可下，下之为逆。"

4. 《伤寒论·辨太阳病脉证并治》："……寒实结胸，无热证者，与三物小陷胸汤。白散亦可服。"

5. 《伤寒论·辨阳明病脉证并治》："阳明病，脉迟，虽汗出不恶寒者，其身必重，短气，腹满而喘，有潮热者，此外欲解，可攻里也。手足濈然汗出者，此大便已硬也，大承气汤主之。若汗多，微发热恶寒者，外未解也，其热不潮，未可与承气汤。若腹大满不通者，可与小承气汤，微和胃气，勿令至大泄下。"

6. 《伤寒论·辨阳明病脉证并治》："阳明病，下之，心中懊憹而烦，胃中有燥屎者，可攻。腹微满，初头硬，后必溏，不可攻之。"

7. 《金匮要略·痰饮咳嗽病脉证并治》："饮后水流在胁下，咳唾引痛，谓之悬饮。""病悬饮者，十枣汤主之。"

8. 《金匮要略·妇人杂病脉证并治》："妇人少腹满如敦状，小便微难而不渴，生后者，此为水与血俱结在血室也，大黄甘遂汤主之。"

9. 《广瘟疫论·卷之四》："下法之轻、重、缓、急，总以见证为主，详列于后。急下证：舌干，舌卷……小便黄赤，潮热，齿燥。"

10. 《温病条辨·中焦篇》："阳明温病，下之不通，其证有五：应下失下，正虚不能运药，不运药者死，新加黄龙汤主之；喘促不宁，痰涎壅滞，右寸实大，肺气不降，宣白承气汤主之；左尺牢坚，小便赤痛，时烦渴甚，导赤承气汤主之；邪闭心包，神昏舌短，内窍不通，饮不解渴者，牛黄承气汤主之；津液不足，无水舟停者，间服增液再不下者，增液承气汤主之。"

11.《温病条辨•中焦篇》:"阳明温病,下后脉静,身不热,舌上津回,十数日不大便,可与益胃增液辈,断不可再与承气也。"

4．和法　和法属于中医八法之一,是具有和解作用的治疗方法。《黄帝内经》中虽然没有明确提出和法之名,但其论述的相关治则治法以及相关认识实际上已经涉及后世医家所说的和法。如《灵枢•脉度》言:"肺气通于鼻,肺和则鼻能知臭香矣;心气通于舌,心和则舌能知五味矣;肝气通于目,肝和则目能辨五色矣;脾气通于口,脾和则口能知五谷矣;肾气通于耳,肾和则耳能闻五音矣。"《灵枢•本脏》言:"血和则经脉流利……卫气和则分肉解利。"又如《素问•至真要大论》言:"燥司于地,热反胜之,治以平寒,佐以苦甘,以酸平之,以和利之。"《素问•上古天真论》言:"法于阴阳,和于术数。"《黄帝内经》中和法的论述,对后世和法的明确提出和发展提供了丰富的理论指导。

《伤寒论》吸取了《黄帝内经》中有关"和"的治法精神,用于临床,并有发展、创新,为和法的形成演变及和法的组方用药奠定了基础。《伤寒论》中的和法,绝非后世人所认为的和法,也不单指少阳病用小柴胡汤之和法,它所包含的治法相当广泛。《伤寒论》:"太阳病,先下之而不愈,因复发汗,以此表里俱虚,其人因致冒。冒家汗出自愈。所以然者,汗出表和故也。里未和,然后复下之。"所以,在《伤寒论》里,解表发汗之谓和,清热泻火之谓和,攻下燥结之谓和,祛瘀活血之谓和,即使少少饮水亦谓之和。

《金匮要略》中和法运用广泛,通过和阴阳、和营卫、和脏腑、和表里、和寒热、和气血等来恢复脏腑功能,调畅气血,鼓舞正气从而平衡人体自身的紊乱和与外环境的失调关系。如《金匮要略•痰饮咳嗽病》谓:"病痰饮者,当以温药和之。"

随着温病学派的兴起,和法又适应于温邪既不在卫分之表,又未结于阳明气分之里,而是介于表里之间邪郁于少阳,留连三焦,以及邪伏膜原等证。故温病之和法,实指清泄少阳、疏利三焦、分消半表半里之邪,从枢机外转而不致内陷里结的治疗方法。

附录条文

1.《素问•上古天真论》:"法于阴阳,和于术数。"

2.《素问•至真要大论》:"燥司于地,热反胜之,治以平寒,佐以苦甘,以酸平之,以和利之。"

3.《灵枢•脉度》:"肺气通于鼻,肺和则鼻能知臭香矣;心气通于舌,心和则舌能知五味矣;肝气通于目,肝和则目能辨五色矣;脾气通于口,脾和则口能知五谷矣;肾气通于耳,肾和则耳能闻五音矣。"

4.《灵枢•本脏》:"血和则经脉流利……卫气和则分肉解利。"

5.《伤寒论•辨太阳病脉证并治》:"太阳病,先下之而不愈,因复发汗,以此表里俱虚,其人因致冒。冒家汗出自愈。所以然者,汗出表和故也。里未和,然后复下之。"

6.《金匮要略•痰饮咳嗽病》:"病痰饮者,当以温药和之。"

7.《瘟疫论•瘟疫初起》:"其时邪在伏脊之前,肠胃之后,虽有头疼身痛,此邪热浮越于经,不可认为伤寒表证,辄用麻黄桂枝之类强发其汗。此邪不在经,汗之徒伤表气,热亦不减。又不可下,此邪不在里,下之徒伤胃气,其渴愈甚。宜达原饮。"

8.《瘟疫论•瘟疫初起》:"间有感之轻者,舌上白苔亦薄,热亦不甚,而无数脉,其不传里者,一二剂自解,稍重者,必从汗解,如不能汗,乃邪气盘踞于膜原,内外隔绝,表气不能通于内,里气不能达于外,不可强汗。"

5. 温法 温法，系八法之一，又称祛寒法，是运用温热性药物治疗寒证，使寒去阳复的一种方法，是根据《黄帝内经》"寒者热之""治寒以热"的原则而立法。《素问·生气通天论》曰："阳气者，若天与日，失其所，则折寿而不彰。"寒邪为病，最易伤人阳气。为使寒去病除而阳气得复，施以温法乃其不二大法。《素问·阴阳应象大论》进而指出"形不足者温之以气"，《素问·至真要大论》曰"寒淫所胜，平以辛热"，"寒淫于内，治以甘热"。这些都是温阳祛寒方剂的立法依据。

温法在《伤寒论》中占有很重的分量，它主要适用于寒邪内侵、阳气受困或元阳衰微、阴寒内生诸种病情。温法的运用散见于六经、霍乱、瘥后劳复诸病之中，证型复杂。仲景在论中多处谈到"脏结无阳证""难治""死""厥不止者死""息高者死""脉暴出者死"等，均在说明阳气虚衰之预后，治疗均当温助阳气。由此可见《伤寒论》对阳气的重视。

在《金匮要略》里，同样八法具备，而八法中应用温法最为广泛。其运用温法的原则，主要是协调阴阳，温养脏腑，促使气血调和，元真通畅，以及祛除寒邪、水湿、痰饮、瘀血等。两者相比较，《伤寒论》注重扶阳气存阴液"治寒以热""寒者热之"，而《金匮要略》则突出温养脏腑气血的"劳者温之"。如"虚劳里急，诸不足，黄芪建中汤主之。"

虽然温病学以温热类病证为主，但若不论病邪深浅轻重，患者体质强弱，而一味以辛凉苦寒，结果往往是轻证转重证，甚至酿成内闭外脱的险证。所以温法在温病学亦有运用，主要是温热病寒化或虚化证。若从寒化者，则按三阴虚寒证论治，与一般狭义伤寒治法无异，若出现阳气暴脱证，"急当救里，救里宜四逆汤"。

附录条文

1. 《素问·生气通天论》："阳气者，若天与日，失其所，则折寿而不彰。"

2. 《素问·阴阳应象大论》："形不足者，温之以气；精不足者，补之以味。"

3. 《素问·至真要大论》："寒者热之，热者寒之，微者逆之，甚者从之，坚者削之，客者除之，劳者温之，结者散之，留者攻之，燥者濡之，急者缓之，散者收之，损者温之，逸者行之，惊者平之，上之下之，摩之浴之，薄之劫之，开之发之，适事为故。"

4. 《素问·至真要大论》："寒淫所胜，平以辛热，佐以甘苦，以咸泻之。"

5. 《伤寒论·辨太阳病脉证并治》："伤寒，医下之，续得下利，清谷不止，身疼痛者，急当救里；后身疼痛，清便自调者，急当救表。救里宜四逆汤；救表宜桂枝汤。"

6. 《伤寒论·辨太阳病脉证并治》："脏结，无阳证，不往来寒热，其人反静，舌上苔滑者，不可攻也；饮食如故，时时下利，舌上白苔滑者，为难治。"

7. 《伤寒论·辨少阴病脉证并治》："少阴病，下利，脉微者，与白通汤。利不止，厥逆无脉，干呕烦者，白通加猪胆汁汤主之。服汤，脉暴出者死，微续者生。"

8. 《伤寒论·辨厥阴病脉证并治》："伤寒六七日，脉微，手足厥冷，烦躁，灸厥阴，厥不还者，死。"

9. 《伤寒论·辨厥阴病脉证并治》："伤寒发热，下利至甚，厥不止者，死。"

10. 《金匮要略·血痹虚劳病脉证并治》："虚劳里急，诸不足，黄芪建中汤主之。"

11. 《金匮要略·痰饮咳嗽病脉证并治》："病痰饮者，当以温药和之。"

12. 《温疫论·服寒剂反热》："阳气通行，温养百骸。阳气壅闭，郁而为热。且夫人身之火，无处不有，无时不在，但喜通达耳。不论脏腑经络，表里上下，血分气分，一有所阻，即便发热，是知百病发热，皆由于壅郁。然火郁而又根于气，气常灵而火不灵，火不能自运，赖气为之运，所以气升火亦升，气降火亦降，气行火亦行，气若阻滞，而火屈曲，惟是屈曲热斯发矣，是气为火之舟楫也。今疫邪透出于膜原，气为之阻，时欲到胃，是求伸而未能遽达也。今投寒剂，抑遏胃气，气益不伸，火更屈曲，所以反热也。往往服芩、连、知、柏之类，病患自觉反热，其间偶有灵变者，但言我非黄连证，亦不知其何故也。切谓医家终以寒凉清热，热不能清，竟置弗疑，服之反热，全然不悟，虽至白首，终不究心，悲夫！"

13. 《温疫论·妄投寒凉药论》："且其始也，邪结膜原，气并为热，胃本无病，误用寒凉，妄伐生气，此其误者一；及邪传胃，烦渴口燥，舌干苔刺，气喷如火，心腹痞满，午后潮热，此应下之证，若用大剂芩连栀柏，专务清热，竟不知热不能自成其热，皆由邪在胃家，阻碍正气，郁而不通，火亦留止，积火成热，但知火与热，不知因邪而为火热，智者必投承气，逐去其邪，气行火泄，而热自已。"

14. 《温热条辨·下焦篇》："《金匮》谓病痰饮者，当以温药和之。盖饮属阴邪，非温不化，故饮病当温者，十有八九，然当清者，亦有一二。"

　　6. 清法　　清法是运用寒凉药物治疗热证的一种方法。具有清热、泄热、解毒、凉血、滋阴透热等作用。凡热证表证已解，里热炽盛，而尚未结实的情况下使用。适用于里热证、火证、热毒证以及虚热证等。清法属八法之一，是临床上常用的治疗大法，应用相当广泛。

　　《黄帝内经》中记载了许多有关热证的病因、病机、临床表现，论述了热证的治法，为清法的形成和发展提供了理论依据。清法的立法依据也来源于《素问·五常政大论》"治温以清""治热以寒"和《素问·至真要大论》"热者寒之，温者清之"。

　　仲景继承《黄帝内经》思想，在六经辨证的前提下，据证立法，依法立方，总结和创立了许多治疗热性病证的名方，对后世清法完整体系的形成奠定了基础，对后世清法的方剂的丰富发展有着重要的意义。《伤寒论》清法涉及的条文颇多，治法亦不少，内容相当丰富，依据热邪侵犯的不同部位，大体上可分为清利咽喉法、清宣郁热（清热除烦）法、清肺平喘法、清热泄痞法、辛寒清气法、辛寒清气法、益气生津法、清热和胃，益气生津法、清泄少阳法、清肠止泄法、清热燥湿、凉肝止利法、清热育阴法、清热化痰法、清热利湿退黄法、清膀胱热法。其中论述无形邪热郁胸膈的栀子豉汤，宣散郁热，二药合用，降中有宣，宣中有降，共奏清宣郁热除烦之功。

　　清法之名虽出现较晚，但其实际运用在《金匮要略》早有较详细的论述，并将其归纳为清热止渴、益气生津法，清热生津、解肌发表法，清热滋阴法，清热除烦法，清热除湿法，苦寒清泻法，清热凉血、燥湿止利法和清热化痰、逐瘀排脓法八个方面。其中清热止渴、益气生津法适用于暑热伤津耗气及肺胃热盛伤津之证。《痉湿暍病篇》《消渴病篇》中的暑病，暑为阳邪，所以伤人即出现热、汗、渴之证。恶寒不是表不解，而是汗出过多，肌腠空疏所致，因病在初起，所以称为太阳中热；后者亦是肺胃热盛伤津之证，故用白虎汤以清热生津止渴，加人参以益气阴。

　　而温病在治法上补充了《伤寒论》之不足，继承并创新了清热的理论，使清热的理、法、方、药更加完善。《温病条辨》补充了具体的方剂，清卫分邪热有银翘散、桑菊饮，清营分邪热有清营汤，清血分邪热有犀角地黄汤，清气营血分邪热炽盛有加减玉女煎、化斑汤、清瘟败毒饮，同时发展了清利湿热法，如甘露消毒丹又名普济解毒丹，补充了清燥热法，如翘荷汤、清燥救肺汤，增添了清虚热法，如治疗夜热早凉的青蒿鳖甲汤等。

附录条文

1. 《素问·五常政大论》："治热以寒，温而行之；治寒以热，凉而行之；治温以清，冷而行之；治清以温，热而行之。故消之削之，吐之下之，补之泻之，久新同法。"

2. 《素问·至真要大论》："热者寒之，温者清之。"

3. 《素问·至真要大论》："治诸胜复，寒者热之，热者寒之，温者清之，清者温之，散者收之，抑者散之，燥者润之，急者缓之，坚者耎之，脆者坚之，衰者补之，强者泻之，各安其气，必清必静，则病气衰去，归其所宗，此治之大体也。"

4. 《伤寒论·辨太阳病脉证并治》："发汗吐下后，虚烦不得眠，若剧者，必反复颠倒，心中懊憹，栀子豉汤主之。"

5. 《伤寒论·辨太阳病脉证并治》："发汗若下之，而烦热胸中窒者，栀子豉汤主之。"

6. 《伤寒论·辨太阳病脉证并治》："伤寒五六日，大下之后，身热不去，心中结痛者，未欲解也，栀子豉汤主之。"

7. 《伤寒论·辨阳明病脉证并治》："若下之，则胃中空虚，客气动膈，心中懊憹，舌上胎者，栀子豉汤主之。"

8. 《伤寒论·辨阳明病脉证并治》："阳明病，下之，其外有热，手足温，不结胸，心中懊憹，饥不能食，但头汗出者，栀子豉汤主之。"

9. 《伤寒论·辨厥阴病脉证并治》："下利后更烦，按之心下濡者，为虚烦也，宜栀子豉汤。"

10. 《金匮要略·痉湿暍病脉证》："太阳中热者，暍是也。汗出恶寒，身热而渴，白虎加人参汤主之。"

11. 《温病条辨·上焦篇》："太阴风温、温热、温疫、冬温，初起恶风寒者，桂枝汤主之；但热不恶寒而渴者，辛凉平剂银翘散主之。温毒、暑温、湿温、温疟，不在此例。"

12. 《温病条辨·上焦篇》："太阴风温，但咳，身不甚热，微渴者，辛凉轻剂桑菊饮主之。咳，热伤肺络也。身不甚热，病不重也。渴而微，热不甚也。恐病轻药重，故另立轻剂方。"

13. 《温病条辨·上焦篇》："太阴温病，脉浮洪，舌黄，渴甚，大汗，面赤恶热者，辛凉重剂白虎汤主之。脉浮洪，邪在肺经气分也。舌黄，热已深。渴甚，津已伤也。大汗，热逼津液也。面赤，火炎上也。恶热，邪欲出而未遂也。辛凉平剂焉能胜任，非虎啸风生，金飚退热，而又能保津液不可，前贤多用之。"

14. 《温病条辨·上焦篇》："太阴温病，血从上溢者，犀角地黄汤合银翘散主之。其中焦病者，以中焦法治之。若吐粉红血水者，死不治；血从上溢，脉七、八至以上，面反黑者，死不治；可用清络育阴法。"

15. 《温病条辨·上焦篇》："太阴温病，寸脉大，舌绛而干，法当渴，今反不渴者，热在营中也，清营汤去黄连主之。渴乃温之本病，今反不渴，滋人疑惑；而舌绛且干，两寸脉大，的系温病。盖邪热入营蒸腾，营气上升，故不渴，不可疑不渴非温病也。故以清营汤清营分之热，去黄连者，不欲其深入也。"

16. 《温病条辨·上焦篇》："太阴伏暑，舌白口渴，无汗者，银翘散去牛蒡、元参加杏仁、滑石主之。此邪在气分而表实之证也。"

17. 《温病条辨·上焦篇》："太阴伏暑，舌白口渴，有汗，或大汗不止者，银翘散去牛蒡子、元参、芥穗，加杏仁、石膏、黄芩主之。脉洪大，渴甚汗多者，仍用白虎法；脉虚大而芤者，仍用人参白虎法。此邪在气分而表虚之证也。"

18. 《温病条辨·上焦篇》："感燥而咳者，桑菊饮主之。亦救肺卫之轻剂也。"

19. 《温病条辨·中焦篇》："面目俱赤，语声重浊，呼吸俱粗，大便闭，小便涩，舌苔老黄，甚则黑有芒刺，但恶热，不恶寒，日晡益甚者，传至中焦，阳明温病也。脉浮洪躁甚者，白虎汤主之。"

20. 《温病条辨·中焦篇》："阳明温病，面目俱赤，肢厥，甚则通体皆厥，不瘈疭，但神昏，不大便，七、八日以外，小便赤，脉沉伏，或并脉亦厥，胸腹满坚，甚则拒按，喜凉饮者，大承气汤主之。"

21. 《温病条辨·中焦篇》："阳明温病，下利谵语，阳明脉实，或滑疾者，小承气汤主之；脉不实者，牛黄丸主之，紫雪丹亦主之。下利谵语，柯氏谓肠虚胃实，故取大黄之濡胃，无庸芒硝之润肠。本论有脉实、脉滑疾、脉不实之辨，恐心包络之谵语而误以承气下之也，仍主芳香开窍法。"

22. 《温病条辨·中焦篇》："阳明温病，下之不通，其证有五：应下失下，正虚不能运药，不运药者死，新加黄龙汤主之。喘促不宁，痰涎壅滞，右寸实大，肺气不降者，宣白承气汤主之。左尺牢坚，小便赤痛，时烦渴甚，导赤承气汤主之。邪闭心包，神昏舌短，内窍不通，饮不解渴者，牛黄承气汤主之。津液不足，无水舟停者，间服增液，再不下者，增液承气汤主之。"

　　7. 消法　消法是中医八法之一，是通过服用具有消食导滞、行气、化痰、利水等作用的方药，使积滞的实邪渐消缓散的一种治疗大法。

　　消法最早见于《素问·至真要大论》，"坚者削之""结者散之"是对消法的最早论述。消法简单理解即消导散结、化痰利水、行气活血之意，通过消导散结、化痰利水、行气活血的方法来达到治疗目的。消法主要适用于食积、痞块等有形之邪的治疗。某些方面与和法和下法较接近。

　　消法理论奠基于《伤寒论》和《金匮要略》。汉·张仲景著《伤寒杂病论》，虽然未从理论上明确提出消法，但其在临床实践中创造性地开创了消法在医疗实践中的应用。其中，《伤寒论》中记载了消散水气之五苓散、猪苓汤和牡蛎泽泻散，或化气利水，或滋阴利水，或软坚散结，利尿逐水，为水气病的治疗开了临床应用之先河。还记载了消痰开结之小陷胸汤，适用于痰热互结心下，按之则痛的小结胸证。五泻心汤、旋覆代赭汤，也均为后世消痞泻满的名方。这些都是中医消法临床应用的开始。张仲景在《金匮要略》中将消法的应用范围拓展的更为广泛。首次提出"瘀血"之名，论述了瘀血的脉证和治疗大法，并用活血化瘀法治疗各科疾病。他创立的桂枝茯苓丸至今仍常用于妇科临床治疗瘀血痛经等病证。治疗癥积（疟母）的鳖甲煎丸，重用鳖甲软坚消癥；治干血劳的大黄䗪虫丸，缓中补虚；治疗肠痈的大黄牡丹汤、薏苡败酱散，消痈排脓，均为后世运用消法奠定了基础。

　　综上所述，消法是具有消坚散结、消积导滞作用的治法，概括而言包括两种含义：一是消导，有消化和导引之意，适用于食积和停滞之证；二是消散，有行消和散结之意，适用于气、血、痰、食、水、虫等结成的病证，使之渐消渐缓。至此，消法的理论及应用已形成系统。

附录条文

1. 《素问·至真要大论》："寒者热之，热者寒之，微者逆之，甚者从之，坚者削之，客者除之，劳者温之，结者散之，留者攻之，燥者濡之，急者缓之，散者收之，损者温之，逸者行之，惊者平之，上之下之，摩之浴之，薄之劫之，开之发之，适事为故。"

2. 《伤寒论·辨太阳病脉证并治》："中风发热，六七日不解而烦，有表里证，渴欲饮水，水入则吐者，名曰水逆，五苓散主之。"

3. 《伤寒论·辨阳明病脉证并治》："若脉浮发热，渴欲饮水，小便不利者，猪苓汤主之。"

4. 《金匮要略·疟病脉证并治》："病疟，以月一日发，当以十五日愈，设不差，当月尽解。如其不差，当云何？师曰：此结为癥瘕，名曰疟母，急治之，宜鳖甲煎丸。"

5. 《金匮要略·血痹虚劳病脉证并治》："五劳虚极羸瘦，腹满不能饮食，食伤、忧伤、饮伤、房室伤、饥伤、劳伤、经络营卫气伤,内有干血,肌肤甲错,两目黯黑。缓中补虚,大黄䗪虫丸主之。"

6. 《金匮要略·妇人妊娠病脉证并治》:"妇人宿有癥病,经断未及三月,而得漏下不止,胎动在脐上者,为癥痼害。妊娠六月动者,前三月经水利时,胎也。下血者,后断三月衃也。所以血不止者,其癥不去故也,当下其癥,桂枝茯苓丸主之。"

8. 补法　补法是选用具有补益、营养、强壮等作用的药物进行组方,来补充人体阴阳气血的不足,消除各种虚弱证候的一种治疗方法。《素问·三部九候论》对虚弱一类证候的治疗已确立了基本大法,即"虚则补之"。《黄帝内经》云:"补上治上制以缓,补下治下制以急,急则气味厚,缓则气味薄",以及"形不足者温之以气,精不足者补之以味""劳者温之,损者益之"。这些都简明扼要地说明了补法的使用原则和方法。

《伤寒论》在《黄帝内经》的基础上,扩大了补法的运用范围,与其他七法相合,创造了许多经典方剂及具体治则。其中的大部分与温法相互配合,温补并用,用以救阳补虚。对于邪热未尽,气津两伤的证候,则清补并用。针对"阳明三急下"和脾约证,通补兼施。针对太少两感之麻黄附子甘草汤证,汗补并用等。《伤寒论》在补法的运用上或轻攻重补,或平攻平补,或重补缓攻,或先攻后补,其意在以攻为守,寓补于攻,扶正固本。

《金匮要略》中补法的运用可分为单补法与合补法两大类。根据病因的不同,单补法又分为《痉湿暍篇》"风湿,脉浮,身重,汗出恶风者,防己黄芪汤主之"的补气法;《腹满寒疝宿食病篇》"寒疝腹中痛,及胁痛里急者,当归生姜羊肉汤主之"的补血法;《肺痿肺痈咳嗽病篇》"火逆上气,咽喉不利,止逆下气者,麦门冬汤主之"的补阴法;《痉湿暍篇》"伤寒八九日,风湿相搏,身体疼烦,不能自转侧,不呕不渴,脉浮虚而涩者,桂枝附子汤主之"的补阳法。合补法分为:气阴双补、阴阳双补、气血阴阳俱补法。

其后的温病学对补法进一步权变运用。针对湿伤阳气,而湿浊犹存者,吴鞠通制通补之方;湿热伤正,湿去八九者,则列守补之法,并据正虚之情,或补气、或扶阳、或益阴、或阴阳并补;湿热伤正,正气耗散者,又以涩补之法。

附录条文

1. 《素问·阴阳应象大论》:"病之始起也,可刺而已;其盛,可待衰而已。故因其轻而扬之,因其重而减之,因其衰而彰之。形不足者,温之以气;精不足者,补之以味。"

2. 《素问·三部九候论》:"必先度其形之肥瘦,以调其气之虚实,实则泻之,虚则补之。必先去其血脉而后调之,无问其病,以平为期。"

3. 《素问·五常政大论》:"补上下者从之,治上下者逆之,以所在寒热盛衰而调之。无积者求其脏,虚则补之,药以祛之,食以随之,行水渍之,和其中外,可使毕已。"

4. 《素问·至真要大论》:"近者奇之,远者偶之;汗者不以奇,下者不以偶;补上治上制以缓,补下治下制以急;急则气味厚,缓则气味薄,适其至所,此之谓也。"

5. 《伤寒论·辨太阳病脉证并治》:"太阳病,外证未除,而数下之,遂协热而利,利下不止,心下痞硬,表里不解者,桂枝人参汤主之。"

6. 《伤寒论·辨阳明病脉证并治》:"趺阳脉浮而涩,浮则胃气强,涩则小便数,浮涩相搏,大便则难,其脾为约,麻子仁丸主之。"

7. 《伤寒论·辨少阴病脉证并治》:"少阴病,始得之,反发热,脉沉者,麻黄附子细辛汤主之。"

8. 《伤寒论·辨阴阳易差后劳复病证并治》:"伤寒解后,虚羸少气,气逆欲吐者,竹叶石膏汤主之。"

9. 《金匮要略•痉湿暍病脉证》:"风湿,脉浮,身重,汗出恶风者,防己黄芪汤主之。"

10. 《金匮要略•腹满寒疝宿食病脉证治》:"寒疝腹中痛,及胁痛里急者,当归生姜羊肉汤主之。"

11. 《金匮要略•肺痿肺痈咳嗽上气病脉证治》:"火逆上气,咽喉不利,止逆下气者,麦门冬汤主之。"

12. 《金匮要略•痉湿暍病脉证》:"伤寒八九日,风湿相搏,身体疼烦,不能自转侧,不呕不渴,脉浮虚而涩者,桂枝附子汤主之。"

13. 《温病条辨•中焦篇》:"太阴脾疟,脉濡寒热,疟来日迟,腹微满,四肢不暖,露姜饮主之。"

14. 《温病条辨•下焦篇》:"湿久不治,伏足少阴,舌白身痛,足跗浮肿,鹿附汤主之。"

15. 《温病条辨•下焦篇》:"老年久痢,脾阳受伤,食滑便溏,肾阳亦衰,双补汤主之。"

二、复法应用

复法就是指针对疾病的复杂病机,组合运用两种或以上的治法。其理论依据在于脏腑、经络等生理关联与病理上相互传变,导致疾病病因、病机纷繁复杂。主要用于证候兼夹、病机错杂一类疾病,单一证也需通过复合立法,求得相互为用,以形成新的功效。

复法应用的思想可追溯于《黄帝内经》,如《素问•异法方宜论》记载"是故圣人杂合以治,各得其所宜,故治所以异,而病皆愈者,得病之情,知治之大体也。"《灵枢•官能》:"寒与热争,能合而调之"。

在之后,医圣张仲景则是将复法立方用于临床实践的先驱,一方面,丰富诸多复法应用,如八法复合的代表——表里双解法应用尤为广泛,有解表清里的大青龙汤、越婢汤,解表温里的小青龙汤、乌头桂枝汤,解表攻里的大柴胡汤、厚朴七物汤等。此外,还有清补、温补、消补兼施等复法应用;另一方面,更开创了新的复法应用,如寒药与热药并举,清上与温下共施的寒温并用法,麻杏甘石汤中麻黄与石膏同用;乌梅丸中寒温兼施;诸泻心汤中黄芩、黄连与干姜、附子相伍,都是寒温并用的典范。又如以三泻心汤为代表的辛开苦降法。

这些极大拓展了复法应用范围,后世温病学在此基础上,针对温病治疗亦丰富了复法的临床应用。比如辛开苦降法,由后世温病学家加以补充和拓展,提出"非苦无能胜湿,非辛无能通利邪气","微用苦辛泄降","苦降能清热除湿,辛通能开气泄浊",用治暑湿痞证、伏暑等湿热或暑湿类病证,如加减正气散、三仁汤、连朴饮等。

附录条文

1. 《素问•异法方宜论》:"是故圣人杂合以治,各得其所宜,故治所以异,而病皆愈者,得病之情,知治之大体也。"

2. 《灵枢•官能》:"寒与热争,能合而调之。"

3. 《伤寒论•辨太阳病脉证并治》:"太阳中风,脉浮紧,发热恶寒,身疼痛,不汗出而烦躁者,大青龙汤主之。若脉微弱,汗出恶风者,不可服。服之则厥逆,筋惕肉瞤,此为逆也。"

4. 《伤寒论•辨太阳病脉证并治》:"伤寒表不解,心下有水气,干呕发热而咳,或渴,或利,或噎,或小便不利,少腹满,或喘者,小青龙汤主之。"

5. 《伤寒论•辨太阳病脉证并治》:"发汗后,不可更行桂枝汤。汗出而喘,无大热者,可与麻黄杏仁甘草石膏汤主之。"

6. 《伤寒论•辨太阳病脉证并治》:"太阳病,过经十余日,反二三下之,后四五日,柴胡证仍在者,先与小柴胡。呕不止,心下急,郁郁微烦者,为未解也,与大柴胡汤下之,则愈。"

7. 《伤寒论·辨太阳病脉证并治》:"伤寒五六日,呕而发热者,柴胡汤证具,而以他药下之,柴胡证仍在者,复与柴胡汤。此虽已下之,不为逆,必蒸蒸而振,却发热汗出而解。若心下满,而硬痛者,此为结胸也,大陷胸汤主之;但满而不痛者,此为痞,柴胡不中与之,宜半夏泻心汤。"

8. 《伤寒论·辨太阳病脉证并治》:"心下痞而复恶寒,汗出者,附子泻心汤主之。"

9. 《伤寒论·辨厥阴病脉证并治》:"伤寒,脉微而厥,至七八日,肤冷,其人躁,无暂安时者,此为脏厥,非为蛔厥也。蛔厥者其人当吐蛔。令病者静,而复时烦,此为脏寒。蛔上入膈,故烦,须臾复止,得食而呕,又烦者,蛔闻食臭出,其人当自吐蛔。蛔厥者,乌梅丸主之。又主久利。"

10. 《金匮要略·水气病脉证并治》:"风水恶风,一身悉肿,脉浮不渴,续自汗出,无大热,越婢汤主之。"

11. 《金匮要略·腹满寒疝宿食病脉证治》:"病腹满,发热十日,脉浮而数,饮食如故,厚朴七物汤主之。"

12. 《金匮要略·腹满寒疝宿食病脉证治》:"寒疝腹中痛,逆冷,手足不仁,身体疼痛,此疝之寒重者也。灸刺诸药不能取效,乌头桂枝汤主之。"

13. 《临证指南医案·吐血》:"微用苦辛泄降。"

14. 《温病条辨·上焦篇》:"头痛恶寒,身重疼痛,舌白不渴,脉弦细而濡,面色淡黄,胸闷不饥,午后身热,状若阴虚,病难速已,名曰湿温。汗之则神昏耳聋,甚则目瞑不欲言,下之则洞泄,润之则病深不解。长夏、深秋、冬日同法,三仁汤主之。"

15. 《温病条辨·中焦篇》:"秽湿着里,舌黄脘闷,气机不宣,久则酿热,三加减正气散主之。前两法,一以升降为主,一以急宣经隧为主;此则以舌黄之故,预知其内已伏热,久必化热,而身亦热矣,故加杏仁利肺气,气化则湿热俱化,滑石辛淡而凉,清湿中之热,合藿香所以宣气机之不宣也。三加减正气散方(苦辛寒法)。"

16. 《霍乱论》:"治湿热蕴伏而成霍乱,兼能行食涤痰。"

学习小结

- 本章节主要阐述了中医临床经典中的治则治法理论。治则有扶正祛邪、标本先后、正治反治、轻重缓急,因势利导,上病下取,治未病;治法包括基本的八法及复法。
- 治则是治疗疾病的总原则、总法则。《黄帝内经》对诸治则都有相应阐述,《伤寒论》《金匮要略》及温病学在此基础上,给予临床应用的示范,无论是外感病和内伤病均贯彻了上述治则,也是整个中医学治疗疾病必须遵循的法则。
- 八法是临证的基本治疗大法,是基础。八法都可以再作进一步的细化,所以八法有时只起导向作用。八法与辨证是密切相关的。八法之中除了吐法之外都是临床常用的治法,应全面认识八法内涵与应用。
- 在八法基础上,有时病情复杂,有时病情较为特殊,不是一种治法能治疗的,往往需两种或两种以上的复法才能奏效,经典中对此应用颇多,对于提高临床治疗复杂疾病有较大帮助。

(储全根　刘晓玲　钱会南)

复习思考题

1. 试述扶正与祛邪的关系,并举例说明之。
2. "治未病"在临床上如何运用?请以具体病证说明之。
3. "八法"各自临床应用有哪些?
4. 汗法在经典中的论述有哪些?汗法的注意事项有哪些?
5. 经典中涉及的复法有哪些内容?

第五章

方药应用与调护

📖 学习目的

通过对经典著作中方药内容与应用规律的学习,了解方药应用的历史沿革及经典方药应用基本特点,掌握方药应用规律,了解药剂技术及临床服药方法、时间与时机等内容,以使临床疗效最大化。

学习要点

经典中方药发展历史;经典方药特点;方剂结构;药剂技术;方剂配伍;服药方法与时间;服药时机等。

方药,是中医在辨证立法基础上,按照组方原则,通过选择合适药物、酌定药物剂量、规定适宜剂型及用法后拟定的疾病干预手段。方药干预是中医防治疾病的主要形式,是中医理、法、方、药体系中重要的组成部分。从初期的经验用药、用方到后来的辨证立法处方,期间经历了漫长的历程,中医经典在这一历史进程中扮演了重要角色,如确立组方原则、明确方剂结构及其分类等,方药研究亦因此日臻完善。中医经典不仅反映了方药应用的进步史,更涵括了方药应用的全部内容,其中既有组方原则、结构、配伍、剂型等方剂理论,又有煎煮、服药等方药应用时的调护方法。

第一节 方药应用

方药应用必须在中医理论指导下进行,它是中医理论付诸临床实践的直接表现形式。中医经典,尤其《伤寒杂病论》,作为方药应用的典范,为方药应用建立起严格的临床规范,并因此取得了显著的临床疗效,体现了独特的方药应用特色。学习与掌握临床经典中方药的应用规律,将有助于提高学生临床处方用药的能力。

一、方药应用形式

从《黄帝内经》组方理论提出及有限的方药应用,到《伤寒杂病论》经方体系的建立,再到温病学对温病诊治方药应用的丰富与发展,方药应用理论发展实现了数次历史性的跨越,方药应用呈现出极其丰富的形式:

1. 方药应用形式结构 方药应用的形式结构除少数单行外,更多采用方剂的方式呈现,而在众多组方原则指导下创立的方剂,不应是毫无章法的药物堆砌,而是要遵循一定形式、借助一定的骨架,即在一定的层次结构和框架下组方。方剂结构既包含有方内的遵循模式,又包括组方的整体形式即方与方之间组方结构。当它建立起有序的层次结构及整体框架时,其功效再也不是方中药物效应的简单叠加。所谓"药有个性之专长,方有合群之妙用","方"这一形式总体,不能用药或药相加的概念去简单对待。千余年来的实践证明,结构严谨的组方不仅表现出完美的组方理论,更是方剂效用得以实现的基础。

(1)君、臣、佐、使:组方不仅要以理法为基础,强调方证对应,更要求对方内药物主次及剂量做出严格规定,通过这一方内规则的遵守,将组方时遇到的各方因素有机地结合起来,组成一个完整的方剂。而这一方内规则,即是君臣佐使理论。

君、臣、佐、使这一方内结构或方内形式,早在《黄帝内经》中已有论述,《素问·至真要大论》云:"主病之谓君,佐君之谓臣,应臣之谓使",全面阐述了组方时药物之间的相互关系,构建起了后世创立方剂的基本理论模型。《伤寒论》在临床实践中精当地运用了这一理论模型,通过优化古方、创立新方,不仅使这一理论模型的科学性得到了实践检验,亦在这一理论模型中充实进了较多新的内涵。

这一理论的核心是通过借喻封建国家体制中君、臣、佐、使的等级设置,以说明药物在方中的主次地位。《伤寒论》在继承《黄帝内经》组方理论基础上,通过具体组方体现了这一理论,且使之更加完善,更臻成熟。

作为方剂内部的结构形式,仲景在严格遵守这一规则基础上,还依照病之实际,不拘泥其成规,由此使组方形式变得更加灵活。如麻黄汤君、臣、佐、使一目了然。然而,论中亦有据病情需要,不拘《黄帝内经》君一之限,选用两种药物为君者,如太少合病的柴胡桂枝共为君药;还有如通脉四逆加猪胆汁汤,除君、臣药外,更有猪胆汁充当佐使,一药兼两职者;更有仅设君位,不出臣、佐、使者,如甘草汤等。这些都是在君、臣、佐、使理论模型指导下,通过严谨制方、灵活变化获得的。

这一结构还对方药剂量有严格规定,伴随着作用特点的不同,剂量必然有所不同,《伤寒论》方多具此特点,君药量大,臣药次之,佐使药药量偏少,甚至几分而已,正所谓"君一、臣二"之谓。此外,论中亦有君、臣药等量者,如猪苓汤、黄连汤等;更有辅佐药大于君药量者,如大承气汤、三物白散等,又当从其作用强度去考虑。

在方剂基本结构支撑下,方中各部分药物间能够达到井然有序、层次分明。君药犹如一国(单位、部门)之君主,统率全局,而臣、佐、使药,各司其职,除辅助君药治疗主病主证外,还发挥各自优势,治疗兼证,相互协调、相互作用,发挥集体力量,从而达到增效、减毒等目的。

(2)大、小、缓、急、奇、偶、复:君、臣、佐、使是组方的方内结构形式,为使方剂更好地发挥疗效,在对病证属性、病情、病势做出判断基础上,组方时还须就方剂的外部形态做出合理塑造,以求更加契合病情,治疗更具针对性、时效性。而这一组方形态,主要体现为"七方"之制。

《黄帝内经》虽无"七方"之名,却已有"七方"之实,即对大、小、缓、急、奇、偶、复的描述。所谓大方,是指构成汤方的药味多,以治邪气方盛,需重剂治疗的方剂,如大柴胡汤;小方是指药味少或用量小,以治病浅邪微的方剂。缓方、急方是以药力而言,急方是指药性峻猛,气味较厚,以治病重或势急,须迅速治疗急于取效的方剂,如四逆汤；缓方是指药性和缓、气味较薄，以适应病势缓慢者，如五苓散；奇方是指单数药味组成的方剂，用治病因单纯的病证，这类汤方论中数目较多；偶方是指由双数药味组成的方剂，用治病因相对复杂的病证；复方则是两方或数方合用而治疗较为复杂病症的方剂，如桂麻合方等。由此可见，"七方"是针对病邪轻重、病位高下、病势缓急等做出的创方形态选择，是基于疾病整体状态进行方剂外部形态塑造后的结果，亦是对方剂作用趋势的外部限定。

然"七方"所体现的汤方外部形态与功效之间并非绝对对应，如偶方治疗病因复杂的病证，但麻黄汤虽属偶方，其病因却并不繁杂。因此，对"七方"而言，只能将其视着一种方法，应用时当取其合理内核，随病证而取舍。

通过对经典中组方结构的分析，不难发现，任何一个汤方都是内部结构模型与外部结构形态的有机统一，相对于组方的内部结构模型君臣佐使而言，七方形态只是外部形式，其所起作用相对较弱。

2. 方药应用形式研究　中医经典不仅对方剂形式做了描述性记载，还就形式背后的相关内容做了较为深入的研究，诸如方药配伍、方药拓展应用等，经典著作都有较多的阐发。

组方配伍：经典中的组方形式虽亦有单行的例子，如甘草汤，但更多却以药物组合的形式出现。经典著作的作者们已认识到，单味中药在治疗中往往存在着这样那样的不足，通过中药组合应用不仅可较好地应对复杂的病情，更可增强疗效、减轻毒副作用，在此基础上产生了组方时的独特形式——配伍。药物合理配伍组方思路的引入使得经典方药更加色彩斑斓。

1）功效配伍：包括增强效应，主要以君、臣药的形式出现，通过功效相似药物配伍以增强方剂整体效应，如白虎汤中的石膏、知母，四逆汤中的附子、干姜等。互补效应，如半夏泻心汤方中黄芩、黄连相配清其热，干姜、半夏辛温宣开，散其寒，黄芩、黄连与干姜、半夏功效相异，两组药物相配既可清热又可散寒宣通，扩大了治疗范围。共奏新效，小柴胡汤为邪在少阳、枢机不利而设，方以柴胡配黄芩，柴胡透泄外散，黄芩清泄里热，两相配合，共奏和解少阳之效，其配伍效应是单以柴胡或黄芩无法达到的。监制毒性，药物通过合理配伍可以达到减毒增效的作用，如附子多伍以甘草，能调和诸药可制附子燥烈之性。《伤寒论》《金匮要略》中有较多生姜配半夏的例子，通过配伍生姜既能减轻半夏毒性，又能增强其降逆止呕功效。十枣汤中大戟、芫花、甘遂三药药性峻烈，逐水之力甚著，往往易致邪去正伤，故以大枣煎汤送服，以顾护胃气，使邪去而正不伤；三物白散中巴豆辛热有毒，对胃肠有强烈的刺激作用，仲景以"白饮和服"，实则以米汤监制其毒性，顾护胃气。

2）性味配伍：这一理论起自《黄帝内经》，至《伤寒杂病论》这一理论在方剂配伍中应用得更为广泛，形式也至为多样，如性味相辅，组方过程中借相关性味相互辅助、共同配伍，达到实现某一效应的目的，如苦寒泻火、甘温补气、辛甘发散、酸苦涌泄等；又如辛甘化阳之桂枝、甘草相配，酸甘化阴之芍药、甘草相配，苦甘合化之乌梅、黄连、黄柏相配等；性味相制，将两种或几种性味迥然不同的药物，有机组合融为一体，使其相互制约、相互调节，从而达到特殊的治疗效用，如寒热并用的黄连与桂枝、干姜相配，辛散与酸敛相配，如小青龙汤之干姜、细辛与五味子等。至温病学形成，这一理论又得到极大补充，在甘寒、咸寒、酸寒养阴增液方面应用最为精细。

二、方药应用范围拓展

《黄帝内经》方药配伍简单,治疗的疾病除外科痈疡外,其余均为内科疾病,病种相对较少,应用范围较窄。《伤寒论》《金匮要略》在方药应用方面有了较大发展,治疗病种涵盖了内、外、妇、儿等多种常见病,甚至涉及疑难病内容,方药应用得到明显拓展。至明清时期,温病学形成,温病学家不仅擅用古方,还创立了大量行之有效的新方用于温热类疾病治疗,使得方药应用在该领域得以大放光彩;此外,这一时期还出现了由内科向妇科、儿科、五官科等专科化倾向。

三、药剂技术发明与进步

剂型与方药疗效有着密切关系。一方面,具有寒热温凉不同属性的药物,需赖不同剂型以更好地发挥其药效,正如《神农本草经》载:"药性有宜丸者,有宜散者,宜水煮者,宜膏煎者……并随药性,不得违越。"。另一方面,疾病的表里、虚实、寒热、缓急、轻重、上下等须赖不同剂型方能更好地发挥疗效。

正是由于剂型直接影响了方药的效用,人们才更多地关注药物的制剂类型。在《黄帝内经》中,不难发现当时不仅在剂型方面更加丰富,涵盖了膏、丹、丸、散、汤等不同剂型,且有了"汤液醪醴论"的专章,以讨论与药剂有关的问题,凸显了前人对剂型与方剂效应关系的重视。

《伤寒论》《金匮要略》对剂型选择亦尤为重视,在剂型种类方面,结合方剂功效及具体病证需要,书中述及汤剂、丸剂、散剂、膏剂、栓剂、灌肠剂、含咽剂等多种制剂类型,丰富了中药制剂内容。特别值得提出的是,仲景将剂型与理、法、方、药融汇为一个整体,实现了剂型与病证之间的"无缝"衔接。其中汤剂应用最为广泛,具有作用荡涤下行,去病最速的特点,满足了病变多样、发展迅速的需要,如大承气汤、宣白承气汤急下通腑;丸剂乃取"丸者,缓也"之意,取其"缓化",如大陷胸、鳖甲煎丸;散剂有"散也"之意,能散布阳气、散结聚之邪,如五苓散、猪苓散,取其助脾气之转枢,以散水气;至于膏剂,虽无其名,但有其实,猪肤汤即是此例,偏于滋补,为现代膏剂之雏形;栓剂则见于外导通下的蜜煎方;灌肠剂见于导下法之猪胆汁方;含咽剂见于少阴咽痛篇苦酒汤,仲景强调"少少含咽之"即是其意。上述栓剂、灌肠剂及含咽剂应是仲景依据病证需要灵活创制的新剂型。

总之,经典中强化了剂型与方剂效应之间不可分割的联系,体现出据证候而定剂型的制剂学特色,这一思想使得组方、用方理论更臻完美。

附录条文

1. 《素问•至真要大论》:"君一臣二,奇之制也;君二臣四,偶之制也;君二臣三,奇之制也;君二臣六,偶之制也。"

2. 《素问•至真要大论》:"补上治上制以缓,补下治下制以急,急则气味厚,缓则气味薄。"

3. 《素问•至真要大论》:"主病之谓君,佐君之谓臣,应臣之谓使,非上下三品之谓也。"

4. 《伤寒论•辨太阳病脉证并治》:"太阳病,发汗后,大汗出,胃中干,烦躁不得眠,欲得饮水者,少少与饮之,令胃气和则愈。若脉浮,小便不利,微热消渴者,与五苓散主之。"

5. 《伤寒论•辨阳明病脉证并治》:"阳明病,自汗出,若发汗,小便自利者,此为津液内竭,虽硬不可攻之,当须自欲大便,宜蜜煎导而通之。若土瓜根及与大猪胆汁,皆可为导。"

6. 《伤寒论·辨少阴病脉证并治》:"少阴病,下利,咽痛,胸满心烦者,猪肤汤主之。……以水一斗,煮取五升,去滓,加白蜜一升,白粉五合,熬香,和相得,温分六服。"

7. 《伤寒论·辨少阴病脉证并治》:"少阴病,咽中伤生疮,不能语言,声不出者,苦酒汤主之。……内半夏,着苦酒中,以鸡子壳,置刀环中,安火上,令三沸,去滓,少少含咽之,不差,更作三剂。"

8. 《金匮要略·呕吐哕下利病脉证治》:"呕吐而病在膈上,后思水者解,急与之,思水者猪苓散主之。"

9. 《温病条辨·中焦篇》:"阳明温病,下之不通,其证有五:应下失下,正虚不能运药,不运药者死,新加黄龙汤主之。喘促不宁,痰涎壅滞,右寸实大,肺气不降者,宣白承气汤主之。"

10. 《温病条辨·下焦篇》:"热邪深入,或在少阴,或在厥阴,均宜复脉。此言复脉为热邪劫阴之总司也。盖少阴藏精,厥阴必待少阴精足而后能生,二经均可主以复脉者,乙癸同源也。加减复脉汤方(甘润存津法)……。"

四、经典方药应用特点

1.《黄帝内经》方药应用特点 《黄帝内经》所涉及的药物有鸡矢醴、乌鲗骨、蕳茹、生铁落、泽泻、连翘等,共计20余味,只有鸡矢醴、半夏汤等少数标有方名,而其余方仅注明了药物。对药物剂量应用相对粗略,制剂方法比较简单,药物炮制记载更少,所记述治疗病证亦不多,如以鸡矢醴治疗臌胀、半夏汤治疗失眠等。从上述内容可窥见《黄帝内经》的方药应用特点:

(1)涉猎面较多,但论述简单:方药应用涵盖了制剂方法、剂型、给药途径、服用方法、药后护理、使用宜忌等多方面的内容。

(2)有方而无名,方剂概念并未完全建立:这从《黄帝内经》中方剂的无方名现象得到印证。

(3)方剂结构单一:其中的方较小,药味数量不多,配伍结构简单。

(4)辨病用方为主:《黄帝内经》时期展现的更多是辨病论治为主,如鸡矢醴治疗臌胀、半夏汤治疗失眠等,都是辨病用方,无更详细诊治过程。

2.《伤寒论》《金匮要略》方药应用特点 《伤寒论》《金匮要略》不仅继承了《黄帝内经》方药应用的原则,而且有了较多的发展与补充。《伤寒论》载113方,所用药物达80多种;《金匮要略》载262首,所用药物达116种,这些方剂基本满足了临床各科所需,成为后世辨证论治灵活用药之楷模。

该书"以六经辨治伤寒,以脏腑统论杂病",把医学理论与临床经验有机地结合起来,确立了中医学辨证论治的基本思维框架。其主要特点有:

(1)创立辨证论治基础上的方药应用规范:该书提出六经辨治及脏腑经络辨治的诊疗体系,创造性地融理、法、方、药于一体,建立了临床诊疗路径。

(2)配伍严密,药变方殊:用药配伍严谨,增减方中药味甚至药量即可改变整个方剂的功效主治。

(3)剂型多样,调护有法:有汤剂、丸剂、散剂、酒剂、洗剂、浴剂、熏剂等不同剂型,迄今仍应用于临床各科。

(4)方剂内容完整齐全:从方名、组成、剂量、到煎服法、功效、主治、宜忌、加减等具备了方剂的全部要素。

(5)记载了大量有效的方剂,疗效卓著,流传千古,被后世誉为"方书之祖"。

3．温病学方药应用特点　至明清温病学时期，方药应用水平达到了新的高度，也为中医方药学发展注入了新的生机和活力。其方药应用特点主要有：

（1）建立完整温热病辨治体系：温热病辨治历经不同医家的发展，至明清形成了完整、独特的诊疗体系，如三焦辨证，卫气营血辨证，而且其用药也反映了温病学辨证的特色。如三焦组方用药的原则，"治上焦如羽""治中焦如衡""治下焦如权"，无论是引用方，或以原方加减变化成新方者，或创立新方，都在三焦辨证、卫气营血辨证基础上处方用药，如此既继承和发扬了《伤寒杂病论》中经典方剂的应用，更在此基础上创立出一系列具有温病学特点并对后世影响深远的治疗方剂。

（2）开创了瘟疫病证辨治思路：提出了开达膜原、截断用药、攻补兼施等一系列治瘟疫用药思路与方法。

（3）温病用药灵活变通：温热病发展错综复杂，病证常常寒热虚实并见，因此方药常寒温并用，补泻合参等；此外，温病病证传变或发展较快，临床用药常需随证而用，灵活多变，最忌固守死板。

附录条文

1. 《素问·腹中论》："黄帝问曰：有病心腹满，旦食则不能暮食，此为何病？岐伯对曰：名为鼓胀。帝曰：治之奈何？岐伯曰：治之以鸡矢醴，一剂知，二剂已。"

2. 《素问·腹中论》："病名血枯，此得之年少时，有所大脱血。若醉入房，中气竭，肝伤，故月事衰少不来也。帝曰：治之奈何？复以何术？岐伯曰：以四乌鲗骨一藘茹，二物并合之，丸以雀卵，大小如豆，以五丸为后饭，饮以鲍鱼汁，利肠中，及伤肝也。"

3. 《灵枢·邪客》："黄帝问曰：善。治之奈何？伯高曰：补其不足，泻其有余，调其虚实，以通其道，而去其邪。饮以半夏汤一剂，阴阳已通，其卧立至。"

4. 《灵枢·痈疽》："痈发于嗌中，名曰猛疽。猛疽不治，化为脓，脓不泻，塞咽，半日死。其化为脓者，泻则合豕膏，冷食，三日而已。"

5. 《灵枢·痈疽》："发于膺，名曰甘疽。色青，其状如谷实栝楼，常苦寒热，急治之，去其寒热，十岁死，死后出脓。"

6. 《灵枢·痈疽》："发于胁，名曰败疵。败疵者，女子之病也，灸之，其病大痈脓，治之，其中乃有生肉，大如赤小豆，剉陵翘草根各一升，以水一斗六升煮之，竭为取三升，则强饮厚衣，坐于釜上，令汗出至足已。"

7. 《伤寒论·辨太阳病脉证并治》："太阳病三日，已发汗，若吐，若下，若温针，仍不解者，此为坏病，桂枝不可与也。观其脉证，知犯何逆，随证治之。"

8. 《金匮要略·脏腑经络先后病脉证》："问曰：上工治未病，何也？师曰：夫治未病者，见肝之病，知肝传脾，当先实脾，四季脾旺不受邪，即勿补之。中工不晓相传，见肝之病，不解实脾，惟治肝也。……若人能养慎，不令邪风干忤经络，适中经络，未流传脏腑，即医治之，四肢才觉重滞，即导引、吐纳、针灸、膏摩，勿令九窍闭塞；更能无犯王法、禽兽灾伤，房室勿令竭乏，服食节其冷、热、苦、酸、辛、甘，不遗形体有衰，病则无由入其腠理。"

9. 《温疫论·温疫初起》："温疫初起，先憎寒而后发热，日后但热而无憎寒也。初得之二三日，其脉不浮不沉而数，昼夜发热，日晡益甚，头疼身痛。其时邪在伏脊之前，肠胃之后，虽有头疼身痛，此邪热浮越于经，不可认为伤寒表证，辄用麻黄桂枝之类强发其汗。此邪不在经，汗之徒伤表气，热亦不减。又不可下，此邪不在里，下之徒伤胃气，其渴愈甚。宜达原饮。"

10. 《温热论·温病大纲》："辨营卫气血虽与伤寒同，若论治法，则与伤寒大异也。"

11.《温病条辨•治病法论》:"治上焦如羽(非轻不举);治中焦如衡(非平不安);治下焦如权(非重不沉)。"

第二节 调护之法

临床常有辨证用方准确而疗效却欠显著者,究其原因,多由服法及护理不当造成。由此可见,服药方法及护理的正确与否直接关系着疗效的发挥,亦正因此,方剂应用过程中应重视其服法及护理,并视之为用方理论的有机组成部分。概括经典方剂服法及药后护理的相关内容,主要包括如下方面:

一、服药方法与时机

中医经典中不仅关注了服药方法,如"顿服""频服""凉服""露服""少少含咽之"及"茶调服""薄荷汤送服"等,更对方药服用时机亦掌握得恰到好处,已认识到这是直接影响药物效应的因素。"平旦空腹服"即晨起空腹服用,如十枣汤,用后更利于峻下作用发挥。"先食服"即食前服,如桃核承气汤,因其病位在下,空腹服药便于药力直达病所,还有己椒苈黄汤、桂枝茯苓丸。"日夜连服"的竹皮大丸。桂枝汤治自汗,强调"先其时发汗"。还有按照时令病发生流行特点制定的服药时间原则。

附录条文

1. 《伤寒论•辨太阳病脉证并治》:"病人脏无他病,时发热,自汗出,而不愈者,此卫气不和也。先其时发汗则愈,宜桂枝汤。"

2. 《伤寒论•辨太阳病脉证并治》:"发汗过多,其叉手自冒心,心下悸,欲得按者,桂枝甘草汤主之。右二味,以水三升,煮取一升,去滓,顿服。"

3. 《伤寒论•辨太阳病脉证并治》:"右五味,以水七升,煮取二升半,去滓,内芒硝,更上火,微沸下火,先食温服五合,日三服,当微利。"

4. 《伤寒论•辨太阳病脉证并治》:"右三味等分,分别捣为散。以水一升半,先煮大枣肥者十枚,取八合,去滓,内药末。强人服一钱匕,羸人服半钱,温服之,平旦服,若下少,病不除者,明日更服,加半钱,得快下利后,糜粥自养。"

5. 《伤寒论•辨少阴病脉证并治》:"少阴病,咽中伤生疮,不能语言,声不出者,苦酒汤主之。右二味,内半夏,着苦酒中,以鸡子壳,置刀环中,安火上,令三沸,去滓,少少含咽之,不差,更作三剂。"

6. 《金匮要略•妇人产后病脉证并治》:"右五味,末之,枣肉和丸弹子大,以饮服一丸,日三夜二服。有热者,倍白薇,烦喘者,加柏实一分。"

7. 《临证指南医案•咳嗽》:"兹议摄纳下焦于早服。而纯甘清燥暮进。填实在下。清肃在上。凡药味苦辛宜忌。为伤胃泄气预防也。(肾阴胃阴兼虚)"

8. 《温病条辨•上焦篇》:(注:安宫牛黄丸)"脉虚者人参汤下脉实者银花薄荷汤下。"

9. 《温病条辨•中焦篇》:"太阴脾疟,脉濡寒热,疟来日迟。腹微满,四肢不暖,露姜饮主之。此偏于太阴虚寒,故以甘温补正。其退邪之妙,全在用露,清肃能清邪热,甘润不伤正阴,又得气化之妙谛。"

10. 《温病条辨•中焦篇》:"足太阴寒湿,舌白滑,甚则灰,脉迟,不食,不寐,大便窒塞,浊阴凝聚,阳伤腹痛,痛甚则肢逆,椒附白通汤主之。水五杯,煮成二杯,分二次凉服。"

二、服后宜忌

除应注意服药时机外,还应注意方后护理内容。作为方药应用的重要组成部分,应同服法一样等同对待。

1. 服后之宜　服药后,为更好取得方药效应,还须采取相应措施,以保证药物效用的正常发挥。如瓜蒌桂枝汤啜热粥助药祛邪,麻黄汤服后覆取微似汗,不须啜粥等。

2. 服后之忌　服药后既应注意其"宜",更当避开其"禁",如此方能取得良好药效。如服桂枝、葛根汤、乌梅丸等方后,均忌食生冷、黏滑等食物,以防阻碍胃气,恋邪不去。温病治疗服药后,"热时断不可食,热退必须少食",热病初愈,"坚硬浓浊者,不可骤进"。

综上所述,药物服用方法及服后护理亦是用方的重要环节,应该加以研究,不可忽视!

附录条文

1. 《伤寒论·辨太阳病脉证并治》:"禁生冷、粘滑、肉面、五辛、酒酪、臭恶等物。"
2. 《伤寒论·辨太阳病脉证并治》:"太阳病,头痛发热,身疼,腰痛,骨节疼痛,恶风,无汗而喘者,麻黄汤主之。右四味,以水九升,先煮麻黄,减二升,去上沫,内诸药,煮取二升半,去滓,温服八合,覆取微似汗,不须啜粥,余如桂枝法将息。"
3. 《金匮要略·痉湿暍病脉证》:"太阳病,其证备,身体强,几几然,脉反沉迟,此为痉,栝蒌桂枝汤主之。右六味,以水九升,煮取三升,分温三服,取微汗。汗不出,食顷,啜热粥发之。"
4. 《温病条辨·原病篇》:"此节言热病之禁也,语意自明。大抵邪之着人也,每借有质以为依附,热时断不可食,热退必须少食,如兵家坚壁清野之计,必俟热邪尽退,而后可大食也。"

学习小结

- 本章节主要阐述了中医临床经典的方药应用。方药应用理论沿革便于把握经典中方药学发展学术脉络;对经典方药特点的总结与比较能更好地指导方药临床应用。最后是处方开列完成后,如何善后调护,这是保证或增强方药疗效不可或缺的环节。

- 临床处方用药有着一套完整的规则,从《黄帝内经》始至温病学诸典籍,期间经历无数医家的孜孜探索,方药应用理论在方药结构,方药配伍,药剂技术,方药治疗范围等方面不断被充实、发展。

- 经典方药特点,代表了不同时期方药学理论发展的水平及临床治疗病证的范围,从理论层面到临床实践,组方理论及技术不断丰富,治疗病种不断扩大,病证治疗更趋专科性。

- 开列方药固然重要,结合不同病患、不同病证,选用特色性调护方法亦至为重要,有时甚至成为方药是否取效的决定因素,临床应用时不可忽视。

(周春祥)

复习思考题

1. 方药配伍应用有哪些?

2．药剂技术有哪些？并简述其临床意义。

3．《黄帝内经》方药特色有哪些？

4．温病方药在治疗疫病方面提出了哪些方法？

5．简述方药调护的意义。

6．经典中特殊服药方法与时机有哪些？

7．服药后护理注意事项有哪些？

第一章

内 科 病 证

　　四大经典不仅蕴含了丰富的病因、病理及辨治体系理论，而且记载了临床各科病证的众多辨治内容，不同经典对同一疾病辨治的变迁，恰好反映了古人对该疾病辨治的进步，也反映了某种疾病证治存在的多样性。因此，通过对四大经典相关临床病证辨治内容的梳理与分析，较易找到相关病证的临床辨治规律，也能清晰地勾画出不同时代中医大家对相关病证认识的脉络，为当今进一步认识相关病证找到可借鉴的思路与方法。

　　本章拟对经典中述及的内科相关病证进行系统阐述，内容包括伤寒、温病与内伤杂病三大部分，病证选择以常见、多发病证为主。

　　通过对经典中记载的伤寒、温病辨治规律的认识，把握外感病正确的临床辨治思路，如伤寒的六经辨治，温病的卫气营血与三焦辨治等，以提高对外感病、尤其是温热病的辨治能力。

　　通过对经典记载的内伤杂病、尤其是对疑难病证辨治规律的揭示，不仅能提高学习者对内伤杂病的辨治水平，更能拓展学习者的临床辨治思路，增强临床思维能力。

第一节　伤　寒

　　本节主要论述伤寒相关病证辨治内容，以《伤寒论》阐述的六经病为中心，通过联系其他经典述及的辨治伤寒病证的相关内容，全面把握经典对伤寒辨治的系统认识，从病因病机及证治方药等不同角度进行论述，冀能为把握六经病相关辨治规律及将

笔记

之正确应用于临床奠定基础。

一、太阳病

太阳病《黄帝内经》称为"巨阳病",是外邪侵犯肌表导致的病证,"脉浮,头项强痛而恶寒"为太阳病诊断要点,邪袭肌表,与卫气相争,致营卫功能失常,经气不利。

由于病人体质强弱不同,感受外邪属性有别,致病理变化亦各有殊。太阳病既有平素腠理固密,外感风寒而致的太阳伤寒证;亦有腠理疏松,外感风寒而致的太阳中风证。外感风热病邪则形成太阳温病。三者均可见发热,恶寒,脉浮。

太阳病以解表为主要治法,根据病邪性质和体质状况的不同,可采用辛温发汗、解肌祛风以及辛凉透表等不同方法。

1. 病因病机　太阳中风证是腠理疏松之人感受风寒之邪,致卫强营弱,营卫失和之证。风寒袭表,卫气因抗邪而浮盛于外,正邪相争,卫分邪气亦盛,故称"卫强"。腠理疏松,卫外失固,致汗出营阴外越,营阴不足,故称"营弱"。由于卫外功能失常故见"恶风";邪与卫气相争故见发热;腠理疏松,营气外散故见汗出、脉缓。

太阳伤寒为风寒之邪侵袭人体,卫阳被遏,营卫郁滞不通,腠理致密所致。太阳伤寒证的基本病机是寒邪袭表,卫闭营郁。由于寒为阴邪,寒邪闭表,卫阳被闭郁,证见发热、无汗等病证;寒邪内郁营阴,营阴涩滞,经脉拘挛,见全身疼痛表现。

太阳温病为外受温邪,致热邪伤津。温热邪气侵袭肺卫,卫气与温热之邪相争故见发热;卫气温煦失司可致恶寒;温邪为阳邪,温热邪气伤人,化热最速,损伤阴津最易,故证见恶寒轻微,或无恶寒,并见咽痛、口渴。

2. 证治方药　太阳中风证的主要脉症为恶风或恶寒、发热、头项强痛、自汗、鼻鸣、干呕、脉浮缓等。治疗以解肌祛风、调和营卫为法,代表方是桂枝汤,功在调和营卫,使卫阳振奋、营气得敛,营卫协调。太阳中风兼气逆而喘,可用桂枝汤加厚朴、杏仁治之;太阳中风兼项背强几几,有汗出者,可用桂枝加葛根汤治之。

太阳伤寒证见恶寒发热、头项强痛、身体或骨节疼痛、无汗而喘、呕逆、脉浮紧等症状。治以辛温发汗,宣肺解表,代表方麻黄汤,是祛邪发汗峻剂。太阳伤寒兼项背强几几,用葛根汤;兼热郁于内,烦躁、口渴,用大青龙汤;夹水饮而干呕、喘咳者,治以小青龙汤。

太阳温病以脉浮数、发热、口微渴、微恶寒或不恶寒、舌边尖红等为特点。《伤寒论》论述了太阳温病的病证类型,并未论及具体的治疗方法。后世多以辛凉透表或辛凉解肌为主要治法,桑菊饮和银翘散为可选之方。其中银翘散解表清热之力较强,适用于温病初起,邪热较甚,以发热,微恶风寒,咽痛,口渴,脉浮数为主要表现;桑菊饮偏于宣肺止咳,适用于温病初起,肺气失宣,以咳嗽,身不甚热,口微渴为主要表现。

后世医家在《黄帝内经》《伤寒论》对太阳病认识基础上,逐渐认识到其他外邪袭表亦可形成太阳病证,至明清时期形成了较为完善的外感表证辨治模型。

附录条文

1. 《素问·热论》:"巨阳者,诸阳之属也,其脉连于风府,故为诸阳主气也。"

2. 《素问·热论》:"伤寒一日,巨阳受之,故头项痛,腰脊强。"

3. 《伤寒论·辨太阳病脉证并治》:"太阳之为病,脉浮,头项强痛而恶寒。"

4. 《伤寒论•辨太阳病脉证并治》:"太阳病,发热,汗出,恶风,脉缓者,名为中风。"

5. 《伤寒论•辨太阳病脉证并治》:"太阳中风,阳浮而阴弱,阳浮者,热自发,阴弱者,汗自出,啬啬恶寒,淅淅恶风,翕翕发热,鼻鸣干呕者,桂枝汤主之。"

6. 《伤寒论•辨太阳病脉证并治》:"太阳病,头痛,发热,汗出,恶风,桂枝汤主之。"

7. 《伤寒论•辨太阳病脉证并治》:"太阳病,项背强几几,反汗出恶风者,桂枝加葛根汤主之。"

8. 《伤寒论•辨太阳病脉证并治》:"喘家,作桂枝汤,加厚朴杏子佳。"

9. 《伤寒论•辨太阳病脉证并治》:"太阳病,初服桂枝汤,反烦不解者,先刺风池、风府,却与桂枝汤则愈。"

10. 《伤寒论•辨太阳病脉证并治》:"太阳病,外证未解,脉浮弱者,当以汗解,宜桂枝汤。"

11. 《伤寒论•辨太阳病脉证并治》:"太阳病,下之微喘者,表未解故也,桂枝加厚朴杏子汤主之。"

12. 《伤寒论•辨太阳病脉证并治》:"伤寒发汗已解,半日许复烦,脉浮数者,可更发汗,宜桂枝汤。"

13. 《伤寒论•辨太阳病脉证并治》:"太阳病,发热汗出者,此为荣弱卫强,故使汗出,欲救邪风者,宜桂枝汤。"

14. 《伤寒论•辨太阳病脉证并治》:"太阳病,或已发热,或未发热,必恶寒,体痛,呕逆,脉阴阳俱紧者,名为伤寒。"

15. 《伤寒论•辨太阳病脉证并治》:"太阳病,头痛发热,身疼腰痛,骨节疼痛,恶风无汗而喘者,麻黄汤主之。"

16. 《伤寒论•辨太阳病脉证并治》:"太阳中风,脉浮紧,发热恶寒,身疼痛,不汗出而烦躁者,大青龙汤主之。若脉微弱,汗出恶风者,不可服之。服之则厥逆,筋惕肉𥆧,此为逆也。"

17. 《伤寒论•辨太阳病脉证并治》:"伤寒脉浮缓,身不疼但重,乍有轻时,无少阴证者,大青龙汤发之。"

18. 《伤寒论•辨太阳病脉证并治》:"伤寒表不解,心下有水气,干呕发热而咳,或渴,或利,或噎,或小便不利、少腹满,或喘者,小青龙汤主之。"

19. 《伤寒论•辨太阳病脉证并治》:"伤寒心下有水气,咳而微喘,发热不渴。服汤已渴者,此寒去欲解也。小青龙汤主之。"

20. 《伤寒论•辨太阳病脉证并治》:"太阳病,脉浮紧,无汗,发热,身疼痛,八九日不解,表证仍在,此当发其汗。服药已微除,其人发烦目暝,剧者必衄,衄乃解。所以然者,阳气重故也。麻黄汤主之。"

21. 《伤寒论•辨太阳病脉证并治》:"太阳病,脉浮紧,发热,身无汗,自衄者,愈。"

22. 《伤寒论•辨太阳病脉证并治》:"脉浮紧者,法当身疼痛,宜以汗解之。假令尺中迟者,不可发汗。何以知然?以荣气不足,血少故也。"

23. 《伤寒论•辨太阳病脉证并治》:"脉浮者,病在表,可发汗,宜麻黄汤。"

24. 《伤寒论•辨太阳病脉证并治》:"脉浮而数者,可发汗,宜麻黄汤。"

25. 《伤寒论•辨太阳病脉证并治》:"伤寒脉浮紧,不发汗,因致衄者,麻黄汤主之。"

26. 《伤寒论•辨太阳病脉证并治》:"太阳病,发热而渴,不恶寒者为温病。若发汗已,身灼热者,名风温。风温为病,脉阴阳俱浮,自汗出,身重,多眠睡,鼻息必鼾,语言难出。若被下者,小便不利,直视失溲。若被火者,微发黄色,剧则如惊痫,时瘛疭,若火熏之。一逆尚引日,再逆促命期。"

27. 《温病条辨•上焦篇》:"太阴风温、温热、瘟疫、冬温,初起恶风寒者,桂枝汤主之;但热不恶寒而渴者,辛凉平剂银翘散主之。温毒、暑温、湿温、温疟,不在此例。"

28. 《温病条辨•上焦篇》:"太阴温病,恶风寒,服桂枝汤已,恶寒解,余病不解者,银翘散主之;余证悉减者,减其制。"

29. 《温病条辨•上焦篇》:"太阴风温,但咳,身不甚热,微渴者,辛凉轻剂桑菊饮主之。"

二、阳明病

阳明病是外感热病中病邪侵入阳明胃肠所致的病证。阳明为多气多血之经，更多见及阳明热实证，故《黄帝内经》首提"实则阳明，虚则太阴"辨证纲要，《伤寒论》以"胃家实"为阳明病提纲，更补《黄帝内经》不逮，举述阳明胃阳不足证。温病学亦多述及阳明病，如"夏暑发自阳明"等，反映了温病大家对阳明病认识的进步。

1. 病因病机　阳明病大多由太阳病发展而来，也可因邪热直犯阳明、少阳病误治邪传阳明以及太阴病转归而来。阳明病邪热炽盛，正气充足，邪正斗争激烈，故以里热炽盛为主要病机，病位主要在胃、肠。然亦有阳明胃阳虚损者。

按照临床表现的不同，阳明病无形热证与有形实结证。临床亦可见阳明虚寒证。

2. 证治方药　阳明里热之证，若属邪热内扰，郁滞胃脘，见心烦，脘嘈不适，口渴等者，治宜轻宣胃中郁热，方选栀子豉汤加减。

阳明热邪弥漫证，在一派热盛基础上更见腹满身重，难以转侧，口不仁面垢，谵语遗尿，自汗出，口渴，舌红苔黄者，治用白虎汤。

阳明热盛伴津气两伤，见背微恶寒，时时恶风等，用白虎加人参汤治疗。

阳明有热兼阴虚水停，证见心烦，小便不利，口渴，脉浮者，治用猪苓汤。

阳明实结证为：日晡潮热，烦躁，谵语，汗出，腹满胀痛，不大便，脉沉实。以苦寒泻下之剂，荡涤肠胃之实邪。其中结深而潮热毕现，见微烦舌红苔白欠津或黄白相间，热势较轻者用小承气汤；汗出热不退，轻则烦躁，重则谵语，腹胀满疼痛，大便不通，脉沉实，舌红，苔黄燥或焦燥起刺，证属热盛极用大承气汤。实邪内结轻浅却热势较重，证见蒸蒸发热者，用调胃承气汤。

若属津伤便秘，宜用润下法或导法，如麻子仁丸、猪胆汁及蜜煎方。

《伤寒论》除重点阐述阳明病热、实证辨治外，更述及胃阳不足的中寒证，与热实证呼应，进一步发展了《黄帝内经》"实则阳明，虚则太阴"的内容。证见食谷欲呕，口不干渴，时吐清水，舌淡苔薄，治当温降胃气，方用吴茱萸汤。

温病学在继承《伤寒论》理论基础上做了较多创新。如针对阳明热盛的温病，吴鞠通不仅擅用仲景理论，更结合温病实际提出了新的创见，如白虎汤应用的"四禁"，即①脉浮弦而细者，不可与；②脉沉者，不可与；③不渴者，不可与；④汗不出者，不可与。针对阳明实结证，温病学家在继承伤寒攻下法的同时，结合患者体质及病情发展也有进一步发挥。如对阳明热结兼阴液亏损者用增液承气汤，阳明腑实兼气阴两虚用新加黄龙汤，兼小肠热结用导赤承气汤，肺热腑实用宣白承气汤，热入心包兼阳明腑实用牛黄承气汤，这些发挥在一定程度上丰富了阳明病的治疗方法。

附录条文

1. 《素问·热论》："二日，阳明受之，阳明主肉，其脉侠鼻络于目，故身热，目疼而鼻干，不得卧也。"

2. 《伤寒论·辨太阳病脉证并治》："服桂枝汤，大汗出后，大烦渴不解，脉洪大者，白虎加人参汤主之。"

3. 《伤寒论·辨太阳病脉证并治》："伤寒若吐若下后，七八日不解，热结在里，表里俱热，时时恶风，大渴，舌上干燥而烦，欲饮水数升者，白虎加人参汤主之。"

4. 《伤寒论·辨太阳病脉证并治》："伤寒无大热，口燥渴，心烦，背恶寒者，白虎加人参汤主之。"

5. 《伤寒论·辨太阳病脉证并治》："伤寒脉浮,发热无汗,其表不解,不可与白虎汤。渴欲饮水,无表证者,白虎加人参汤主之。"

6. 《伤寒论·辨太阳病脉证并治》："伤寒脉浮滑,此以表有热、里有寒(热),白虎汤主之。"

7. 《伤寒论·辨太阳病脉证并治》："发汗吐下后,虚烦不得眠;若剧者,必反复颠倒,心中懊恼,栀子豉汤主之。"

8. 《伤寒论·辨阳明病脉证并治》："问曰:病有太阳阳明,有正阳阳明,有少阳阳明,何谓也?答曰:太阳阳明者,脾约是也;正阳阳明者,胃家实是也;少阳阳明者,发汗利小便已,胃中燥烦实,大便难是也。"

9. 《伤寒论·辨阳明病脉证并治》："阳明之为病,胃家实是也。"

10. 《伤寒论·辨阳明病脉证并治》："阳明病,不吐不下,心烦者,可与调胃承气汤。"

11. 《伤寒论·辨阳明病脉证并治》："阳明病,脉迟,虽汗出不恶寒者,其身必重,短气腹满而喘,有潮热者,此外欲解,可攻里也。手足濈然汗出者,此大便已硬也,大承气汤主之;若汗多,微发热恶寒者,外未解也,一法与桂枝汤。其热不潮,未可与承气汤;若腹大满不通者,可与小承气汤,微和胃气,勿令至大泄下。"

12. 《伤寒论·辨阳明病脉证并治》："阳明病,潮热,大便微硬者,可与大承气汤,不硬者不可与之。若不大便六七日,恐有燥屎,欲知之法,少与小承气汤,汤入腹中,转矢气者,此有燥屎也,乃可攻之。若不转矢气者,此但初头硬,后必溏,不可攻之,攻之必胀满不能食也。欲饮水者,与水则哕。其后发热者,必大便复硬而少也,以小承气汤和之。不转矢气者,慎不可攻也。"

13. 《伤寒论·辨阳明病脉证并治》："伤寒若吐若下后不解,不大便五六日,上至十余日,日晡所发潮热,不恶寒,独语如见鬼状。若剧者,发则不识人,循衣摸床,惕而不安,微喘直视,脉弦者生,涩者死。微者,但发热谵语者,大承气汤主之。若一服利,则止后服。"

14. 《伤寒论·辨阳明病脉证并治》："阳明病,其人多汗,以津液外出,胃中燥,大便必硬,硬则谵语,小承气汤主之。若一服谵语止者,更莫复服。"

15. 《伤寒论·辨阳明病脉证并治》："阳明病,谵语发潮热,脉滑而疾者,小承气汤主之。因与承气汤一升,腹中转气者,更服一升,若不转气者,勿更与之。明日又不大便,脉反微涩者,里虚也,为难治,不可更与承气汤也。"

16. 《伤寒论·辨阳明病脉证并治》："阳明病,谵语有潮热,反不能食者,胃中必有燥屎五六枚也;若能食者,但硬耳,宜大承气汤下之。"

17. 《伤寒论·辨阳明病脉证并治》："汗出谵语者,以有燥屎在胃中,此为风也。须下者,过经乃可下之。下之若早,语言必乱,以表虚里实故也。下之愈,宜大承气汤。"

18. 《伤寒论·辨阳明病脉证并治》："二阳并病,太阳证罢,但发潮热,手足漐漐汗出,大便难而谵语者,下之则愈,宜大承气汤。"

19. 《伤寒论·辨阳明病脉证并治》："若渴欲饮水,口干舌燥者,白虎加人参汤主之。"

20. 《伤寒论·辨阳明病脉证并治》："若脉浮发热,渴欲饮水,小便不利者,猪苓汤主之。"

21. 《伤寒论·辨阳明病脉证并治》："阳明病,自汗出,若发汗,小便自利者,此为津液内竭,虽硬不可攻之,当须自欲大便,宜蜜煎导而通之。若土瓜根及大猪胆汁,皆可为导。"

22. 《伤寒论·辨阳明病脉证并治》："阳明病,下之,心中懊恼而烦,胃中有燥屎者,可攻。腹微满,初头硬,后必溏,不可攻之。若有燥屎者,宜大承气汤。"

23. 《伤寒论·辨阳明病脉证并治》："大下后,六七日不大便,烦不解,腹满痛者,此有燥屎也。所以然者,本有宿食故也,宜大承气汤。"

24. 《伤寒论·辨阳明病脉证并治》："趺阳脉浮而涩,浮则胃气强,涩则小便数,浮涩相搏,大便则硬,其脾为约,麻子仁主之。"

25. 《伤寒论·辨阳明病脉证并治》："太阳病三日,发汗不解,蒸蒸发热者,属胃也,调胃承气汤主之。"

26. 《伤寒论·辨阳明病脉证并治》："伤寒吐后，腹胀满者，与调胃承气汤。"

27. 《伤寒论·辨阳明病脉证并治》："太阳病，若吐若下若发汗后，微烦，小便数，大便因硬者，与小承气汤和之愈。"

28. 《伤寒论·辨阳明病脉证并治》："腹满不减，减不足言，当下之，宜大承气汤。"

29. 《伤寒论·辨阳明病脉证并治》："食谷欲呕者，属阳明也，吴茱萸汤主之。得汤反剧者，属上焦也。"

30. 《温病条辨·上焦篇》："白虎本为达热出表，若其人脉浮弦而细者，不可与也；脉沉者，不可与也；不渴者，不可与也；汗不出者，不可与也；常须识此，勿令误也。"

31. 《温病条辨·中焦篇》："阳明温病，下之不通，其证有五：应下失下，正虚不能运药，不运药者死，新加黄龙汤主之。喘促不宁，痰涎壅滞，右寸实大，肺气不降者，宣白承气汤主之。左尺牢坚，小便赤痛，时烦渴甚，导赤承气汤主之。邪闭心包，神昏舌短，内窍不通，饮不解渴者，牛黄承气汤主之。津液不足，无水舟停者，间服增液，再不下者，增液承气汤主之。"

三、少阳病

少阳病是足少阳胆、手少阳三焦所属脏腑、经络及其生理功能失常导致的病证。胆为阳木，肝胆相表里，共主疏泄，性喜条达而恶抑郁，且内寄相火；三焦总司人体之气化，为水液代谢和相火游行之通道，胆和三焦的生理密切相关，故少阳为病常出现相火内郁、上炎、气机疏泄失常以及水液代谢障碍等病理变化。此外，因脏腑相连，土木相关，少阳为病常影响脾胃。少阳病邪不在表，但尚未深入阳明之里，属于半表半里之证。由于少阳病是表证和里证之间的中间阶段，因此每有兼表或兼里的证候出现，如见"发热微恶寒，支节疼烦，微呕，心下支结"是少阳证兼有太阳表未解；"胸胁满而呕，日晡潮热或大便不通"是少阳兼有阳明里实的证候。邪入三焦或三焦功能失常，致阳气内郁化热，或津液聚而化饮、成痰，则可形成少阳三焦病证。

在温病的三焦辨证理论中，作为六腑之一的三焦，其主要功能是化气行水，但有上中下三个部分，吴鞠通在此基础上把五脏六腑都划入上、中、下三焦三个部分。"三焦"辨证的主要内涵是温病过程中人体上中下三部所属脏腑病机及其表现的综合概括。三焦辨证理论主要阐明了三焦所属主要脏腑的病变部位、病机变化、证候类型及其性质等，具有病位明确、病机具体、证候典型等特点。其远宗《黄帝内经》《伤寒论》《金匮要略》，而作为温病辨证纲领，则始于叶天士，完善于吴鞠通。

1. 病因病机　《伤寒论》认为少阳病来路有三条，一是他经传来，即由太阳病传入，"伤寒五六日中风""伤寒中风""本太阳不解"皆属此类；二是本经自病，外邪径入少阳而得病，"少阳之为病，口苦咽干目眩"是也；三是阴病转出，由厥阴阳复转出少阳，如厥阴病病程中出现"呕而发热"即是。《伤寒论》阐述的"血弱气尽，腠理开，邪气因入，与正气相搏"内容，是对少阳病形成机制的概括。当少阳病证形成以后，其病机可用郁、热二字概括之。郁为经气郁滞，枢机不利，疏泄失调，升降失常，三焦失通，这些是少阳病病机的重心所在。热由郁致，相火蒸腾，胆火上炎，郁而不得宣泄。热仅次于郁，也是少阳病病机的一个重要方面。"血弱气尽"不是血气耗尽，实指病人正气的相对不足，与《黄帝内经》"邪之所凑，其气必虚"的"虚"同理，系外邪入侵的内在因素，乃少阳病病机中不可忽视的组成部分。

除少阳郁、热外，还有湿，叶天士在《温热论》中提出："邪留三焦，亦如伤寒中少阳病"，系属于半表半里证，亦是指手少阳三焦病变。此半表半里证多发生于湿热性温病中,是指湿与热相结合,既不外解也不内传,病邪稽留而影响三焦气化,水道不利之证,其病机为痰湿内留三焦,病证性质以湿偏重,热势不盛。

2. 证治方药 少阳胆热内郁,枢机不利,证见寒热往来、胸胁苦满、脉弦者,治以和解少阳,助正达邪,以小柴胡汤为主;若胆热内迫,见腹痛下利,口苦,舌红苔黄,治当清胆止利,用黄芩汤。若属少阳三焦失利,致水饮内停,治当疏利三焦,温化水饮,用柴胡桂枝干姜汤;若属痰热壅阻三焦,则又当清化痰热,通畅腑气,用柴胡加龙骨牡蛎汤。少阳病有汗、下、吐三禁,但由于少阳病在表里之间,常可伴有表证或里证,治疗时亦可兼用发表或攻下等法。如大柴胡汤证、柴胡桂枝汤证等。

对于邪留三焦的临床表现,叶天士在《温热论》中主要提出"分消上下之势","尤可望其战汗之门户,转疟之机括","如温胆汤之走泄"等治法与方药。

附录条文

1. 《伤寒论•辨太阳病脉证并治》:"太阳与少阳合病,自下利者,与黄芩汤;若呕者,黄芩加半夏生姜汤主之。"
2. 《伤寒论•辨少阳病脉证并治》:"少阳之为病,口苦,咽干,目眩也。"
3. 《伤寒论•辨少阳病脉证并治》:"少阳中风,两耳无所闻,目赤,胸中满而烦者,不可吐下,吐下则悸而惊。"
4. 《伤寒论•辨少阳病脉证并治》:"伤寒,脉弦细,头痛发热者,属少阳。少阳不可发汗,发汗则谵语。此属胃,胃和则愈,胃不和,烦而悸。"
5. 《伤寒论•辨少阳病脉证并治》:"本太阳病不解,转入少阳者,胁下硬满,干呕不能食,往来寒热。尚未吐下,脉沉紧者,与小柴胡汤。"
6. 《伤寒论•辨少阳病脉证并治》:"若已吐、下、发汗、温针,谵语,柴胡汤证罢,此为坏病。知犯何逆,以法治之。"
7. 《伤寒论•辨少阳病脉证并治》:"三阳合病,脉浮大,上关上,但欲眠睡,目合则汗。"
8. 《伤寒论•辨少阳病脉证并治》:"伤寒六七日,无大热,其人躁烦者,此为阳去入阴故也。"
9. 《伤寒论•辨少阳病脉证并治》:"伤寒三日,三阳为尽,三阴当受邪,其人反能食而不呕,此为三阴不受邪也。"
10. 《伤寒论•辨少阳病脉证并治》:"伤寒五日,少阳脉小者,欲已也。"
11. 《伤寒论•辨少阳病脉证并治》:"少阳病,欲解时,从寅至辰上。"
12. 《温热论•邪留三焦》:"再论气病有不传血分而邪留三焦,亦如伤寒中少阳病也。彼则和解表里之半,此则分消上下之势,随症变法,如近时杏朴苓等类,或如温胆汤之走泄。因其仍在气分,犹可望其战汗之门户,转疟之机括。"

四、太阴病

太阴病为六经病三阴病之首,主要指脾的病变,《黄帝内经》早有"虚则太阴"的概括,《伤寒论》对本病认识有一定补充。其病位在里,多为脾阳虚弱、寒湿内阻的虚寒证。主要由脾阳素虚,或内有寒湿,复感外邪,致脾虚不运,寒湿内停所致。或是三阳病误治,伤及脾阳,致脾虚不运,寒湿内停。太阴病亦有邪陷脾络,脾络不通的气滞络瘀证。

太阴病性质以脾脏虚、寒、湿为主,证见腹满而吐、下利、食不下、腹痛,《伤寒论•辨太阴病脉证并治》:"太阴之为病,腹满而吐,食不下,自利益甚,时腹自痛。"太

笔记

阴病若因邪陷致脾络不通,则可见腹痛或大实痛的气滞络瘀实证。太阴病阳气更伤,可深入少阴、厥阴,亦可邪从阳化,转出阳明而为阳明病。

除此外,温病学还记述了太阴温病与太阴湿温证的临床表现及治疗方药等内容,这些就补充了《伤寒论》对太阴病偏虚寒的认识,拓展了太阴病的范围。

1. 病因病机　太阴包括手太阴肺、足太阴脾,与手阳明大肠、足阳明胃相表里。太阴为三阴之屏障,病入三阴,太阴首当其冲。太阴病主要指太阴脾病的证候,为外感病病程中,病邪入阴的初始阶段,是中焦阳气虚衰,脾胃功能减退,寒湿不运所表现的证候。太阴病的成因,一为传经,三阳病而中气虚者,每易转为脾胃虚寒的证候;二为直中,由于脾气素虚,寒邪直犯太阴脾,起病即可见脾虚寒证候;三为误治,苦寒泻下太过,克伐脾阳。太阴病临床表现为腹满而吐,食不下,自利,时腹自痛,舌苔白腻,脉浮缓而弱。由于脾与胃同居中焦,互为表里,其病变在一定条件下可互相转化,而有虚实之分,所谓"实则阳明,虚则太阴"。如寒湿郁久化热,亦可转属阳明。太阴病的性质总以脾脏的虚、寒、湿为特点,即以脾阳虚衰、寒湿内盛、运化失职、升降失常为基本病机,以腹满而吐、下利、食不下、腹痛为主要证候。

太阴病一般多虚证、寒证,但也有太阴的温热之证,温病学将太阴温病分为上、中、下三焦,是对太阴病的理解加入了温病的理念,使太阴病的病因病机得以丰富和发展。

2. 证治方药　太阴病大多属里虚寒证,以自利不渴为特点;里实证,以腹满时痛、大实痛为特点。太阴病的治法,针对里虚寒证,仲景明确指出"当温之"。故其治疗方法以温阳祛寒、健脾化湿为主。方药是四逆汤一类的温阳之方。太阴虚寒轻证兼表证,证见脉浮、发热恶风、肢体痛楚为主要表现者,可用解表和中法,主用桂枝汤。太阴里实证又当温通脾络,方用桂枝加芍药汤、桂枝加大黄汤。太阴病里虚寒证禁用吐法、下法。

后世温病学家在继承《伤寒论》基础上做了较多创新。如太阴温病在上焦者,辨明具体证候,可用犀角地黄汤合银翘散、雪梨浆、五汁饮、栀子豉汤等,病在中焦者,又分为半苓汤证、四苓加厚朴秦皮汤证、五苓散证、椒附白通汤证等。病在下焦时,可用温脾汤主之,这些发挥在一定程度上丰富了太阴病的治疗方法。

附录条文

1. 《伤寒论•辨太阴病脉证并治》:"太阴之为病,腹满而吐,食不下,自利益甚,时腹自痛。若下之,必胸下结硬。"

2. 《伤寒论•辨太阴病脉证并治》:"太阴中风,四肢烦疼,脉阳微阴涩而长者,为欲愈。"

3. 《伤寒论•辨太阴病脉证并治》:"太阴病,欲解时,从亥至丑上。"

4. 《伤寒论•辨太阴病脉证并治》:"太阴病,脉浮者,可发汗,宜桂枝汤。"

5. 《伤寒论•辨太阴病脉证并治》:"自利不渴者,属太阴,以其藏有寒故也。当温之,宜服四逆辈。"

6. 《伤寒论•辨太阴病脉证并治》:"伤寒脉浮而缓,手足自温者,系在太阴。太阴当发身黄,若小便自利者,不能发黄。至七八日,虽暴烦下利日十余行,必自止,以脾家实,腐秽当去故也。"

7. 《伤寒论•辨太阴病脉证并治》:"本太阳病,医反下之,因尔腹满时痛者,属太阴也,桂枝加芍药汤主之,大实痛者,桂枝加大黄汤主之。"

8. 《伤寒论•辨太阴病脉证并治》:"太阴为病,脉弱,其人续自便利,设当行大黄、芍药者,宜减之。

以其人胃气弱,易动故也。"

9. 《温病条辨·上焦篇》:"太阴温病,脉浮大而芤,汗大出,微喘,甚至鼻孔扇者,白虎加人参汤主之;脉若散大者,急用之,倍人参。"

10. 《温病条辨·上焦篇》:"太阴温病,气血两燔者,玉女煎去牛膝加元参主之。"

11. 《温病条辨·上焦篇》:"太阴温病,血从上溢者,犀角地黄汤合银翘散主之。其中焦病者,以中焦法治之。若吐粉红血水者,死不治;血从上溢,脉七、八至以上,面反黑者,死不治;可用清络育阴法。"

12. 《温病条辨·上焦篇》:"太阴温病,口渴甚者,雪梨浆沃之;吐白沫粘滞不快者,五汁饮沃之。"

13. 《温病条辨·上焦篇》:"太阴病得之二、三日,舌微黄,寸脉盛,心烦懊侬,起卧不安,欲呕不得呕,无中焦证,栀子豉汤主之。"

14. 《温病条辨·上焦篇》:"太阴病得之二、三日,心烦不安,痰涎壅盛,胸中痞塞欲呕者,无中焦证,瓜蒂散主之,虚者加参芦。"

15. 《温病条辨·上焦篇》:"太阴温病,寸脉大,舌绛而干,法当渴,今反不渴者,热在营中也,清营汤去黄连主之。"

16. 《温病条辨·上焦篇》:"手太阴暑温,服香薷饮,微得汗,不可再服香薷饮重伤其表,暑必伤气,最令表虚,虽有余证,知在何经,以法治之。"

17. 《温病条辨·上焦篇》:"头痛微恶寒,面赤烦渴,舌白,脉濡而数者,虽在冬月,犹为太阴伏暑也。"

18. 《温病条辨·上焦篇》:"太阴伏暑,舌白口渴,无汗者,银翘散去牛蒡、元参加杏仁、滑石主之。"

19. 《温病条辨·上焦篇》:"太阴伏暑,舌赤口渴,无汗者,银翘散加生地、丹皮、赤芍、麦冬主之。"

20. 《温病条辨·上焦篇》:"太阴伏暑,舌白口渴,有汗,或大汗不止者,银翘散去牛蒡子、元参、芥穗,加杏仁、石膏、黄芩主之。脉洪大,渴甚汗多者,仍用白虎法;脉虚大而芤者,仍用人参白虎法。"

21. 《温病条辨·上焦篇》:"太阴伏暑,舌赤口渴汗多,加减生脉散主之。"

22. 《温病条辨·上焦篇》:"秋感燥气,右脉数大,伤手太阴气分者,桑杏汤主之。"

23. 《温病条辨·中焦篇》:"风温、温热、温疫、温毒、冬温之在中焦,阳明病居多;湿温之在中焦,太阴病居多;暑温则各半也。"

24. 《温病条辨·中焦篇》:"此诸温不同之大关键也。温热等皆因于火,以火从火,阳明阳土,以阳从阳,故阳明病居多。湿温则以湿从湿,太阴阴土,以阴从阴,则太阴病居多。暑兼湿热,故各半也。"

25. 《温病条辨·中焦篇》:"足太阴寒湿,痞结胸满,不饥不食,半苓汤主之。"

26. 《温病条辨·中焦篇》:"足太阴寒湿,腹胀,小便不利,大便溏而不爽,若欲滞下者,四苓加厚朴秦皮汤主之,五苓散亦主之。"

27. 《温病条辨·中焦篇》:"足太阴寒湿,四肢乍冷,自利,目黄,舌白滑,甚则灰,神倦不语,邪阻脾窍,舌蹇语重,四苓加木瓜草果厚朴汤主之。"

28. 《温病条辨·中焦篇》:"脾主四肢,脾阳郁故四肢乍冷。湿渍脾而脾气下溜,故自利。目白精属肺,足太阴寒则手太阴不能独治,两太阴同气也,且脾主地气,肺主天气,地气上蒸,天气不化,故目睛黄也。白滑与灰,寒湿苔也。湿困中焦,则中气虚寒,中气虚寒,则阳光不治。主正阳者心也,心藏神,故神昏。心主言,心阳虚故不语。脾窍在舌,湿邪阻窍,则舌蹇而语声迟重。湿以下行为顺,故以四苓散驱湿下行,加木瓜以平木,治其所不胜。厚朴以温中行滞,草果温太阴独胜之寒,芳香而达窍,补火以生土,驱浊以生清也。"

29. 《温病条辨·中焦篇》:"足太阴寒湿,舌灰滑,中焦滞痞,草果茵陈汤主之;面目俱黄,四肢常厥者,茵陈四逆汤主之。"

30. 《温病条辨·中焦篇》:"足太阴寒湿,舌白滑,甚则灰,脉迟,不食,不寐,大便窒塞,浊阴凝聚,阳伤腹痛,痛甚则肢逆,椒附白通汤主之。"

31.《温病条辨·中焦篇》:"太阴脾疟,寒起四末,不渴多呕,热聚心胸,黄连白芍汤主之;烦躁甚者,可另服牛黄丸一丸。"

32.《温病条辨·下焦篇》:"太阴三疟,腹胀不渴,呕水,温脾汤主之。"

33.《温热经纬·薛生白湿热病篇》:"湿热病,属阳明太阴经者居多。章虚谷云:胃为戊土属阳,脾为己土属阴。湿土之气,同类相召,故湿热之邪,始虽外受,终归脾胃也。中气实则病在阳明,中气虚则病在太阴。外邪伤人,必随人身之气而变。如风寒在太阳则恶寒,传阳明即变为热而不恶寒。今以暑湿所合之邪,故人身阳气旺,即随火化而归阳明;阳气虚,即随湿化而归太阴也。病在二经之表者,多兼少阳三焦。"

五、少阴病

少阴病是六经病变发展过程中的危重阶段。少阴涉及手、足少阴二经和心、肾两脏。肾主藏精,内寓真阴真阳,为先天之本,生命之根;心主血脉,又主神明,为君主之官,五脏六腑之大主。病至少阴,心肾虚衰,机体的抗病能力已明显衰退,但因少阴是水火之脏,根据病情演变不同,又有从阴化寒与从阳化热的两种不同病理转归,所以少阴病除见全身性虚寒证外,更可见热化证。针对少阴病阳气虚衰者,治以扶阳抑阴为主;针对少阴病阴虚火旺者,治以泻南补北为法。

《温病条辨》也涉及少阴的病变,主要是下焦肾阴亏虚,病位在肝肾。精血同源,故热入下焦,往往导致肝肾精血阴液耗损和虚风内动之证,治之则重在补益肝肾真阴,随证兼有余邪或阳气亏虚者,辅以清热、祛湿、益气、温阳等法。从《温病条辨》下焦篇内容看,虽肝肾病变多见,但其他病证往往与肝肾密切相关:如肾水亏虚引起的心火上炎、水火失济;肾主收摄,又主二便,所以寒湿内困、久痢滑脱等病证,每与肾阳虚衰有关。

1.病因病机 少阴一经兼水火二气,心在上属火,肾在下属水,肾脏本身又为水火之脏、阴阳之宅,火虚则为虚寒证,水亏则为虚热证。所以,少阴病有阳虚阴盛和阴虚阳亢的两种转归:阳虚阴盛,则从阴化寒,而为寒化证;阴虚阳亢,则从阳化热,而为热化证。其中,阳虚寒化证是少阴的主要病变。

少阴病的形成,有直中和传经两类。直中的少阴病,多为年高体弱或素体阳虚之人,寒邪可不经三阳而直犯少阴,往往病情险恶。传经的少阴病,或因太阴虚寒下利,日久伤及肾阳而邪传少阴,即为"循经传";或因太阳与少阴相表里,少阴素虚,太阳失治,寒邪由太阳陷入少阴,即为"表里传"。也有太阳与少阴两经同时发病,既有太阳表证,又有少阴阳虚表现,称为"两感"。

2.证治方药 少阴病本质是心肾虚衰,根据阴阳偏盛偏衰的不同,有寒化证和热化证两类证候,尤以阳虚寒化为主。寒化证是心肾阳虚,阴寒内盛,以"脉微细,但欲寐"为提纲,还伴有恶寒蜷卧,四肢厥逆,下利清谷,渴喜热饮,小便色白等,治宜回阳救逆,方用四逆汤。若阴盛于内,格阳于外,里寒外热,除上述表现外还见有"身反不恶寒"的假热之象,治以通脉四逆汤破阴回阳、通达内外。若阴寒内盛而虚阳上浮,见下利脉微而面赤者,又当用白通汤破阴回阳、通达上下。若服用白通汤后产生阴寒之邪与热药相格拒,出现"利不止,厥逆无脉,干呕烦"的表现,可用咸寒反佐之法,以白通加猪胆汁汤治疗。若肾阳虚衰而水气泛溢,证见腹痛,小便不利,四肢沉重疼痛,自下利等,治以真武汤温阳利水。若阳虚而寒湿凝滞于骨节肌肉,症见身体痛,骨节痛,手足寒,脉沉等,治以附子汤温阳散寒、除湿止痛。若下利脓血,晦黯不泽,滑脱不禁,证属脾肾阳虚,气血不摄,用桃花汤温涩止利。

热化证为肾水亏心火亢,证见心烦不得眠,舌红,脉细数等,治宜育阴清热,方用黄连阿胶汤。热化证阴虚有热兼气化不利,证见小便不利,口渴,心烦不得眠等,方用猪苓汤滋阴清热利水。

此外,少阴病尚有更多兼证,如寒化证阳虚较轻兼表者,既有发热恶寒的表证,又有脉沉、不下利等阳虚不甚之象,可予麻黄细辛附子汤或麻黄附子甘草汤温经发表;若里阳虚较甚而见下利清谷,则当用四逆汤先温其里。少阴热化证兼里实,实际是阳明燥热,灼伤肾阴,即所谓"土燥水竭",又当用大承气汤急下以存阴。

由于少阴经脉循喉咙、系舌本,故少阴病尚可见及咽喉肿痛之症,称为少阴咽痛证。若咽痛属于虚火上炎,治宜猪肤汤滋阴润肺利咽;属于风热客于咽隘者,用甘草汤或桔梗汤清热解毒;如果咽中生疮,以苦酒汤敛疮消肿;若寒客咽喉,痰实凝滞,则以半夏散及汤通阳散寒、涤痰开结。

温病学中针对下焦少阴病变提出了一些治法与方药,这些既是对《伤寒论》的继承,又是对其的发展。如"少阴温病,真阴欲竭,壮火复炽,心中烦,不得卧者",法当育阴泻火,黄连阿胶汤主之;有肾阴亏虚,虚风内动者,治以大定风珠;久痢伤及肾阳,肾阳虚衰关门不固,见"温病脉,法当数,今反不数而濡小者,热撤里虚也。里虚下利稀水,或便脓血者"治以桃花汤。

少阴病的病情较他经危重,预后一般较差。寒化证主要取决于阳气的存亡,阳回者可治,阳不回者,预后不良。对于热化证的预后,后世温病学认识较为深刻,认为阴液的存亡是关键,阴存者生,阴竭者死。所以,对于少阴病,要做到见微知著,掌握时机,早期诊断,早期治疗,不致贻误病情。

附录条文

1. 《伤寒论·辨少阴病脉证并治》:"少阴之为病,脉微细,但欲寐也。"
2. 《伤寒论·辨少阴病脉证并治》:"少阴病,欲吐不吐,心烦,但欲寐。五六日自利而渴者,属少阴也,虚故引水自救,若小便色白者,少阴病形悉具,小便白者,以下焦虚有寒,不能制水,故令色白也。"
3. 《伤寒论·辨少阴病脉证并治》:"少阴病,脉细沉数,病为在里,不可发汗。"
4. 《伤寒论·辨少阴病脉证并治》:"少阴病,吐利,手足不逆冷,反发热者,不死。脉不至者,灸少阴七壮。"
5. 《伤寒论·辨少阴病脉证并治》:"少阴病,始得之,反发热,脉沉者,麻黄细辛附子汤主之。"
6. 《伤寒论·辨少阴病脉证并治》:"少阴病,得之二三日,麻黄附子甘草汤微发汗。以二三日无证,故微发汗也。"
7. 《伤寒论·辨少阴病脉证并治》:"少阴病,得之二三日以上,心中烦,不得卧,黄连阿胶汤主之。"
8. 《伤寒论·辨少阴病脉证并治》:"少阴病,得之一二日,口中和,其背恶寒者,当灸之,附子汤主之。"
9. 《伤寒论·辨少阴病脉证并治》:"少阴病,身体痛,手足寒,骨节痛,脉沉者,附子汤主之。"
10. 《伤寒论·辨少阴病脉证并治》:"少阴病,下利便脓血者,桃花汤主之。"
11. 《伤寒论·辨少阴病脉证并治》:"少阴病,二三日至四五日,腹痛,小便不利,下利不止,便脓血者,桃花汤主之。"
12. 《伤寒论·辨少阴病脉证并治》:"少阴病,下利咽痛,胸满心烦,猪肤汤主之。"

13.《伤寒论·辨少阴病脉证并治》："少阴病，二三日，咽痛者，可与甘草汤；不差，与桔梗汤。"

14.《伤寒论·辨少阴病脉证并治》："少阴病，咽中伤，生疮，不能语言，声不出者，苦酒汤主之。"

15.《伤寒论·辨少阴病脉证并治》："少阴病，咽中痛，半夏散及汤主之。"

16.《伤寒论·辨少阴病脉证并治》："少阴病，下利，白通汤主之。"

17.《伤寒论·辨少阴病脉证并治》："少阴病，下利脉微者，与白通汤。利不止，厥逆无脉，干呕烦者，白通加猪胆汁汤主之。服汤脉暴出者死，微续者生。"

18.《伤寒论·辨少阴病脉证并治》："少阴病，二三日不已，至四五日，腹痛，小便不利，四肢沉重疼痛，自下利者，此为有水气。其人或咳，或小便利，或下利，或呕者，真武汤主之。"

19.《伤寒论·辨少阴病脉证并治》："少阴病，下利清谷，里寒外热，手足厥逆，脉微欲绝，身反不恶寒，其人面色赤，或腹痛，或干呕，或咽痛，或利止脉不出者，通脉四逆汤主之。"

20.《伤寒论·辨少阴病脉证并治》："少阴病，下利六七日，咳而呕渴，心烦不得眠者，猪苓汤主之。"

21.《伤寒论·辨少阴病脉证并治》："少阴病，得之二三日，口燥咽干者，急下之，宜大承气汤。"

22.《伤寒论·辨少阴病脉证并治》："少阴病，自利清水，色纯青，心下必痛，口干燥者，可下之，宜大承气汤。"

23.《伤寒论·辨少阴病脉证并治》："少阴病，六七日，腹胀不大便者，急下之，宜大承气汤。"

24.《伤寒论·辨少阴病脉证并治》："少阴病，脉沉者，急温之，宜四逆汤。"

25.《温病条辨·下焦篇》："风温、温热、温疫、温毒、冬温，邪在阳明久羁，或已下，或未下，身热面赤，口干舌燥，甚则齿黑唇裂，脉沉实者，仍可下之；脉虚大，手足心热甚于手足背者，加减复脉汤主之。"

26.《温病条辨·下焦篇》："温病误表，津液被劫，心中震震，舌强神昏，宜复脉法复其津液，舌上津回则生；汗自出，中无所主者，救逆汤主之。"

27.《温病条辨·下焦篇》："少阴温病，真阴欲竭，壮火复炽，心中烦，不得卧者，黄连阿胶汤主之。"

28.《温病条辨·下焦篇》："邪久羁，吸烁真阴，或因误表，或因妄攻，神倦瘛疭，脉气虚弱，舌绛苔少，时时欲脱者，大定风珠主之。"

29.《温病条辨·下焦篇》："温病脉，法当数，今反不数而濡小者，热撤里虚也。里虚下利稀水，或便脓血者，桃花汤主之。"

30.《温病条辨·下焦篇》："温病少阴下利，咽痛胸满心烦者，猪肤汤主之。"

31.《温病条辨·下焦篇》："温病少阴咽痛者，可与甘草汤，不瘥者，与桔梗汤。"

32.《温病条辨·下焦篇》："温病入少阴，呕而咽中伤，生疮不能语，声不出者，苦酒汤主之。"

33.《温病条辨·下焦篇》："久痢小便不通，厌食欲呕，加减理阴煎主之。"

34.《温病条辨·下焦篇》："下痢无度，脉微细，肢厥，不进食，桃花汤主之。"

35.《温病条辨·下焦篇》："久痢伤肾，下焦不固，肠腻滑下，纳谷运迟，三神丸主之。"

36.《温病条辨·下焦篇》："痢久阴阳两伤，少腹肛坠，腰胯脊髀酸痛，由脏腑伤及奇经，参茸汤主之。"

六、厥阴病

厥阴病是伤寒六经病证的最后阶段，厥阴病的发病特点有别于太阴和少阴，太阴病是脾阳虚弱的虚寒证，少阴病或是从阴化寒的寒化证，或是从阳化热的热化证。而厥阴是阴之极，阳之始，阴中有阳，多表现为上热下寒的寒热错杂证。此外，厥阴病内容复杂，除寒热错杂证外，还有厥逆、吐利、厥热胜复等多种证候，很多证候是由他经传变而来，体现了六经病的发展演变特征。

1.病因病机　厥阴为三阴之尽，"厥"者极也、尽也。病至厥阴，则阴寒盛极。而物极必反，物穷则变，阴寒盛极，则阴尽而阳生。所以厥阴病在阴寒盛极之时每有阳气来复之机,其病常常是阴中有阳,寒热错杂。厥阴病的代表证候即是寒热错杂证。厥阴病尚有阴寒过盛的寒证,也有阴寒退却而阳复太过的热证。此外,厥阴肝喜条达而擅疏泄,与脾胃及胆腑的功能密切相关。因此,厥阴为病,疏泄不利,还会影响脾胃气机的升降,出现呕、哕、下利等证。由于厥阴病有阴阳胜复的特点,阴胜则厥,阳复则热,所以多厥热交替出现,因此也有厥热胜复证。

厥阴病的形成,大多由他经传变而来,既可由太阴、少阴传入,又可由三阳病失治或误治而内陷。另外,厥阴与少阳互为表里,若少阳病里虚,邪易传入厥阴;厥阴病阳复,邪亦可以转出少阳。

2. 证治方药 厥阴病的寒热错杂证,是由肝气郁滞犯胃乘脾所致,多为上热下寒证,可见"消渴,气上撞心,心中疼热,饥而不欲食,食则吐蛔",治宜清上温下,方用乌梅丸。乌梅丸既治疗厥阴病上热下寒证,也是蛔厥证的主方。与之相鉴别的是干姜芩连人参汤和麻黄升麻汤,干姜芩连人参汤主治胃热脾寒寒热相格之证,以"食入口即吐"为特点;麻黄升麻汤主治肺热脾寒、阳气内郁的唾脓血证。二者同属上热下寒,与乌梅丸对比,应属于厥阴病类似证范畴。

厥阴寒证有三个证候:血虚寒凝证以"手足厥寒,脉细欲绝"为特点,治宜养血散寒,温经通脉,方用当归四逆汤;若兼内有久寒者,治宜养血温经、暖肝和胃,方用当归四逆加吴茱萸生姜汤;若肝寒犯胃,浊阴上逆,证见"干呕,吐涎沫,头痛",治以吴茱萸汤暖肝温胃、降逆止呕。厥阴热证是肝经湿热下迫大肠所致,证见下利便脓血、肛门灼热、里急后重、发热口渴、舌红苔黄等,治宜清热燥湿、凉肝止利,方用白头翁汤。

"厥"是厥阴病的重要表现之一,以"手足逆冷"为其特点,总的病机为阴阳气不相顺接。"厥"证之名源于《黄帝内经》,虽然《素问·厥论》"阳气衰于下,则为寒厥;阴气衰于下,则为热厥"亦提及"热厥""寒厥",却与《伤寒论》内涵全然不同,张仲景是针对手足冷为特征的厥证进行的阐述,如寒厥证,蛔厥证,血虚寒厥证,阳郁致厥,痰阻胸阳致厥,并有相应的治疗,后世温病学对这一内容又进行了进一步拓展,如热厥证,《温病条辨》阳明腑实,燥屎内结,热邪深伏,阻隔阳气,致阴阳气不相顺接而成的热厥,治以大承气汤。亦有邪入心包,舌蹇肢厥,治以牛黄丸、紫雪丹。如此就形成了较为成熟的辨治体系。

下利和呕哕亦是厥阴病病程中的常见症状。下利一症,除肝热下迫大肠的白头翁汤证外,还有热结旁流的小承气汤证,阳虚阴盛下利的通脉四逆汤证。呕哕除肝寒犯胃呕吐的吴茱萸汤证外,还有阳虚阴盛呕吐的四逆汤证,少阳"呕而发热"的小柴胡汤证等。

厥和呕、哕、下利等证,有属于厥阴病表现者,亦有是仲景作为类似证提出而加以鉴别者,应注意分别。

厥阴病的预后,也是依据正邪消长情况而定。一般而言,阳气可复,则预后良好;阳亡阴竭,则预后不良。

附录条文

1. 《素问·厥论》:"黄帝问曰:厥之寒热者何也?岐伯对曰:阳气衰下于,则为寒厥;阴气衰于下,则为热厥。"

2. 《伤寒论·辨厥阴病脉证并治》:"厥阴之为病,消渴,气上撞心,心中疼热,饥而不欲食,食则吐蛔，下之利不止。"

3. 《伤寒论·辨厥阴病脉证并治》："伤寒脉微而厥，至七八日肤冷，其人躁无暂安时者，此为脏厥，非蛔厥也。蛔厥者，其人当吐蛔。今病者静，而复时烦者，此为脏寒，蛔上入其膈，故烦，须臾复止，得食而呕，又烦者，蛔闻食臭出，其人常自吐蛔。蛔厥者，乌梅丸主之。又主久利。"

4. 《伤寒论·辨厥阴病脉证并治》："手足厥寒，脉细欲绝者，当归四逆汤主之。"

5. 《伤寒论·辨厥阴病脉证并治》："若其人内有久寒者，宜当归四逆加吴茱萸生姜汤。"

6. 《伤寒论·辨厥阴病脉证并治》："伤寒六七日，大下后，寸脉沉而迟，手足厥逆，下部脉不至，喉咽不利，唾脓血，泄利不止者，为难治，麻黄升麻汤主之。"

7. 《伤寒论·辨厥阴病脉证并治》："伤寒本自寒下，医复吐下之，寒格更逆吐下，若食入口即吐，干姜黄芩黄连人参汤主之。"

8. 《伤寒论·辨厥阴病脉证并治》："热利下重者，白头翁汤主之。"

9. 《伤寒论·辨厥阴病脉证并治》："下利欲饮水者，以有热故也，白头翁汤主之。"

10. 《伤寒论·辨厥阴病脉证并治》："干呕吐涎沫，头痛者，吴茱萸汤主之。"

11. 《伤寒论·辨厥阴病脉证并治》："凡厥者，阴阳气不相顺接，便为厥。厥者，手足逆冷者是也。"

12. 《伤寒论·辨厥阴病脉证并治》："伤寒脉滑而厥者，里有热，白虎汤主之。"

13. 《伤寒论·辨厥阴病脉证并治》："大汗出，热不去，内拘急，四肢疼，又下利厥逆而恶寒者，四逆汤主之。"

14. 《伤寒论·辨厥阴病脉证并治》："大汗，若大下利，而厥冷者，四逆汤主之。"

15. 《伤寒论·辨厥阴病脉证并治》："病人手足厥冷，脉乍紧者，邪结在胸中，心下满而烦，饥不能食者，病在胸中，当须吐之，宜瓜蒂散。"

16. 《伤寒论·辨厥阴病脉证并治》："伤寒厥而心下悸，宜先治水，当服茯苓甘草汤，却治其厥。不尔，水渍入胃，必作利也。"

17. 《伤寒论·辨厥阴病脉证并治》："呕而脉弱，小便复利，身有微热，见厥者难治，四逆汤主之。"

18. 《伤寒论·辨厥阴病脉证并治》："呕而发热者，小柴胡汤主之。"

19. 《伤寒论·辨厥阴病脉证并治》："下利谵语者，有燥屎也，宜小承气汤。"

20. 《伤寒论·辨厥阴病脉证并治》："下利清谷，里寒外热，汗出而厥者，通脉四逆汤主之。"

21. 《湿热条辨》："湿热证，壮热烦渴，舌焦红或缩，斑疹，胸痞，自利，神昏，厥，痉，热邪充斥表里三焦。宜大剂犀羚角、生地、元参、银花露、紫草、方诸水、金汁、鲜菖蒲等味。"

22. 《湿热条辨》："湿热症，十余日后，左关弦数，腹时痛，时圊血，肛门热痛，血液内燥，热邪传入厥阴之阴。宜仿白头翁法。"

23. 《温病条辨·上焦篇》："邪入心包，舌蹇肢厥，牛黄丸主之，紫雪丹亦主之……有邪搏阳明，阳明太实，上冲心包，神迷肢厥，甚至通体皆厥，当从下法。"

24. 《温病条辨·中焦篇》："阳明温病，面目俱赤，肢厥，甚则通体皆厥，不瘛疭，但神昏，不大便，七、八日以外，小便赤，脉沉伏，或并脉亦厥，胸腹满坚，甚则拒按，喜凉饮者，大承气汤主之。"

第二节 温 病

本节主要论述四大经典对温热类病证辨治的特征，内容以常见温热病证为主，以温病学认识为参照，通过回溯《黄帝内经》《伤寒论》等经典的内容，从病因病机及证治方药等不同角度反映经典对温热病认识的变迁，如此，既可让学者系统学习到常见温热病的辨治规则，提高临床应用能力，亦可通过对经典认识温热病演变规律的揭示，找到温热病未来可能发展的方向。

一、风温

风温的论述首见于《伤寒论》，但此处所说的风温系指温病误用辛温发汗后伤津助热的坏证，将其命名为"坏病风温"。

继张仲景之后，叶天士在《温热论·三时伏气外感篇》中首先明确提出风温为"新感风温"，并阐述了风温的病机传变及治疗原则。

陈平伯的《外感温病篇》是论述风温的第一部专著，对风温的病因、病机及证治进行了系统的论述。

王孟英在《温热经纬·仲景伏气温病篇》所提到的风温，根据其所述症状，将其命名为"伏气风温"。

1. 病因病机 《伤寒论》"风温"是太阳温病误用辛温发汗后形成，《温热经纬·仲景伏气温病篇》认为其病因与"伏气"有关。叶天士、陈平伯认为风温多春季或冬季发病，与风热之邪有关。风与热合，上扰内窍，热势炽盛，风温以肺经为病变中心，初起邪在肺卫，中期邪热既可向内顺传于气分，壅阻肺气，郁于胸膈，或传入阳明，亦可直接逆传心包，侵入营血，后期以肺胃阴伤为主，病变过程中易化燥伤阴，出现痰热喘急等变证。

2. 证治方药 "在卫汗之可也，到气才可清气，入营就可透热转气，入血直须凉血散血。"此为风温总的治疗原则。本病初起邪在肺卫时，治以辛凉透表。表证较明显者，用银翘散；咳嗽明显者，用桑菊饮。顺传气分，邪热壅肺者，用麻杏石甘汤；痰热阻肺而腑有热结者，用宣白承气汤；肺热发疹者，用银翘散去豆豉加细生地、丹皮、大青叶等；肺热移肠者，可用葛根黄芩黄连汤；痰热结胸者，用小陷胸加枳实汤。肺热传入阳明，邪热炽盛者，可用白虎汤；阳明热结而成腑实者，用调胃承气汤；胃热阴伤者，用竹叶石膏汤。逆传热陷心包者，用清宫汤送服"三宝"；热闭心包而兼有腑实者，用牛黄承气汤。正气外脱，轻则气阴外脱，用生脉散，重则阳气外脱，用参附汤。热闭心包者，用安宫牛黄丸。风温病后期，余热未净而肺胃阴伤者，用沙参麦冬汤治疗。

通过对经典风温证治的梳理，有助于掌握风温常见证型，为临床治疗用药提供参考。此外，临床实践中不应拘执于经典所述，而应善于从已有证治中把握风温辨治规律，进一步发展风温辨治理论，如针对出现的新证型及证情轻重差异、兼证不同等，从而为当今临床提供更为实用的风温辨治方法。

附录条文

1. 《伤寒论·辨太阳病脉证并治》："太阳病，发热而渴，不恶寒者为温病。若发汗已，身灼热者，名风温。风温为病，脉阴阳俱浮，自汗出，身重，多眠睡，鼻息必鼾，语言难出。"

2. 《温病条辨·上焦篇》："太阴风温……初起恶风寒者，桂枝汤主之；但热不恶寒而渴者，辛凉平剂银翘散主之。"

3. 《温病条辨·上焦篇》："太阴风温，但咳，身不甚热，微渴者，辛凉轻剂桑菊饮主之。"

4. 《温病条辨·中焦篇》："风温、温热、温疫、温毒、冬温之在中焦，阳明病居多。"

5. 《温病条辨·中焦篇》："风温、温热、温疫、温毒、冬温，邪在阳明久羁，或已下，或未下，身热面赤，口干舌燥，甚则齿黑唇裂，脉沉实者，仍可下之；脉虚大，手足心热甚于手足背者，加减复脉汤主之。"

6. 《温热经纬·仲景伏气温病篇》:"若发汗已身灼热者,名曰风温。风温为病,脉阴阳俱浮,自汗出,身重多眠睡,鼻息必鼾,语言难出。"

7. 《温热经纬·叶香岩三时伏气外感篇》:"风温者,春月受风,其气已温。"

8. 《温热经纬·叶香岩三时伏气外感篇》:"又春季温暖,风温极多,温变热最速。"

9. 《温热经纬·叶香岩三时伏气外感篇》:"风温乃肺先受邪,遂逆传心包,治在上焦,不与清胃攻下同法。"

10. 《温热经纬·叶香岩三时伏气外感篇》:"风挟温热而燥生,清窍必干。"

11. 《温热经纬·叶香岩外感温热篇》:"在卫汗之可也,到气才可清气,入营犹可透热转气,入血直须凉血散血。"

12. 《温热经纬·陈平伯外感温病篇》:"风邪外束,名曰风温。"

13. 《温热经纬·陈平伯外感温病篇》:"风温为病,春月与冬季居多,或恶风,或不恶风,必身热,咳嗽,烦渴,此风温证之提纲也。"

14. 《温热经纬·陈平伯外感温病篇》:"风热为燥热之邪,风温为燥热之病,燥则伤阴,热则伤津。"

15. 《温热经纬·陈平伯外感温病篇》:"风温证,身热畏风,头痛,咳嗽,口渴,脉浮数,舌苔白者,邪在表也,当用薄荷、前胡、杏仁、桔梗、桑叶、川贝之属,凉解表邪。"

16. 《温热经纬·陈平伯外感温病篇》:"风温证,身热咳嗽,自汗口渴,烦闷脉数,舌苔微黄者,热在肺胃也。当用川贝、牛蒡、桑皮、连翘、橘皮、竹叶之属,凉泄里热。"

17. 《温热经纬·陈平伯外感温病篇》:"风温证,身灼热,口大渴,咳嗽烦闷,谵语如梦语,脉弦数,干呕者,此热灼肺胃,风火内旋。当用羚羊角、川贝、连翘、麦冬、石斛、青蒿、知母、花粉之属,以泄热和阴。"

18. 《温热经纬·陈平伯外感温病篇》:"风温证,身热,咳嗽,口渴下利,苔黄,谵语,胸痞,脉数,此温邪由肺胃下注大肠,当用黄芩、桔梗、煨葛、豆卷、甘草、橘皮之属,此升泄温邪。"

19. 《温热经纬·陈平伯外感温病篇》:"风温证,热久不愈,咳嗽唇肿,口渴胸闷,不知饥,身发白疹如寒粟状,自汗,脉数者,此风邪挟太阴脾湿,发为风疹。用牛蒡、荆芥、防风、连翘、橘皮、甘草之属,凉解之。"

20. 《温热经纬·陈平伯外感温病篇》:"风温证,身热咳嗽,口渴胸痞,头目胀大,面发泡疮者,风毒上壅阳络。当用荆芥、薄荷、连翘、元参、牛蒡、马勃、青黛、银花之属,以清热散邪。"

21. 《温热经纬·陈平伯外感温病篇》:"风温证,身大热,口大渴,目赤唇肿,气粗烦躁,舌绛齿板,痰咳,甚至神昏谵语,下利黄水者,风温热毒,深入阳明营分,最为危候。用犀角、连翘、葛根、元参、赤芍、丹皮、麦冬、紫草、川贝、人中黄,解毒提斑,间有生者。"

22. 《温热经纬·陈平伯外感温病篇》:"风温毒邪,始得之,便身热口渴,目赤咽痛,卧起不安,手足厥冷,泄泻,脉伏者,热毒内壅,络气阻遏。当用升麻、黄芩、犀角、银花、甘草、豆卷之属,升散热毒。"

23. 《温热经纬·陈平伯外感温病篇》:"风温证,身热自汗,面赤神迷,身重难转侧,多眠睡,鼻鼾,语难出,脉数者,温邪内逼阳明,精液劫夺,神机不运。用石膏、知母、麦冬、半夏、竹叶、甘草之属,泄热救津。"

24. 《温热经纬·陈平伯外感温病篇》:"风温证,身热痰咳,口渴神迷,手足瘛疭,状若惊痫,脉弦数者,此热劫津液,金囚木旺,当用羚羊、川贝、青蒿、连翘、知母、麦冬、钩藤之属,以息风清热。"

25. 《温热经纬·陈平伯外感温病篇》:"风温证,热渴烦闷,昏愦不知人,不语如尸厥,脉数者,此热邪内蕴,走窜心包络。当用犀角、连翘、焦远志、鲜石菖蒲、麦冬、川贝、牛黄、至宝之属,泄热通络。"

二、春温

春温的论述最早见于《黄帝内经》,《素问·阴阳应象大论》《素问·金匮真言论》分别从春温的外因内因两个方面进行了论述。

吴又可在《温疫论》中引用汪石山所论时云:"又有不因冬伤于寒,至春而病温者,此特感春温之气,可名春温",认为春温是感受春季温热之邪而发病,并非是冬感寒邪。

叶天士提出:"春温一证,由冬令收藏未固,昔人以冬寒内伏,藏于少阴,入春发于少阳。"认为春温系伏邪为病,并提出了春温相关的治疗方法。

1. 病因病机 《黄帝内经》认为春温的发病与冬受寒气和冬不藏精有关,吴又可认为与感受春季温热之邪有关,并非是冬感寒邪。叶天士认为春温系伏邪为病。病机演变分为"伏邪自发"与"新感引发"两种类型。春温的病变特点为在里郁热外发,发病之初即见里热之证,病变过程中热势亢盛,出现邪热郁发气分或邪热郁发营分,久之易耗伤肝肾之阴,且易侵犯心包,热盛动风。

2. 证治方药 春温发于气分者,用黄芩汤加味;卫气同病者,用葱豉桔梗汤加黄芩或增损双解散;发于营分者,用清营汤;卫营同病着,用银翘散去豆豉加细生地、丹皮、大青叶倍元参方。

春温热灼胸膈者,用凉膈散;邪入阳明者,用白虎汤加味;热炽津伤者,用冬地三黄汤;热结肠腑,属热结液亏者,用增液承气汤;属热结气液俱亏者,用新加黄龙汤;属热结小肠热盛者,用导赤承气汤;邪热燔炽于营血,气(营)血两燔者,用玉女煎去牛膝、熟地加细生地、元参方或化斑汤或清瘟败毒饮;热盛动血者,用犀角地黄汤;若热与血结,用桃仁承气汤。热入心包者,用清宫汤送服安宫牛黄丸或紫雪丹、至宝丹;内闭外脱者,用生脉散或参附汤送服安宫牛黄丸或至宝丹、紫雪丹;热盛动风者,用羚角钩藤汤加味;邪陷正衰,阳气暴脱者,用回阳救急汤。

春温后期,热灼真阴者,用加减复脉汤;阴虚风动者,用三甲复脉汤或大定风珠;阴虚火炽者,用黄连阿胶汤;邪留阴分者,用青蒿鳖甲汤。

通过对经典中春温证治的梳理,将有助于掌握春温常见证型,为临床辨治春温提供参考,此外,亦能在把握春温辨治规律基础上,应对临床更为复杂的春温病证。

附录条文

1. 《素问·阴阳应象大论》:"冬伤于寒,春必温病。"
2. 《素问·金匮真言论》:"夫精者,身之本也。故藏于精者,春不病温。"
3. 《温疫论·诸家温疫正误》引汪石山语:"又有不因冬伤于寒,至春而病温者,此特感春温之气,可名春温。"
4. 《温热经纬·叶香岩三时伏气外感篇》:"春温一证,由冬令收藏未固,昔人以冬寒内伏,藏于少阴,入春发于少阳,以春木内应肝胆也。寒邪深伏,已经化热,昔贤以黄芩汤为主方,苦寒直清里热,热伏于阴,苦味坚阴,乃正治也。知温邪忌散,不与暴感门同法。若因外邪先受,引动在里伏热,必先辛凉以解新邪。"

三、暑温

关于暑病的论述首见于《黄帝内经》,《素问·热论》论述了暑病的病因,而且规定了发病季节，《素问·生气通天论》对暑病的临床症状进行了简要的描述。

汉代张仲景也在《金匮要略·痉湿暍病脉证治》对暑病病因、临床证候和治疗方药做了较多阐述，其中对暑病病因病机的认识更加深入，认为是"太阳中热"，首开暑病六经论治的先河，并提出用白虎加人参汤治疗。

至明清时期，温病学派在融合了《黄帝内经》以及仲景治暑理论基础上，提出"夏暑发自阳明"及"暑必兼湿"，明确了暑病的病理特点；《温病条辨》首创"暑温"病名，并与伤寒做了鉴别，明确了暑温病的性质及证候特点，提出了相应治疗方法，对暑病证治有了较大的发展。

1. 病因病机　《黄帝内经》认为暑病是一种外感病，是"病伤寒而成温"，《金匮要略》认为暑病的病因是中热，属于新感温病。叶天士根据南方的气候特点和疾病的具体表现，提出"暑必兼湿"，认为暑病不单是暑热，还夹杂有湿热的因素。

《黄帝内经》认为暑病理机制是伏寒化温；《金匮要略》从太阳病角度论述暑病；叶天士认为暑温是阳明热盛，同时也兼有脾湿，暑温的发病与脾胃关系密切，其病理机制为阳明热盛，太阴湿困，二者相兼为病，或热盛重，而成暑温，或湿困重而为暑湿。

2. 证治方药　暑温的证治以清热为主，并根据兼夹湿邪轻重不同，其治法与用药有所侧重。暑温初起，发自阳明气分，形似伤寒，右脉洪大而数，左脉反小于右，口渴甚，面赤，汗大出者，用白虎汤；如见气虚，自汗、气短而促、神疲肢倦、小便短赤，背微恶寒，脉芤甚者，用白虎加人参汤；如汗多，脉散大，喘喝欲脱，用生脉散。如夹湿，出现身重，用白虎加苍术汤；还有初起表证明显汗不出者，虽见壮热、烦渴，用新加香薷饮。

如阳明暑温，水结在胸，舌上黄滑苔，渴欲凉饮，饮不解渴，得水则呕，按之胸下痛，小便短，大便闭的，用小陷胸汤加枳实；如浊痰凝聚胃脘，脉滑数，不食不饥不便，浊痰凝聚，心下痞的，用半夏泻心汤去人参、干姜、大枣、甘草加枳实、杏仁。如湿气已化，热结独存，口燥咽干，渴欲饮水，面目俱赤，舌燥黄，脉沉实的，用小承气汤。

暑温转入手太阴，但咳无痰，咳声清高者，用清络饮加甘草、桔梗、甜杏仁、麦冬、知母；如见寒热，舌白不渴、吐血者，难治，可用清络饮加杏仁、薏仁、滑石汤；如肺脾两伤，咳声重浊，痰多不甚渴，渴不多饮者，用小半夏加茯苓汤再加厚朴、杏仁；如暑温入肺，发汗后，热除，余邪不解，头微胀，目不了了，用清络饮。

如暑温由气分进入手厥阴，脉虚夜寐不安，烦渴舌赤，时有谵语，目常开不闭，或喜闭不开，脉虚的，用清营汤；如身热不恶寒，清神不了了，时时谵语，用安宫牛黄丸或紫雪丹；如在小儿，身热，猝然惊厥，用清营汤，少与紫雪丹；如暑温蔓延三焦，舌滑微黄，邪在气分者，三石汤主之；如上中下三焦俱波及，舌灰白，胸痞闷，潮热呕恶，烦渴自利，汗出溺短者，用杏仁滑石汤；邪气久留，舌绛苔少，热搏血分者，加味清宫汤主之；神识不清，热闭内窍者，先与紫雪丹，再与清宫汤。

通过对经典中暑温证治的总结，一方面有助于掌握暑温常见证型，为临床治疗用药提供参考；另一方面，不拘泥于经典所讲暑温证治，善于从已有证治中把握暑温的辨治规律与灵活用药思路，从而应对临床中不同类型、不同轻重、不同兼证的暑温证治。

附录条文

1. 《素问·热论》:"凡病伤寒而成温者,先夏至日者为病温,后夏至日者为病暑,暑当与汗皆出,勿止。"

2. 《素问·刺志论》:"气盛身寒,得之伤寒。气虚身热,身之伤暑。"

3. 《素问·生气通天论》"因于暑,汗,烦则喘喝,静则多言,体若燔炭,汗出而散。"

4. 《金匮要略·痉湿暍病脉证治》:"太阳中暍,发热恶寒,身重而疼痛,其脉弦细芤迟。小便已,洒洒然毛耸,手足逆冷,小有劳,身即热,口开,前板齿燥。若发其汗,则其恶寒甚;加温针,则发热甚;数下之,则淋甚。"

5. 《金匮要略·痉湿暍病脉证治》:"太阳中热者,暍是也。汗出恶寒,身热而渴,白虎加人参汤主之。"

6. 《温病条辨·上焦篇》:"暑温者,正夏之时,暑病之偏于热者也。"

7. 《温病条辨·上焦篇》:"形似伤寒,但右脉洪大而数,左脉反小于右,口渴甚,面赤,汗大出者,名曰暑温,在手太阴,白虎汤主之;脉芤甚者,白虎加人参汤主之。"

8. 《温病条辨·上焦篇》:"手太阴暑温,如上条证,但汗不出者,新加香薷饮主之。"

9. 《温病条辨·上焦篇》:"手太阴暑温,或已经发汗,或未发汗,而汗不止,烦渴而喘,脉洪大有力者,白虎汤主之;脉洪大而芤者,白虎加人参汤主之;身重者,湿也,白虎加苍术汤主之;汗多脉散大,喘喝欲脱者,生脉散主之。"

10. 《温病条辨·上焦篇》:"手太阴暑温,发汗后,暑证悉减,但头微胀,目不了了,余邪不解者,清络饮主之。邪不解而入中下焦者,以中下法治之。"

11. 《温病条辨·上焦篇》:"手太阴暑温,但咳无痰,咳声清高者,清络饮加甘草、桔梗、甜杏仁、麦冬、知母主之。"

12. 《温病条辨·上焦篇》:"两太阴暑温,咳而且嗽,咳声重浊,痰多不甚渴,渴不多饮者,小半夏加茯苓汤再加厚朴、杏仁主之。"

13. 《温病条辨·上焦篇》:"脉虚夜寐不安,烦渴舌赤,时有谵语,目常开不闭,或喜闭不开,暑入手厥阴也。手厥阴暑温,清营汤主之;舌白滑者,不可与也。"

14. 《温病条辨·上焦篇》:"手厥阴暑温,身热不恶寒,清神不了了,时时谵语者,安宫牛黄丸主之,紫雪丹亦主之。"

15. 《温病条辨·上焦篇》:"暑温寒热,舌白不渴、吐血者,名曰暑瘵,为难治,清络饮加杏仁、薏仁、滑石汤主之。"

16. 《温病条辨·上焦篇》:"小儿暑温,身热,卒然痉厥,名曰暑痫,清营汤主之,亦可少与紫雪丹。"

17. 《温病条辨·中焦篇》:"阳明暑温,脉滑数,不食不饥不便,浊痰凝聚,心下痞者,半夏泻心汤去人参、干姜、大枣、甘草加枳实、杏仁主之。"

18. 《温病条辨·中焦篇》:"阳明暑温,湿气已化,热结独存,口燥咽干,渴欲饮水,面目俱赤,舌燥黄,脉沉实者,小承气汤各等分下之。"

19. 《温病条辨·中焦篇》:"暑温蔓延三焦,舌滑微黄,邪在气分者,三石汤主之;邪气久留,舌绛苔少,热搏血分者,加味清宫汤主之;神识不清,热闭内窍者,先与紫雪丹,再与清宫汤。"

20. 《温病条辨·中焦篇》:"暑温伏暑,三焦均受,舌灰白,胸痞闷,潮热呕恶,烦渴自利,汗出溺短者,杏仁滑石汤主之。"

21. 《温病条辨·下焦篇》:"凡热病久入下焦,消烁真阴,必以复阴为主。其或元气亦伤,又必兼护其阳。"

22. 《温热经纬·叶香岩三时伏气外感篇》:"夏暑发自阳明,古人以白虎汤为主方。"

23. 《温热经纬·叶香岩三时伏气外感篇》:"长夏湿旺之令,暑以蒸之,所谓土润溽暑,故暑湿易于兼病,犹之冬月风寒,每相兼感。暑伤气分,湿亦伤气,汗则耗气伤阳,胃汁大受劫烁,变病由此甚多,发泄司令,里真自虚。"

四、秋燥

燥邪致病早在《黄帝内经》就有记载，"岁金太过，燥气流行"，"岁木不及，燥乃大行"，明确了燥邪形成与岁运时令密切相关，而且规定了发病季节，《素问·六元正纪大论》和《素问·气交变大论》还详细描述了燥邪致病的临床症状，在《素问·至真要大论》提出燥病用药性味使用原则，对后世具有指导意义。

张仲景未直接论及燥病之名，在《金匮要略·痉湿暍病脉证治》中所论"痉"病，有收引之性，与秋燥属性相关，将"痉"归入"太阳病"辨治，提出用葛根汤、栝楼桂枝汤和大承气汤等治疗，都有润养或保津防燥化之意，但与后世燥邪为病不可同日而语。

金元至明清，诸多医家在《黄帝内经》燥病论述基础上，结合临床实际，逐渐分出内、外燥之不同，清代喻嘉言首创了秋燥病名，提出"燥属火热，易伤肺之阴液"的认识，创立清燥救肺汤。《温病条辨》分析秋燥的性质，提出相应治疗方法，进一步完善了对秋燥的认识。

1. 病因病机　《黄帝内经》认识到燥的存在，所谓"燥胜则干"，并且认识到燥属外感，感人即病，"燥热交合，燥极而泽，民病寒热"；在运气七篇大论中，结合自然现象，阐述影响人体的病机变化，将燥气归属肺金，伤及肺金，导致肺气宣降失常，营卫不调，通过五行的生克关系，出现肝气不舒等。

《金匮要略》从太阳、阳明病角度论述与燥相关的痉病；叶天士认为秋燥伤及肺气，病久可由气入血；吴鞠通认为，秋燥之气伤及肺中津液，初起营卫不调，肺失宣降；再则肺胃阴伤，再则燥火上攻。

结合以上分析，秋燥的病理机制为邪袭肺卫，燥气伤津，肺失宣降。

2. 证治方药　秋燥的证治分温燥和凉燥两类。根据病程、病变部位和阴伤轻重不同，其治法与用药不同。初感燥热之气，出现发热、恶寒、头痛、无汗、鼻塞、咽干唇燥、咳痰稀白、苔薄白欠润、右脉数大，用桑杏汤；初始津伤不重，可用桑菊饮。

如感受凉燥之气，营卫不和，出现身痛，用桂枝汤；如营卫不和，兼有肺气不利的，出现头微痛，恶寒，咳嗽稀痰，鼻塞，嗌塞，脉弦，无汗，用杏苏散。

若燥热化火，出现发热、口渴、耳鸣、目赤、龈肿、咽痛、苔黄而干、脉数，用翘荷汤。燥热耗伤肠中津液，见大便秘结，用小承气汤。燥热已退，津液耗伤，见低热，干咳，口干渴，舌红少苔，用沙参麦冬汤。燥热之邪较盛，阴津损伤，见身热，干咳无痰或少痰，甚则痰中带血，气逆而喘，胸满胁痛，鼻咽干燥，心烦口渴，少气乏力，舌边尖红赤，苔薄白燥或薄黄燥，脉数，用喻氏清燥救肺汤。

如燥寒之气致营卫不和，肝气不舒，证见头痛，身寒热，胸胁痛，甚则疝瘕痛者，用柴胡桂枝各半汤加吴茱萸楝子茴香木香汤；影响肠腑传导，大便秘结，用天台乌药散；寒燥之气太盛，伤及脾阳，出现吐泻腹痛，甚则四肢厥逆，转筋，腿痛，肢麻，起卧不安，烦躁不宁，甚则六脉全无，阴毒发斑，疝瘕，用霹雳散。如燥气日久，深入下焦血分，出现腹中癥瘕积聚的，用化癥回生丹；如气血肾精亏虚的老年人，感受寒燥之气，便秘，下腹隐痛，用复亨丹。

通过对经典中秋燥证治的梳理，有助于掌握秋燥的常见证型，为临床治疗用药提供参考，此外，要善于从经典中把握燥邪为病的辨治规律，为临床辨治与燥相关病证提供参考。

附录条文

1. 《素问•阴阳应象大论》："燥胜则干。"
2. 《素问•五运行大论》："岐伯曰：大气举之也。燥以干之，暑以蒸之，风以动之，湿以润之，寒以坚之，火以温之。故风寒在下，燥热在上，湿气在中，火游行其间，寒暑六入，故令虚而生化也。故燥胜则地干，暑胜则地热，风胜则地动，湿胜则地泥，寒胜则地裂，火胜则地固矣。"
3. 《素问•气交变大论》："岁金太过，燥气流行，肝木受邪，民病两胁下少腹痛，目赤痛眦疡，耳无所闻。肃杀而甚，则体重烦冤，胸痛引背，两胁满且痛引少腹，上应太白星。甚则喘咳逆气，肩背痛，尻阴股膝髀腨胻足皆病，上应荧惑星。"
4. 《素问•气交变大论》："岁木不及，燥乃大行，生气失应，草木晚荣，肃杀而甚，则刚木辟著，悉萎苍干，上应太白星，民病中清、胠胁痛、少腹痛，肠鸣溏泄，凉雨时至，上应太白星，其谷苍。"
5. 《素问•五常政大论》："阳明司天，燥气下临，肝气上从，苍起木用而立，土乃眚，凄沧数至，木伐草萎，胁痛目赤，掉振鼓栗，筋痿不能久立。暴热至，土乃暑，阳气郁发，小便变，寒热如疟，甚则心痛，火行于稿，流水不冰，蛰虫乃见。"
6. 《素问•六元正纪大论》："三之气，天政布，凉乃行，燥热交合，燥极而泽，民病寒热。"
7. 《素问•六元正纪大论》："金郁之发，天洁地明，风清气切，大凉乃举，草树浮烟，燥气以行，霜雾数起，杀气来至，草木苍干，金乃有声。故民病咳逆，心胁满引少腹，善暴痛，不可反侧，嗌干面尘色恶。"
8. 《素问•至真要大论》："岁阳明在泉，燥淫所胜，则霿雾清暝，民病喜呕，呕有苦，善太息，心胁痛不能反侧，甚则嗌干面尘，身无膏泽，足外反热。"
9. 《素问•至真要大论》："燥淫于内，治以苦温，佐以甘辛，以苦下之。"
10. 《素问•至真要大论》："阳明司天，燥淫所胜，则木乃晚荣，草乃晚生，筋骨内变，民病左胠胁痛，寒清于中，感而疟，大凉革候，咳，腹中鸣，注泄鹜溏，名木敛，生菀于下，草焦上首，心胁暴痛，不可反侧，嗌干面尘腰痛，丈夫㿗疝，妇人少腹痛，目昧眦，疡疮痤痈，蛰虫来见，病本于肝。太冲绝，死不治。"
11. 《素问•至真要大论》："燥淫所胜，平以苦湿，佐以酸辛，以苦下之。"
12. 《素问•至真要大论》："燥司于地，热反胜之，治以平寒，佐以苦甘，以酸平之，以和为利。"
13. 《素问•至真要大论》："燥化于天，热反胜之，治以辛寒，佐以苦甘。"
14. 《素问•至真要大论》："治诸胜复，寒者热之，热者寒之，温者清之，清者温之，散者收之，抑者散之，燥者润之，急者缓之，坚者软之，脆者坚之，衰者补之，强者泻之，各安其气，必清必静，则病气衰去，归其所宗，此治之大体也。"
15. 《素问•至真要大论》："帝曰：善。六气之胜，何以候之？岐伯曰：乘其至也，清气大来，燥之胜也，风木受邪，肝病生焉。热气大来，火之胜也，金燥受邪，肺病生焉。"
16. 《素问•至真要大论》："寒者热之，热者寒之，微者逆之，甚者从之，坚者削之，客者除之，劳者温之，结者散之，留者攻之，燥者濡之，急者缓之，散者收之，损者温之，逸者行之，惊者平之。"
17. 《灵枢•九宫八风》："风从西方来，名曰刚风，其伤人也，内舍于肺，外在于皮肤，其气主为燥。"
18. 《温病条辨•上焦篇》："秋感燥气，右脉数大，伤手太阴气分者，桑杏汤主之。"
19. 《温病条辨•上焦篇》："感燥而咳者，桑菊饮主之。"
20. 《温病条辨•上焦篇》："燥伤肺胃阴分，或热或咳者，沙参麦冬汤主之。"
21. 《温病条辨•上焦篇》："燥气化火，清窍不利者，翘荷汤主之。"
22. 《温病条辨•上焦篇》："诸气膹郁，诸痿喘呕之因于燥者，喻氏清燥救肺汤主之。"
23. 《温病条辨•上焦篇》："秋燥之气，轻则为燥，重则为寒，化气为湿，复气为火。"
24. 《温病条辨•上焦篇》："燥伤本脏，头微痛，恶寒，咳嗽稀痰，鼻塞，嗌塞，脉弦，无汗，杏苏散主之。"

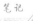

25. 《温病条辨·上焦篇》："伤燥，如伤寒太阳证，有汗，不咳，不呕，不痛者，桂枝汤小和之。"

26. 《温病条辨·上焦篇》："燥金司令，头痛，身寒热，胸胁痛，甚则疝瘕痛者，桂枝柴胡各半汤加吴萸楝子茴香木香汤主之。"

27. 《温病条辨·上焦篇》："阳明燥证，里实而坚，未从热化，下之以苦温；已从热化，下之以苦寒。"

28. 《温病条辨·上焦篇》："燥气延入下焦，搏于血分，而成癥者，无论男妇，化癥回生丹主之。"

29. 《温病条辨·上焦篇》："燥气久伏下焦，不与血搏，老年八脉空虚，不可与化癥回生丹，复亨丹主之。"

30. 《温热经纬·叶香岩三时伏气外感篇》："秋燥一证，气分先受，治肺为急。若延绵数十日之久，病必入血分，又非轻浮肺药可治。须审体质证端，古谓治病当活泼泼地，如盘走珠耳。"

31. 《温热经纬·叶香岩三时伏气外感篇》："以五气而论，则燥为凉邪，阴凝则燥，乃其本气。但秋燥二字，皆从火者，以秋承夏后，火之余焰未息也。若火既就之阴竭，则燥是其标气，治分温润、凉润二法。"

五、湿温

湿温病名首见于《难经·五十八难》，该书将其归属于广义伤寒范畴。此后，晋代王叔和在《脉经》中记载了湿温的病因、证候和治疗。宋代朱肱在《伤寒类证活人书》中指出：湿温当"白虎加苍术汤主之"。金元医家刘河间认为湿为土气，因热而怫郁，不得宣行则化热化火。朱丹溪则提出"东南地卑弱，湿热相火为病十居八九。"吴又可《温疫论》中所论者实为湿热相搏之温疫，创"邪伏膜原"之说，主张用达原饮治湿热疫初起邪在膜原者。清代叶天士《温热论》将温病分为温热和湿热两大类。其中对湿热为病有精辟的论述，主张"渗湿于热下，不与热相搏，势必孤矣"，"通阳不在温，而在利小便"等。薛生白还撰写了本病的专著《湿热病篇》，对其发生发展、病因病机、辨证施治做了全面、系统的论述。吴鞠通《温病条辨》立湿温为专病，详细阐述了三焦分证论治的规律，还记载有众多治疗湿温名方，后经王孟英、章虚谷、雷少逸、何廉臣、张聿青等医家不断补充，使湿温的辨治内容更加丰富、充实。

1. 病因病机　湿温的病因是湿热病邪。湿热病邪虽然是湿温发病的主要因素，但发病与否，尚与患者的脾胃功能密切相关。若素禀脾胃虚弱，或饮食失慎，恣食生冷，则脾胃更易受损而运化失司，从而加重内湿停聚。此时，若感受外界湿热病邪，则外来之湿便与脾胃内湿相合而引发湿温。

湿热病邪侵犯人体多由口鼻而入，由肌表伤者较少。湿温初起，以湿中蕴热、邪遏卫气为主要病理变化，即湿热外遏肌表，内蕴脾胃。其后，卫表见症逐渐消除，其病理以湿热郁蒸气分为主，病位重心为中焦脾胃。湿温病变过程中，湿热郁蒸过久，既可因湿热化燥而伤阴，也可因湿盛困阻而伤阳。病程经过顺利者，邪在气分阶段大多可逐渐解除而向愈。至恢复阶段，湿热渐消，以胃气未醒、脾虚不运等证候为主。

2. 证治方药　初起湿热郁遏卫气，恶寒少汗，头重肢困，胸闷脘痞，苔腻脉缓，宜宣化表里之湿，用藿朴夏苓汤、三仁汤；如湿浊郁伏膜原，寒热往来，寒甚热微，身痛有汗，呕逆胀满，舌苔白厚腻浊如积粉，脉缓，用达原饮或雷少逸宣透膜原法疏利透达膜原湿浊；湿热困阻中焦，脾胃升降失司，发热汗出不解，口渴不欲多饮，脘痞呕恶，心中烦闷，便溏色黄，小便短赤，苔黄腻，脉濡数，宜辛开苦降、清化湿热，用连朴饮；湿热蕴毒、弥漫三焦，充斥气分，发热口渴，胸闷腹胀，肢酸倦怠，咽喉肿痛，小便黄赤，或身目发黄，苔黄而腻，脉滑数，宜清热化湿解毒，用甘露消毒丹；湿热酿痰，蒙蔽心包，神识昏蒙，身热不退，朝轻暮重，似清似昧或时清时昧，时或谵语，舌苔黄腻，脉濡滑而数，宜清化开闭，用菖蒲郁金汤合苏合香丸或至宝丹；如热盛阳明，湿困太阴，高热汗出，面赤气粗，口渴欲饮，脘痞身重，苔黄微腻，脉滑数，宜辛寒清泄阳明，兼化太阴之湿，用白虎加苍术汤；如湿从寒化，转为寒湿，脘腹胀满，大便不爽，或溏泄，食少无味，苔白腻，或白腻而滑，脉缓，宜温运脾阳、燥湿理气，用四或五加减正气散；如出现湿胜阳微，身冷，汗泄，胸痞，口渴，苔白腻，舌淡，脉细缓，宜温阳化湿利水，用薛氏扶阳逐湿汤或真武汤；如湿热化燥入营血，身灼热，心烦躁扰，发斑，或上窍出血，或便下鲜血，舌绛而干，宜清营凉血解毒，用加味犀角地黄汤；湿温便血不止，气随血脱，骤然热退身凉，伴面色苍白、汗出肢冷、舌淡无华、脉象微细欲绝，用益气摄血、回阳固脱法；湿温恢复期，邪热渐退而余湿未净，身热已退，脘中微闷，知饥不食，苔薄腻，宜轻清芳化、涤除余邪，用薛氏五叶芦根汤。

附录条文

1. 《素问·生气通天论》："因于湿，首如裹，湿热不攘，大筋缘短，小筋弛长，缘短为拘，弛长为痿。"
2. 《素问·六元正纪大论》："四之气，溽暑湿热相薄，争于左之上，民病黄瘅而为胕肿。"
3. 《金匮要略·痉湿暍病脉证》：湿家之为病，一身尽疼，发热，身色如熏黄也。
4. 《金匮要略·痉湿暍病脉证》："湿家，其人但头汗出，背强，欲得被覆向火。若下之早则哕，或胸满，小便不利，舌上如胎者，以丹田有热，胸上有寒，渴欲得饮而不能饮，则口燥烦也。"
5. 《温热论·论湿邪》："且吾吴湿邪害人最广，如面色白者，须要顾其阳气，湿胜则阳微也，法应清凉，然到十分之六七，即不可过于寒凉，恐成功反弃，何以故耶？湿热一去，阳亦衰微也；面色苍者，须要顾其津液，清凉到十分之六七，往往热减身寒者，不可就云虚寒而投补剂，恐炉烟虽熄，灰中有火也，须细察精详，方少少与之，慎不可漫然而进也。又有酒客里湿素盛，外邪入里，里湿为合。在阳旺之躯，胃湿恒多；在阴盛之体，脾湿亦不少，然其化热则一。热病救阴犹易，通阳最难。救阴不在血，而在津与汗，通阳不在温，而在利小便，然较之杂证，则有不同也。"
6. 《湿热病篇》："湿热证，始恶寒，后但热不寒，汗出胸痞，舌白，口渴不引饮。"
7. 《湿热病篇》："湿热证，恶寒无汗，身重头痛，湿在表分。宜藿香、香薷、羌活、苍术皮、薄荷、牛蒡子等味。头不痛者，去羌活。"
8. 《湿热病篇》："湿热证，舌遍体白，口渴，湿滞阳明。宜用辛开，如厚朴、草果、半夏、干菖蒲等味。"
9. 《温病条辨·上焦篇》："头痛恶寒，身重疼痛，舌白不渴，脉弦细而濡，面色淡黄，胸闷不饥，午后身热，状若阴虚，病难速已，名曰湿温。汗之则神昏耳聋，甚则目瞑不欲言，下之则洞泄，润之则病深不解。长夏深秋冬日同法，三仁汤主之。"
10. 《温热经纬·薛生白湿热病篇》："既受湿又感暑也，即是湿温，亦有湿邪久伏而化热者。"

六、大头瘟

本病的病名在《黄帝内经》《伤寒论》等汉代以前文献中并无记载。隋代巢元方《诸病源候论》的丹毒病诸候、肿病诸候中有类似本病临床表现的描述。唐代孙思邈《千金翼方》疮痈卷中所叙述的丹毒，也与本病有相似之处。而首次将本病列专篇论述的是金代刘河间，称之为"大头病"。俞震《古今医案按》记载，金元时期泰和二年（1201 年），"大头伤寒"流行，李东垣制普济消毒饮，广施其方而全活甚众。明代陶华《伤寒全生集》称本病为大头伤风，认为其病因"一曰时毒，一曰疫毒，盖天行疫毒之气,人感之而为大头伤风也",治宜"退热消毒"。张景岳在《景岳全书·杂证谟·瘟疫》中将本病称为"大头瘟"或"虾蟆瘟",认为系"天行邪毒客于三阳之经"所致,在病理性质上有"表里虚实之辨"。清代俞根初《通俗伤寒论》又把本病称为"大头风"。吴鞠通《温病条辨》将本病归于"温毒"之中,并谓本病"俗名大头温、虾蟆温"。

1. 病因病机　本病的病因是风热时毒。风热时毒自口鼻而入,初起邪毒内袭,卫气同病。因卫受邪郁,故先有短暂的憎寒发热,气分热毒蒸迫肺胃,故相继出现壮热烦躁、口渴引饮、咽喉疼痛等里热炽盛的临床症状。风邪上行,故邪毒攻窜头面,搏结脉络,导致头面红肿疼痛,甚则发生溃烂。本病以邪在肺胃气分为主,邪毒内陷,亦可深入营血,或犯手足厥阴经,出现动血耗血、神昏惊厥等病理变化,但较少见。

2. 证治方药　初起热郁肺卫,恶寒发热,热势不甚,无汗或少汗,头痛,头面轻度红肿,全身酸楚,目赤,咽痛,口渴,舌苔薄黄,脉浮数,宜疏表透卫,用葱豉桔梗汤。中期热盛充斥肺胃,热势益增,口渴引饮,烦躁不安,头面焮肿,咽喉疼痛加剧,舌赤苔黄,脉实数,宜清热解毒、疏风消肿,用普济消毒饮;热毒较盛,壅滞肠腑,身热如焚,气粗而促,烦躁口渴,咽痛,目赤,头面及两耳上下前后焮赤肿痛,大便秘结,小便热赤短少,舌赤苔黄,脉数,宜清透热毒、攻下泄热,用通圣消毒散。后期阴液耗伤,身热已退,头面焮肿消失,口渴欲饮,不欲食,咽干,目干涩,唇干红,舌干少津,无苔或少苔,脉细数,宜滋养肺胃之阴,用七鲜育阴汤。此外,本病治疗也可外敷泻火解毒、散瘀消肿的三黄二香散、如意金黄散、青黛散等。

附录条文

1. 《素问病机气宜保命集·大头论》:"夫大头病者,是阳明邪热太甚,资实少阳相火而为之也,多在少阳,或在阳明,或传太阳,视其肿势在何部分,随经取之。湿热为肿,木盛为痛,此邪见于头,多在两耳前后先出,皆主其病也。治之大不宜药速,速则过其病所,谓上热未除,中寒复生,必伤人命。"

2. 《温病条辨·上焦篇》:"温毒咽痛喉肿,耳前耳后肿,颊肿,面正赤,或喉不痛但外肿,甚则耳聋,俗名大头温,虾蟆温者,普济消毒饮去柴胡、升麻主之。初起一、二日,再去芩连,三、四日加之佳。"

七、伏暑

伏暑是夏季感受暑湿病邪,伏藏体内,发于秋冬季节而临床却见及暑湿或暑热见症的一种急性外感热病。其论述首见于《黄帝内经》,《素问·生气通天论》论述了该病的病因病机。直至明清时期,温病学才对该病有了系统认识。《温热暑疫全书》《通俗伤寒论》《温病条辨》《时病论》《伤寒指掌》等著作论述了伏暑的含义、病因病机并提出诊治规律,是对《黄帝内经》理论的继承和发展。

1. 病因病机　《黄帝内经》指出伏暑属伏气温病。温病学在此基础上提出夏季感受暑热、暑湿之邪,伏于体内,至秋冬季节由当令时邪诱发而成伏暑。阳虚之体者易感暑湿之邪,郁于气分,由时邪诱发者属卫气同病,表邪入里则可郁阻少阳,进而阻滞胃肠,继而因人之阴阳偏盛而转化为不同类型,其证治与湿温相类。阴虚之体者易感暑温之邪,郁于营分,由时邪诱发者属卫营同病,表解之后则进入营分,并可下移火腑,深入血分者可内闭心包或出现瘀热阻络。伏暑早期或中期可出现气阴两伤,甚至气阴欲脱。后期可见肾气大亏,固摄失职,部分患者可因余邪留滞经脉出现震颤、瘫痪等终身后遗症。

2. 证治方药 伏暑初起病即犯表里,为卫气同病,证见发热恶寒,口渴心烦,胸闷脘痞、苔腻等,治以银翘散去牛蒡、元参加杏仁、滑石方;卫营同病以发热微恶寒,口干不甚渴饮,舌红绛等为主者,治以银翘散加生地、丹皮、赤芍、麦冬等;邪入少阳以寒热起伏如疟,胸闷脘痞,苔腻等为主者,治以蒿芩清胆汤;邪结肠腑以身热稽留,便溏不爽,色黄如酱,苔黄垢腻等为主者,治以枳实导滞汤;热炽阴伤以高热不退,灼热无汗,口渴饮冷,小便短少,苔黄燥苍老,脉细数等为主者,治以冬地三黄汤;邪热下移火腑以身热夜甚,口干不甚渴饮,小便短赤热痛,舌绛,脉细数等为主者,治以导赤清心汤;邪热内闭心包,瘀阻脉络以灼热不已,神昏肢厥,斑疹显露,斑色瘀紫,舌深绛或紫黯等为主者,治以犀地清络饮;热瘀气脱以皮肤黏膜斑疹透发,四肢厥冷,大汗淋漓,舌绛而黯,脉虚数等为主者,治以犀角地黄汤合生脉散。

以上对经典中伏暑常见证治做了梳理,冀能为临床辨证治疗提供参考。但因经典所述内容并不完善,临证时须进一步拓展思路,以应对伏暑病复杂病情的治疗。

附录条文

1. 《素问·生气通天论》:"夏伤于暑,秋为疟疾。"
2. 《通俗伤寒论》:"夏伤于暑,被湿所遏而蕴伏,至深秋霜降及立冬前后,为外寒搏动而触发。邪伏募原而在气分者,病轻而浅;邪舍于营而在血分者,病深而重。"
3. 《通俗伤寒论》:"春夏间伏气温热,秋冬间伏暑晚发,其因虽有伤寒、伤暑之不同,而其蒸变为伏火则一,故其证候疗法大致相同,要诀在先辨湿燥,次明虚实,辨得真方可下手。"
4. 《温热暑疫全书》:"人受暑热之毒,栖伏三焦肠胃之间,久久而发者为伏暑。如霍乱吐泻,发于秋间,以及疟痢等症。"
5. 《温热论·暑》:"盖暑湿之伤。骤者在当时为患。缓者于秋后为伏气之疾。其候也。脉色必滞。口舌必腻。或有微寒。或单发热。热时脘痞气窒。渴闷烦冤。每至午后则甚。入暮更剧。热至天明。得汗则诸恙稍缓。日日如是。"
6. 《温病条辨·上焦篇》:"伏暑、暑温、湿温,证本一源,前后互参,不可偏执。"
7. 《温病条辨·上焦篇》:"长夏受暑,过夏而发者,名曰伏暑。霜未降而发者少轻,霜既降而发者则重,冬日发者尤重,子、午、丑、未之年为多也。长夏盛暑,气壮者不受;稍弱者但头晕片刻,或半日而已;次则即病;其不即病而内舍于骨髓,外舍于分肉之间者,气虚者也。盖气虚不能传送暑邪外出,必待秋凉金气相搏而后出也,金气本所以退烦暑,金欲退之,而暑无所藏,故伏暑病发也。其有气虚甚者,虽金风亦不能击之使出,必待深秋大凉、初冬微寒相逼而出,故尤为重也。"
8. 《温病条辨·上焦篇》:"太阴伏暑,舌白口渴,无汗者,银翘散去牛蒡、元参加杏仁、滑石主之。"
9. 《温病条辨·上焦篇》:"太阴伏暑,舌赤口渴,无汗者,银翘散加生地、丹皮、赤芍、麦冬主之。"
10. 《温病条辨·上焦篇》:"太阴伏暑,舌白口渴,有汗,或大汗不止者,银翘散去牛蒡子、元参、芥穗,加杏仁、石膏、黄芩主之。脉洪大,渴甚,汗多者,仍用白虎法;脉虚大而芤者,仍用人参白虎法。"
11. 《温病条辨·上焦篇》:"太阴伏暑,舌赤,口渴,汗多,加减生脉散主之。"
12. 《时病论》:"伏天所受之暑者,其邪盛,患于当时,其邪微,发于秋后。"
13. 《医原》:"伏暑及伏暑晚发,较春夏温病来势稍缓,而病实重。初起微寒发热,午后较重,状似疟疾而不分明;继而但热不寒,热甚于夜,天明得汗,身热稍退而胸腹之热不除,日月如是,往往五七候始解。推此病之由,总缘阴虚之质,夏月汗多伤液,内舍空虚,阳浮于外,暑湿乘邪,深踞膜原。……初起邪在气分,必须分别湿多、热多。"

八、烂喉痧

烂喉痧是以发热,咽喉肿痛糜烂,肌肤丹痧密布为特征的急性外感热病。《金匮要略》中论述的"阳毒"与烂喉痧有相似之处,但直到清代温病学才对该病形成系统认识。《临证指南医案》中有较为典型的病例记录,《烂喉丹痧辑要》《疫喉浅论》《疫痧草》等对本病的病因病机、诊治规律及预防治疗等有详细论述。

1. 病因病机　烂喉痧是冬春二季感受温热时毒导致的疾病。邪气经由直接接触或空气传播而伤人,从口鼻进入肺胃,继则内迫阳明,热毒上攻可致咽喉肿痛糜烂;外窜肌络可见丹痧。其轻者于肺胃而解,重者入营血或内陷心包,甚至内闭外脱。后期可见余邪未尽,阴液耗伤。

2. 证治方药　烂喉痧初起为毒侵肺卫以憎寒发热,继而壮热烦渴,咽喉红肿疼痛,肌肤丹痧隐隐等为主者治用清咽栀豉汤,外用玉钥匙散吹喉;毒壅气分以壮热,咽喉红肿溃烂,肌肤丹痧显露,舌红赤有珠等为主者,治用余氏清心凉膈散,外用锡类散吹喉;毒燔气营(血)以壮热,咽喉红肿溃烂,甚则气道阻塞,丹痧密布,红晕如斑,赤紫成片,舌绛起刺,状如杨梅等为主者,治用凉营清气汤,外用珠黄散;余毒伤阴以午后低热,咽喉溃烂减轻,丹痧渐退,陆续脱屑为主者,治用清咽养营汤。

以上将温病医籍中烂喉痧的发展规律及常见证治进行梳理,为临床辨证治疗提供参考。临证时宜在此基础上加以拓展,据证情需要而灵活辨治。

附录条文

1. 《金匮要略·百合狐惑阴阳毒病证治》:"阳毒之为病,面赤斑斑如锦文,咽喉痛,唾脓血。五日可治,七日不可治,升麻鳖甲汤主之。"

2. 《临证指南医案·疫门》:"今喉痛,丹疹,舌如朱,神躁,暮昏。上受秽邪,逆走膻中。当清血络,以防结闭。然必大用解毒,以驱其秽。必九日外不致昏愦。冀其邪去正复。"

3. 《烂喉丹痧辑要》:"雍正癸丑年间以来,有烂喉痧一证,发于冬春之际,不分老幼,遍相传染。发则壮热烦渴,丹密肌红,宛如锦纹,咽喉疼痛肿烂,一团火热内炽。"

4. 《疫痧草·自序》:"自口鼻吸入,着于肺胃,肺主咽喉,故疫痧多兼烂喉也。"

5. 《疫痧草·辨论疫毒感染》:"疫痧之毒,有感发,有传染。天有郁蒸之气,霾雾之施,其人正气适亏,口鼻吸受其毒而发者,为感发;家有疫痧人,吸受病人之毒而发者,为传染。所自虽殊,其毒则一也。"

6. 《疫痧草·辨论疫邪所由来》:"疫毒直干肺脏而烂喉。气秽盛者,直陷心包而神昏不救,瞬息之间,命遂夭殂。"

7. 《疫痧草·辨论疫痧治法》:"烂喉疫痧,以喉为主,烂喉浅者疫邪轻,烂喉深者疫邪重。疫邪轻者易治,重者难瘥。医者当视其喉,喉烂宜浅不宜深也;观其神,神气宜清不宜昏也;按其脉,脉宜浮数有神,不宜沉细无力;观其痧,痧宜颗粒分明而缓达透表,不宜赤如红纸而急现隐约也。合而论之,以定吉凶。"

8. 《疫痧草·辨论治疫痧法不同治伤寒》:"疫痧之火,迅如雷电,身热一发,便见烂喉,神呆痧隐,肌赤不分颗粒,其ующ火炎炎,灼伤脏腑……治疫痧者,在疫火未肆之前,而先化其火,则其火渐化,其病渐松;在疫火既肆之后,而其化火,吾恐化之无益矣。"

9. 《疫痧草·遗毒》:"疫痧火毒未清,以致遗毒,遗毒发于项间、腮畔及喉外四肢为重……遗毒而烂喉不减,饮食不增,身热不止者,俱难治。其治法,火盛者宜清火化毒,正虚者宜扶正化毒。疫痧恶症,有痧隐神昏,喉烂极盛,而喉外坚肿,是毒结咽喉而无从发泄,所以喉外坚肿也,见之不治。"

10.《疡科心得集·辨烂喉丹痧顺逆论》:"夫烂喉丹痧者,系天行疫疠之毒,故长幼传染者多,外从口鼻而入,内从肺胃而发。其始起也,脉紧弦数,恶寒头胀,肤红肌热,咽喉结痹肿腐,遍体斑疹隐隐。"

11.《疫喉浅论·疫喉痧论治》:"疫喉痧皆由口鼻吸受疫疠不正之气而得,方中当参入败毒之品更妙,或加芳香逐秽一二味尤佳。"

12.《疫喉浅论·疫喉痧论治》:"闷痧之证,最为凶恶,咽喉腐溃,汤饮难受,壮热神烦,遍身紫赤,颗粒无分,肢凉脉伏,舌苔灰白,垢腻满布,面青目瞪,口紧流涎,指甲色青,胸满气粗,搐搦谵语,自利溲短,以上等证,百无一生。"

13.《疫喉浅论·疫喉痧论治》:"疫喉痧治法全重乎清也,而始终法程不离乎清透、清化、清凉攻下,清热育阴之旨也。"

第三节 杂 病

经典中论及的临床病证辨治,除伤寒、温病外,存在着更多的杂病内容,其中既有目前临床常见病、多发病,亦有较多疑难杂病内容。本节在梳理经典中相关杂病种类基础上,对经典辨治相关杂病内容进行了整理与分析,冀能为学习经典辨治杂病找到所本,亦能为杂病辨治的未来发展找到可行方向。

一、结胸证

结胸证,是无形之寒热与有形之痰水结于胸脘上下,以胸脘部疼痛拒按为特征的病证。根据其临床表现,西医学之胸腹部某些脏器的急慢性炎症或梗阻性病变等,可参照结胸证进行辨证论治。

结胸证首见于《伤寒论》太阳病篇,虽未专篇论述,但论中已做了较系统的阐释,认为结胸证是由误下邪陷或表邪内传,与痰水相结而成,提出"热实结胸"和"寒实结胸"两类,分别治以大陷胸汤(丸)、小陷胸汤和三物白散,可见其因、机、证、治基本形成一体,为后世认识本病奠定了基础。《金匮要略》仅在妇人杂病篇提出热入血室证有"胸胁满,如结胸状"。

自《伤寒论》首论结胸之后,经过历代的研究,对结胸病的认识大为提高。至明清时期,温病学代表性著作《温病条辨》《温热经纬》中都论及结胸证治,在仲景提出的结胸病机及方证基础上,对病因及治疗都有所补充,丰富和发展了其辨证论治。

1. 病因病机 结胸证是无形之寒热与有形之痰水相结于胸膈脘腹的病证,在病因上,寒热与痰水两端缺一不可,单是寒或热邪郁结非为结胸,单是痰或水邪凝结亦不能形成结胸证。结胸属实邪凝结之实证,病机有属寒属热之殊,故有热实结胸与寒实结胸两类。热实结胸,是由表证误下而致邪热内陷,与胸膈间素有的痰或水邪相结而成;也有未经误下,但太阳病不解,邪热内传入里与痰水互结而致病。寒实结胸,是寒痰水饮内结的证候。从《伤寒论》及后世相关记载来看,结胸证病变性质属热实者居多。

且内外合邪而成结胸较为多见,而误治是形成结胸的一个重要条件。误用下法,正气受伤，抵御外邪的能力不足，外邪乘虚入里，与体内素有之实邪凝结，即形成结胸证。不因误治，也可导致结胸，多见于邪气过盛，正气不足，病邪直入胸脘与宿邪相结而成。也有痰热内生，互相胶着，凝结于胸脘而成。

温病学在结胸的病因上有所发挥，认为表邪除了风寒外，还有温热、暑湿、疫疠等，内在之实邪也不限于痰、水两端，还有瘀血、宿食等。所以，根据内在实邪之不同，除了仲景提出的热实结胸和寒实结胸外，还有水结胸、血结胸、食结胸之类，丰富了结胸证的临床证治内容。所谓水结胸，实际上是水热互结而邪热较轻者；血结胸，多由热瘀相搏于胸脘而成；食结胸，多因胃肠素亏，或误下伤中，以致中焦气机郁滞，宿食中阻而成。

2．证治方药　结胸证以胸脘部硬满、胀痛、拒按为证候特点。因有形实邪阻滞，气机不通，不通则痛，《素问·调经论》曰："实者，外坚充满，不可按之，按之则痛"，正是结胸证疼痛拒按的最好注释。结胸一证最宜与脏结、痞证相区别，其中脏结虽胸脘疼痛但必见下利，痞证只是脘部痞胀，无疼痛可寻，以此为辨。

（1）热实结胸：这是结胸证的常见类型，其中又因其病位上下、病情轻重之异，而有大结胸和小结胸两类。①大结胸证，病机是水热互结，称其为"大"，一方面由于水热互结之病情重，另一方面也指水热结聚的范围大，不仅局限在胸胁及胃脘部位，表现为"心下痛，按之石硬"，更有扩大到"从心下至少腹"，表现为"硬满而痛不可近"。大结胸证其脉多见沉紧，也是水热结聚成实而致痛的一种反映。若水热互结，腑气不通，还常伴见大便秘结不下。治疗宜泄热逐水破结，方用大陷胸汤。若水热互结，病位偏于膈上，除了胸中结硬疼痛外，同时伴有汗出、项强、俯仰艰难如柔痉状，治宜逐水破结、峻药缓攻，方用大陷胸丸，旨在使药力留滞于上而下在上之水热。②小结胸证，病机是痰热互结，因邪结证轻，病位局限，疼痛较轻，以"正在心下，按之则痛，脉浮滑"为特点，治以小陷胸汤清热涤痰开结。

（2）寒实结胸：其与热实结胸的发热、口渴、心烦、舌苔黄腻或黄燥等热证表现不同，以"无热证"为特点，属寒痰水饮相结，其病位也有偏上偏下之分，或见胸中、心下硬痛，或从心下至腹部硬满而痛，治疗宜温逐寒邪、涤痰破结，方用三物白散。

结胸是有形实邪阻结胸脘的实证，所以治疗无不以"祛邪开结"为主旨，所选药物多有开结破结之能。如大陷胸汤的甘遂，《神农本草经》记载其主治"留饮宿食，破癥坚积聚"，大黄《神农本草经》亦言其"破癥瘕积聚，留饮宿食"；小陷胸汤中半夏、瓜蒌也具有化痰散结之能；三物白散中巴豆能"开通闭塞"，贝母能化痰散结等，无不体现祛邪开结的治法特点。

除上述寒热结胸证外，治疗水结胸，可予半夏茯苓汤或四苓散合小半夏汤，以渗利水邪为主。血结胸，治宜清热凉血、化瘀开结，可予犀角地黄汤加味，邪热不甚者用桃核承气汤，病情较轻者用海蛤散加味，兼表证者用桂枝红花汤。食结胸，治宜理气消食开结，可予调中饮、理中汤加枳实、厚朴等治疗。

另外，叶天士认为小结胸证痰热互结，治以小陷胸汤，辨证时"必验之于舌，或黄或浊"，提出舌诊在结胸辨证中的重要性。吴鞠通主张用小陷胸汤加枳实，治疗阳明暑温，痰热结胸。俞根初创制陷胸承气汤，清化痰热、开结通腑，用于痰热结胸兼有大便干结不通者；及柴胡陷胸汤治疗痰热结胸兼少阳见证者。这些论述都在一定程度上补充和发展了结胸证治理论，使之趋于完备。

结胸证治疗用方多属下法，使用时须详辨脉证，切勿过早攻下，必待里实已成，表邪已去，方可攻下。对结胸证预后来说，若邪实而正虚，往往预后不良。

附录条文

1. 《伤寒论•辨太阳病脉证并治》："问曰：病有结胸，有脏结，其状何如？答曰：按之痛，寸脉浮，关脉沉，名曰结胸也。"

2. 《伤寒论•辨太阳病脉证并治》："病发于阳，而反下之，热入因作结胸；病发于阴，而反下之，因作痞也。所以成结胸者，以下之太早故也。结胸者，项亦强，如柔痉状，下之则和，宜大陷胸丸。"

3. 《伤寒论•辨太阳病脉证并治》："太阳病，脉浮而动数，浮则为风，数则为热，动则为痛，数则为虚，头痛发热，微盗汗出，而反恶寒者，表未解也。医反下之，动数变迟，膈内拒痛，胃中空虚，客气动膈，短气躁烦，心中懊恼，阳气内陷，心下因硬，则为结胸，大陷胸汤主之。若不结胸，但头汗出，余处无汗，剂颈而还，小便不利，身必发黄。"

4. 《伤寒论•辨太阳病脉证并治》："伤寒六七日，结胸热实，脉沉而紧，心下痛，按之石硬者，大陷胸汤主之。"

5. 《伤寒论•辨太阳病脉证并治》："伤寒十余日，热结在里，复往来寒热者，与大柴胡汤；但结胸，无大热者，此为水结在胸胁也，但头微汗出者，大陷胸汤主之。"

6. 《伤寒论•辨太阳病脉证并治》："太阳病，重发汗而复下之，不大便五六日，舌上燥而渴，日晡所小有潮热，从心下至少腹硬满而痛不可近者，大陷胸汤主之。"

7. 《伤寒论•辨太阳病脉证并治》："小结胸病，正在心下，按之则痛，脉浮滑者，小陷胸汤主之。"

8. 《伤寒论•辨太阳病脉证并治》："寒实结胸，无热证者，与三物小陷胸汤。白散亦可服。"

9. 《伤寒论•辨太阳病脉证并治》："结胸证，其脉浮大者，不可下，下之则死。"

10. 《伤寒论•辨太阳病脉证并治》："结胸证悉具，烦躁者亦死。"

11. 《伤寒论•辨太阳病脉证并治》："若心下满而硬痛者，此为结胸也，大陷胸汤主之。"

12. 《温热论》："再人之体，脘在腹上，其地位处于中，按之痛，或自痛，或痞胀；当用苦泄，以其入腹近也。必验之于舌，或黄或浊，可与小陷胸汤或泻心汤，随证治之。"

13. 《温病条辨•中焦篇》："三焦俱急，谓上焦未清，已入中焦阳明，大热大渴，脉躁苔焦，阳土燥烈，煎熬肾水，不下则阴液立见消亡，下则引上焦余邪陷入，恐成结胸之证。故以小陷胸合承气汤，涤三焦之邪，一齐俱出，此因病急，故方亦急也，然非审定是证，不可用是方也。"

14. 《温病条辨•中焦篇》："脉洪滑，面赤身热头晕，不恶寒，但恶热，舌上黄滑苔，渴欲凉饮，饮不解渴，得水则呕，按之胸下痛，小便短，大便闭者，阳明暑温，水结在胸也，小陷胸汤加枳实主之。"

15. 《温病条辨•下焦篇》："血结胸，有桂枝红花汤，参入海蛤、桃仁之治。"

16. 《温热经纬•仲景疫病篇》："寒实结胸，无热证者，与三物小陷胸汤，白散亦可服。"

17. 《温热经纬•仲景疫病篇》："疫证汗后，往往有宜下者，有下后必汗出而始解者，总由邪气分传，而无一定之治法也。太阳病下之，其脉促，不结胸者，此为欲解也。脉浮者，必结胸也……浮为在表，下之则内陷为结胸。"

18. 《温热经纬•叶香岩外感温热篇》："邪入血室，仲景分浅深而立两法：其邪深者，云如结胸状，谵语者，刺期门，随其实而泻之，是从肝而泄其邪，亦即陶氏之所谓血结胸也。"

19. 《温热经纬•薛生白湿热病篇》："……胃气亏乏久矣。一旦饱食太过，感而伤人，而又调治失宜，或发表，或攻下，致变结胸、发黄。又以陷胸、茵陈等汤下之，无不死者。盖初非伤寒，以误治而变似真伤寒之证，皆药之罪也。"

20. 《温热经纬•方论》："热甚于寒者，其束缚反急而为结；寒甚于热者，其蔽塞自盛而为痞，是故结胸之病伏，胸痹之病散。"

21. 《温热经纬•方论》："邹润安曰：寒实结胸，无热证者，治以白散。散中用桔梗为疏通气分之主。"

22.《温热经纬·方论》:"故凡结胸,无论热实寒实,宁用甘遂、葶苈、巴豆,不用枳、朴,如大陷胸汤(丸)、白散是也。结在中下,始热与实狭,气随热化,则于荡涤邪秽中,疏利其与邪为伍之气,大小承气诸汤是也。"

二、痞证

痞证是中焦气机阻滞,脾胃升降失职,出现以脘部满闷不舒为主症的病证。以自觉心下痞塞,胸膈胀满,触之无形,按之柔软,压之无痛为临床特点。

痞证的病名首见于《黄帝内经》,《素问·五常政大论》说:"备化之纪……其病痞。"《素问·至真要大论》说:"太阳之复,厥气上行……心胃生寒,胸膈不利,心痛否满。"并认为其病因有饮食不节、起居不适和寒气为患等,如《素问·太阴阳明论》说:"饮食不节,起居不时者,阴受之,阴受之则入五脏,入五脏则膜满闭塞。"《素问·异法方宜论》说:"脏寒生满病。"汉·张仲景在《伤寒论·辨太阳病脉证并治》中明确指出:"若心下满而硬痛者,此为结胸也,大陷胸汤主之。但满而不痛者,此为痞,柴胡不中与也,半夏泻心汤主之。"在与结胸的鉴别中,明确提出痞证的临床特点,并创诸泻心汤治疗,一直为后世医家所效法。温病学又从脾胃阴虚、湿热或暑湿等角度论述了痞证的证治,进一步拓展了对该病的认识。

1. 病因病机　感受外邪、饮食不节、情志失调、药物所伤等均可引起中焦气机阻滞,脾胃升降失常而发生痞证。如《伤寒论》曰:"脉浮而紧,而复下之,紧反入里,则作痞,按之自濡,但气痞耳。""胃中不和,心下痞硬,干噫食臭";"谷不化,腹中雷鸣,心下痞硬而满"。《金匮要略·腹满寒疝宿食病脉证治》云:"腹满时减,复如故,此为寒,当与温药。……夫瘦人绕脐痛,必有风冷,谷气不行,而反下之,其气必冲,不冲者,心下则痞。"

痞证的基本病机是中焦气机不利,脾胃升降失职。脾胃同居中焦,脾主运化,胃主受纳,共司饮食水谷的消化、吸收与输布。脾主升清,胃主降浊,清升浊降则气机调畅。肝主疏泄,调节脾胃气机,肝气条达,则脾升胃降气机顺畅。上述病因的出现,均可影响到胃,并涉及脾、肝,致中焦气机不利,脾胃升降失职,而发痞证。痞证初期,多为实证,因外邪、食积及痰湿诸邪干于胃,致脾胃运纳失职,清阳不升,浊阴不降,中焦气机阻滞,升降失司而发病;实痞日久,正气日渐消耗,损伤脾胃,可转为虚证,抑或素体脾胃虚弱,均可致中焦运化无力而成痞证。

痞证的病位在胃,与肝、脾关系密切。中焦气机不利,脾胃升降失职为本病的病机关键。病理性质不外虚实两端,实即实邪内阻,虚则脾胃虚弱,虚实夹杂则两者兼而有之。

2. 证治方药　痞证的治疗总以调理脾胃升降,行气除痞消满为基本法则。根据其虚实分治,实者泻之,虚者补之,虚实夹杂者补泻并用。补虚重在补脾益胃,或养阴益胃。祛邪则视具体证候,分别施以消食导滞、除湿化痰、理气解郁、清热祛湿等法。治疗中应注意无论补泻,用药不可过于峻猛,以免重伤脾胃,对于虚痞,尤当慎重。

经典中涉及痞证治疗的内容颇多,概括而言,可分为实痞证、虚痞证及虚实兼夹痞证。实证如胃中热蕴者,治宜大黄黄连泻心汤;温病学中述及因湿热或暑湿所致者,用三仁汤、连朴饮等。胃虚痰阻导致的选用旋覆代赭汤;脾阳虚导致桂枝人参汤证;胃阴不足导致的沙参麦冬汤、益胃汤等证。虚实兼夹证如半夏和生姜、甘草泻心汤证。

附录条文

1. 《素问·生气通天论》:"味过于甘,心气喘满。"
2. 《素问·阴阳应象大论》:"中满者,泻之于内。"
3. 《素问·异法方宜论》:"脏寒生满病。"
4. 《素问·脏气法时论》:"脾病者,身重善肌肉痿,足不收行,善瘈,脚下痛;虚则腹满肠鸣,飧泄食不化。"
5. 《素问·太阴阳明论》:"饮食不节、起居不时者,阴受之。阳受之则入六腑,""阴受之则入五脏。……入五脏则䐜满闭塞。"
6. 《素问·厥论》:"厥或令人腹满。"
7. 《素问·五常政大论》:"备化之纪……其令湿,其藏脾……其病否……。卑监之纪……其藏脾……其病留满否塞。"
8. 《素问·六元正纪大论》:"太阴所至,为积饮否隔。"
9. 《素问·至真要大论》:"太阳之复,厥气上行……心胃生寒,胸膈不利,心痛痞满。"
10. 《素问·至真要大论》:"诸湿肿满,皆属于脾。"
11. 《伤寒论·辨太阳病证并治》:"脉浮而紧,而复下之,紧反入里,则作痞,按之自濡,但气痞耳。"
12. 《伤寒论·辨太阳病脉证并治》:"病发于阴,而反下之,因作痞也。"
13. 《伤寒论·辨太阳病脉证并治》:"心下痞,按之濡,其脉关上浮者,大黄黄连泻心汤主之。"
14. 《伤寒论·辨太阳病脉证并治》:"心下痞,而复恶寒汗出者,附子泻心汤主之。"
15. 《伤寒论·辨太阳病脉证并治》:"伤寒五六日,呕而发热者,柴胡汤证具,而以他药下之,柴胡证仍在者,复与柴胡汤。……但满而不痛者,此为痞,柴胡不中与之,宜半夏泻心汤。"
16. 《伤寒论·辨太阳病脉证并治》:"伤寒汗出解之后,胃中不和,心下痞硬,干噫食臭,胁下有水气,腹中雷鸣,下利者,生姜泻心汤主之。"
17. 《伤寒论·辨太阳病脉证并治》:"伤寒中风,医反下之,其人下利日数十行,谷不化,腹中雷鸣,心下痞硬而满,干呕心烦不得安,医见心下痞,谓病不尽,复下之,其痞益甚,此非结热,但以胃中虚,客气上逆,故使硬也,甘草泻心汤主之。"
18. 《伤寒论·辨太阳病脉证并治》:"伤寒发汗,若吐若下,解后心下痞硬,噫气不除者,旋覆代赭汤主之。"
19. 《伤寒论·辨太阳病脉证并治》:"本以下之,故心下痞,与泻心汤。痞不解,其人渴而口燥烦,小便不利者,五苓散主之。"
20. 《伤寒论·辨太阳病脉证并治》:"太阳中风,下利呕逆,表解者,乃可攻之。其人漐漐汗出,发作有时,头痛,心下痞硬满,引胁下痛,干呕短气,汗出不恶寒者,此表解里未和也,十枣汤主之。"
21. 《伤寒论·辨太阳病脉证并治》:"太阳病,外证未除,而数下之,遂协热而利,利下不止,心下痞硬,表里不解者,桂枝人参汤主之。"
22. 《伤寒论·辨太阳病脉证并治》:"伤寒发热,汗出不解,心中痞硬,呕吐而下利者,大柴胡汤主之。"
23. 《金匮要略·腹满寒疝宿食病脉证治》云:"腹满时减,复如故,此为寒,当与温药。……夫瘦人绕脐痛,必有风冷,谷气不行,而反下之,其气必冲,不冲者,心下则痞。"
24. 《临证指南医案·脾胃门》:"凡遇秉质木火之体,患燥热之症,或病后热伤肺胃津液,以致虚痞不食,舌绛咽干,口渴,不寐,肌燥,便秘,此九窍不和,都属胃病也。"
25. 《温病条辨·伪病名论》:"暑月中恶腹痛,若霍乱而不得吐泻,烦闷欲死,阴凝之痞证也,治以苦辛芳热则愈……。"

笔记

三、蓄水证

蓄水证是后世医家注解《伤寒论》五苓散证时提出。成无己在《注解伤寒论》中提出"水蓄于内，津液不行"，还未将蓄水证的病位与膀胱联系。明代方有执《伤寒论条辨·太阳篇》注五苓散证"膀胱水蓄不化"，其后逐渐形成太阳膀胱蓄水证之说。

1. 病因病机 一般认为，蓄水证的病因主要有外感邪气和饮水过多。是太阳表邪不解，随经入腑，邪与水结，导致膀胱气化不利，水道失调，水蓄于内。表邪不解，饮水过多，膀胱不及气化，水液内停也可致。总之，蓄水证基本病机为膀胱气化不利，水蓄于内。水蓄于内，不能化为津液上承，则出现烦渴；水停膀胱，不能化气行水，则小便不利；水气上逆，上犯于胃，拒而不纳，故水入即吐。

其实，《伤寒论》太阳病篇五苓散证之蓄水部位虽偏于下，但绝非只在膀胱，导致水气内蓄的机制亦在脾阳气不足致转输不力，而非膀胱气化不利。

2. 证治方药 太阳蓄水证是由脾虚而水气不运，致水气内停，或可兼有表邪不解。证见消渴或烦渴，小便小利，小腹胀满，微发热，恶风寒，苔白滑，脉浮或浮数；甚或可见渴欲饮水，水入即吐，小腹硬满急胀不舒；两者均用五苓散运脾通阳，化气利水，有表者待水气化而表证自除。

《伤寒论》蓄水证有水停中焦与水停下焦的区别，可鉴别可围绕如下三方面：其一，口渴与不渴。渴者，水停下焦，五苓散主之；不渴者，水停中焦，茯苓甘草汤主之。其二，小便利与不利。小便利者，水停中焦；小便量少或不利者，是水停下焦。其三，兼证不同。病在心下，见心下悸，为水停中焦；病在小腹，见小腹硬满而急迫不舒，为水停下焦。

此外，太阳蓄水证与猪苓汤证均为水气不利，必须注意鉴别。两证病位均在下焦，都见及小便不利等症，治用猪苓、茯苓、泽泻以利水。均见脉浮发热，太阳蓄水证为脾阳不足，运化不力，或夹表邪未解；猪苓汤证为阴虚内热，水气不利。均见口渴，太阳蓄水证因水蓄于内，气不化津，津不上承，故用桂枝、白术通阳化气，兼能解表；猪苓汤证兼有津伤内热，用阿胶、滑石育阴清热。

通过上述内容的阐述，除了能掌握蓄水证的证治、为太阳蓄水证临床实践提供直接指导外，还能为机体水液代谢异常辨治提供相应启示。

附录条文

1. 《伤寒论·辨太阳病脉证并治》："太阳病，发汗后，大汗出，胃中干，烦躁不得眠，欲得饮水者，少少与饮之，令胃气和则愈。若脉浮，小便不利，微热消渴者，与五苓散主之。"
2. 《伤寒论·辨太阳病脉证并治》："发汗已，脉浮数，烦渴者，五苓散主之。"
3. 《伤寒论·辨太阳病脉证并治》："伤寒汗出而渴者，五苓散主之；不渴者，茯苓甘草汤主之。"
4. 《伤寒论·辨太阳病脉证并治》："中风发热，六七日不解而烦，有表里证，渴欲饮水，水入则吐者，名曰水逆，五苓散主之。"
5. 《伤寒论·辨太阳病脉证并治》："太阳病，小便利者，以饮水多，必心下悸；小便少者，必苦里急也。"
6. 《金匮要略·痰饮咳嗽病脉证并治》："夫病人饮水多，必暴喘满。凡食少饮多，水停心下，甚者则悸，微者短气。"

四、蓄血证

蓄血证始见于《伤寒论》，有太阳蓄血证和阳明蓄血证，开创了蓄血证辨证论治的先河。

明清时期温病学家在《伤寒论》蓄血证证治理论基础上有所发挥，《温疫论·蓄血》《温病条辨》等均对温病蓄血证进行了阐述，补充了蓄血证的证候内容，丰富了蓄血证的治法方药。

1. 病因病机 《伤寒论》蓄血证或发于太阳病，或发于阳明病，均因外邪入里化热，瘀热互结于下焦而成。瘀热互结于下焦，气机壅滞，血行不畅，则少腹急结或硬满疼痛；瘀热结于肠道，灼伤血络，则可见黑便，虽硬反易，或脓血便；瘀热互结膀胱，血络受损，则小便出血；瘀热结于胞宫，血络失宁，则前阴出血；瘀热内结，上扰心神，则见如狂或发狂；瘀血久留，新血不生，心神失养，则喜忘；瘀热互结，营血不布，则见身黄；病在血分，未在气分，膀胱气化正常，则小便自利；瘀热结于里，则脉沉实。

后世医家对蓄血证论述颇多，对于蓄血的病位发表了较多的学术争鸣。主要观点有：血蓄膀胱、血蓄下焦、血蓄回肠、血蓄胞宫。蓄血证条文明言病机"热结膀胱""热结下焦"。下焦是一个相对广泛的部位概念，包含的脏腑有大肠、小肠、肝、肾、膀胱、子宫等。当太阳之邪循经内传，最易入膀胱，但脏腑部位相邻，气血贯通，故邪热也可以传至下焦其他的脏腑，或当这些脏腑本有瘀血，或热入之后引起瘀血，瘀血与热互结，就会导致本证的发生。因此，用血蓄下焦，更符合蓄血证的病机。

温病学派继承了仲景阳明蓄血证理论，认识到温热之邪入里，深入血分，瘀热留于经络；溢于肠胃，则为肠胃蓄血；胃移热于下焦血分，则为膀胱蓄血。若出血量大，便色如漆，易致真元耗竭，病情危笃。此外，还补充提出邪热隐伏阴血分，易见夜热昼凉；瘀热结于膀胱，影响膀胱气化，也可见小便不利。

2. 证治方药 太阳蓄血证是太阳表邪不解，随经入腑化热，侵入血分，邪热与瘀血互结于下焦少腹部位所形成的病证。临证有缓急、轻重之分。轻证为热重于瘀，血热初结，当见少腹急结，小便自利，其人如狂，或发热，午后或夜间为甚，舌红苔黄或有瘀斑，脉涩；应泄热逐瘀，方用桃核承气汤。热瘀俱重，病势较急，见少腹硬满疼痛，其人发狂，小便自利，脉沉涩或沉结，舌质紫或有瘀斑，应破血逐瘀，热随血下，方用抵当汤。热瘀重但病势缓者，见神志异常，少腹满，小便自利，舌紫黯或有瘀点瘀斑，当泄热逐瘀，小其制，峻药以丸缓图，方用抵当丸。

阳明蓄血证是阳明之热和阳明积久的瘀血相结形成的病证。临证可见发热，喜忘，黑便，虽硬但易解，或脓血便，脉数，应攻逐瘀热，方用抵当汤。

太阳蓄血证和阳明蓄血证均为热与瘀结于下焦，均可用抵当汤攻逐瘀热，但太阳蓄血证，为太阳之邪不解，随经入腑，热与血结于下焦，以致出现少腹急结，或硬满，小便自利，如狂，发狂等症。阳明蓄血证，为阳明邪热与久有之瘀血相结于阳明大肠，瘀热阻窍，故见喜忘，大便虽硬而易出，其色必黑。太阳蓄血多为"新瘀"，而阳明蓄血为"本有久瘀血"，即内有"宿瘀"。

温病蓄血证是对《伤寒论》阳明蓄血证的继承和发展。辨治时更重视热重于瘀，临证见少腹坚满，小便自利或不利，夜热昼凉，大便闭，谵语，昏狂，脉沉实；方用桃仁承气汤，其为桃核承气汤基础上去桂枝、甘草，加入当归、芍药和丹皮而成，加强凉血活血的作用，病证以服汤后热除为愈。若亡血过多，余热未尽，证见时欲漱口，不欲咽，大便黑而易，当用犀角地黄汤清热凉血散血。若阳随血脱，真阳耗竭，急当温阳以固脱。

太阳蓄血证和太阳蓄水证均为太阳病邪循经入腑，均见少腹满，但蓄水证为水蓄膀胱，气化不利，故见口渴，小便不利；蓄血证为热与血结，病在下焦血分，无碍膀胱气化，见如狂而小便自利。其中口渴，前者为水津失于气化，不能上承于口所致，故口渴不欲凉饮，或饮后则吐；后者之口渴，为血热蒸腾所致，故口渴不多饮，而喜冷饮。

通过对经典蓄血证治内容的梳理，有助于把握蓄血证的病证类型，为临床辨治提供参考。此外，亦能从已有证治中进一步把握下焦瘀热证的辨治规律与灵活用药思路。

附录条文

1. 《素问•气厥论》："胞移热于膀胱，则癃溺血。"
2. 《伤寒论•辨太阳病脉证并治》："太阳病不解，热结膀胱，其人如狂，血自下，下者愈。其外不解者，尚未可攻，当先解其外，外解已，但少腹急结者，乃可攻之，宜桃核承气汤。"
3. 《伤寒论•辨太阳病脉证并治》："太阳病六七日，表证仍在，脉微而沉，反不结胸，其人发狂者，以热在下焦，少腹当硬满，小便自利者，下血乃愈。所以然者，以太阳随经，瘀热在里故也，抵当汤主之。"
4. 《伤寒论•辨太阳病脉证并治》："太阳病身黄，脉沉结，少腹硬，小便不利者，为无血也。小便自利，其人如狂者，血证谛也，抵当汤主之。"
5. 《伤寒论•辨太阳病脉证并治》："伤寒有热，少腹满，应小便不利，今反利者，为有血也，当下之，不可余药，宜抵当丸。"
6. 《伤寒论•辨阳明病脉证并治》："阳明证，其人喜忘者，必有蓄血。所以然者，本有久瘀血，故令喜忘。屎虽硬，大便反易，其色必黑者，宜抵当汤下之。"
7. 《伤寒论•辨阳明病脉证并治》："病人无表里证，发热七八日，虽脉浮数者，可下之。假令已下，脉数不解，合热则消谷喜饥，至六七日不大便者，有瘀血，宜抵当汤。"
8. 《伤寒论•辨阳明病脉证并治》："若脉数不解，而下不止，必协热便脓血也。"
9. 《金匮要略•妇人杂病脉证并治》："妇人经水不利下，抵当汤主之。亦治男子膀胱满急有瘀血者。"
10. 《温疫论•蓄血》："大小便蓄血，便血，不论伤寒时疫，盖因失下，邪热久羁，无由以泄，血为热搏，留于经络，败为紫血，溢于肠胃，腐为黑血，便色如漆，大便反易者，虽结粪得瘀而润下，结粪虽行，真元已败，多至危殆。其有喜忘如狂者，此胃热波及于血分，血乃心之属，血中留火，延蔓心家，宜其有是证矣。仍从胃治。发黄一证，胃实失下，表里壅闭，郁而为黄，热更不泄，搏血为瘀。凡热，经气不郁，不致发黄，热不干血分，不致蓄血，同受其邪，故发黄而兼蓄血，非蓄血而致发黄也。但蓄血一行，热随血泄，黄因随减。尝见发黄者，原无瘀血，有瘀血者，原不发黄。所以发黄，当咎在经瘀热，若专治瘀血误也。胃移热于下焦气分，小便不利，热结膀胱也。移热于下焦血分，膀胱蓄血也。小腹硬满，疑其小便不利，今小便自利者，责之蓄血也。小便不利亦有蓄血者，非小便自利，便为蓄血也。胃实失下，至夜发热者，热留血分，更加失下，必致瘀血。初则昼夜发热，日晡益甚，既投承气，昼日热减，至夜独热者，瘀血未行也，宜桃仁承气汤。服汤后热除为愈，或热时前后缩短，再服再短，蓄血尽而热亦尽。大势已去，亡血过多，余焰尚存者，宜犀角地黄汤调之。至夜发热，亦有瘅疟，有热入血室，皆非蓄血，并未可下，宜审。桃仁承气汤：大黄、芒硝、桃仁、当归、芍药、丹皮，照常煎服。犀角地黄汤：地黄一两、白芍三钱、丹皮二钱、犀角二钱（研碎），先将地黄温水润透，铜刀切作片，石臼内捣烂，再加水如糊，绞汁听用，其滓入药同煎，药成去滓，入前汁合服。按：伤寒太阳病不解，从经传腑，热结膀胱，其人如

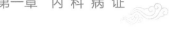

狂，血自下者愈。血结不行者，宜抵当汤。今温疫起无表证，而惟胃实，故肠胃蓄血多，膀胱蓄血少。然抵当汤行瘀逐蓄之最者，无分前后二便，并可取用。然蓄血结甚者，在桃仁力所不及，宜抵当汤。盖非大毒猛厉之剂，不足以抵当，故名之。然抵当证，所遇亦少，此以备万一之用。"

11. 《温热论·三时伏气外感篇》："又夏月热久入血，最多蓄血一证，谵语，昏狂。看法以小便清长者，大便必黑为是，桃仁承气汤为要药。"

12. 《温病条辨·下焦篇》："时欲漱口不欲咽，大便黑而易者，有瘀血也，犀角地黄汤主之。"

13. 《温病条辨·下焦篇》："少腹坚满，小便自利，夜热昼凉，大便闭，脉沉实者，蓄血也。桃仁承气汤主之，甚则抵当汤。"

五、奔豚气

奔豚气是以"气从少腹上冲咽喉，发作欲死，复还止"为表现，具有阵发性发作、能自行缓解等特征。奔豚气作为病名，首先出自《灵枢·邪气脏腑病形》："肾脉急甚为骨癫疾；微急为沉厥奔豚"。《难经》也将奔豚列为五积之一，属肾之积。但奔豚气病与肾积奔豚和冲疝等不同。后者虽然也有气从少腹上冲的症状，但分别属于积聚和疝痛范畴。

1. 病因病机 《伤寒杂病论》较为系统阐述了奔豚气病的病因、病机。认为与情志变化，特别是惊恐密切相关，且有在肝、在肾和属寒、属热之别。奔豚气可由惊恐恼怒，肝气郁结引起，如突受惊恐，或情志不遂，肝气循冲脉上逆，触发奔豚气。或由心阳不足，肾气上冲引起，因汗出过多，损伤心阳，心阳亏虚不能下温肾水，致使寒水之气上逆，触发奔豚。奔豚气的气上冲与冲脉有关，因冲脉起于下焦，上循咽喉，当肝肾之疾引动冲气，则发生奔豚气。

2. 证治方药 奔豚气发作时以平冲降逆为治疗原则。如因惊恐恼怒，肝气郁滞化火，气火夹冲气上逆，证见气从少腹上逆冲胸，腹痛，往来寒热，舌淡红，苔薄白，脉弦细者，治宜养血清肝，平冲降逆，方选奔豚汤。方中李根白皮大寒，止心烦气逆，专主疗奔豚气；葛根、黄芩清火平肝，芍药、甘草缓急止痛，半夏、生姜和胃降逆，当归、川芎养血调肝，两调肝脾，以治气冲腹痛，往来寒热。

如肾寒气逆，证见气从少腹上冲心，时止时发，舌苔白滑，脉沉迟。因心阳虚，不能下温肾水，致水寒之气上凌心阳，治宜调和阴阳，平冲降逆，方选桂枝加桂汤。

如水气初动证，证见脐下悸动，小便不利，舌苔白滑，脉滑或弦。因心阳虚不能制水，下焦水寒之气欲动，治宜温通心阳，化气行水。方选茯苓桂枝甘草大枣汤。

附录条文

1. 《伤寒论·辨太阳病脉证并治》："发汗后，烧针令其汗，针处被寒，核起而赤者，必发奔豚，气从少腹上至心，灸其核上各一壮，与桂枝加桂汤主之。"

2. 《伤寒论·辨太阳病脉证并治》："发汗后，脐下悸者，欲作奔豚，茯苓桂枝甘草大枣汤主之。"

3. 《金匮要略·奔豚气病脉证治》："病有奔豚，有吐脓，有惊怖，有火邪，此四部病，皆从惊发得之。师曰：奔豚病，从少腹起，上冲咽喉，发作欲死，复还止，皆从惊恐得之。"

4. 《金匮要略·奔豚气病脉证治》："奔豚气上冲胸，腹痛，往来寒热，奔豚汤主之。"

六、厥证

厥证，是以四肢逆冷为主症的一类疾病。轻者仅手足发凉，重者寒凉可过肘过膝。因阴阳失调，气机逆乱所引起。

"厥"之名首见于《黄帝内经》，有关厥的不同名称就有30多种，如寒厥、热厥、阴厥、阳厥、煎厥、薄厥、暴厥、大厥、尸厥、风厥、痿厥、气厥、血厥、痰厥、食厥、色厥、蛔厥、六经厥（太阳厥、阳明厥、少阳厥、太阴厥、少阴厥、厥阴厥）等。除《素问·厥论》对厥进行大量的论述外，散见于其他三十多个篇章。据临床表现，厥大致可概括为三类：一是指猝然昏倒，不省人事。如《素问·厥论》云："厥或令人腹满，或令人暴不知人。"《素问·大奇论》云："脉至如喘，名曰暴厥，暴厥者，不知与人言。"二是指手足逆冷。如《灵枢·五乱》云："乱于臂胫，则为四厥。"三是指六经形证。如《素问·厥论》所言："阳明之厥，则癫疾欲走呼，腹满不能卧，面赤而热，妄见而妄言。"其他对太阳、少阳、太阴、少阴、厥阴之厥等都有论述。

张仲景对厥进行了新的定义，并阐明了其病机和症状特点："凡厥者，阴阳气不相顺接，便为厥，厥者，手足逆冷者是也。"

综上所述，"厥"既包括肢厥，即以手足逆冷为主要表现的一类疾病（肢厥）；又包括昏厥，是以突然昏倒，不省人事，发病后一般短时间内苏醒，醒后无偏瘫失语和口眼歪斜等后遗症的一类疾病（昏厥）。昏厥类疾病可见到手足逆冷的表现，手足逆冷也可见之于非昏厥类疾病中。因此可以说，"厥"是一个症状，可见于多种疾病之中。

本节所述厥证，与张仲景所述"手足逆冷"（肢厥）一致。这也是本节讨论的主要内容。

1. 病因病机　厥证的病机，总由气机逆乱，阴阳气不相顺接所致。如《伤寒论》所谓："凡厥者，阴阳气不相顺接，便为厥"。其性质有寒热之分，虚实之别；病因有外感内伤之异。或外感暑热，邪气直中心包，使气机逆乱，阴阳气不相顺接，发为厥逆证。或感受温热之邪，热入心包，邪热内闭；阳明无形热邪盛于内，阳气不能达于四末；阳明燥屎内结，阳气闭郁，而发生厥逆之证。或少阴阳气不畅，阳气不能正常疏达于外；邪陷于内，阳郁不伸，四肢失于温煦；寒邪袭胃，胃阳被遏，其气不能达于四末，则发生手足厥逆。或大病久病，或年老体弱，阳气虚衰，阴寒内盛，阳虚失于疏布，四末失于温养，则出现四肢厥冷。除此之外，阳虚寒饮、血虚寒凝、痰食郁遏、胃阳不足、蛔虫扰动、亡血失津等均可导致厥证。

2. 证治方药　厥证的治疗当辨寒热属性，随证治疗。暑厥证，治宜清暑益气，养阴生津，或加清心开窍，苏醒神志，方选白虎加人参汤，或加服安宫牛黄丸、紫雪丹等。寒厥属阳虚阴盛证，治宜温肾回阳，方选四逆汤；胃寒阳郁证，治宜通阳和胃，方选橘皮汤；浊阴犯胃证，治宜温胃散寒，降逆止呕，方选吴茱萸汤；阳虚寒饮证，治宜散寒止痛，化饮降逆，方选赤丸；血虚寒凝证，治宜养血通脉，温经散寒，方选当归四逆汤。热厥属热入心包证，治宜芳香开窍醒神，方选安宫牛黄丸、紫雪丹或至宝丹；阳明热盛证，治宜清热回厥，方选白虎汤；阳明燥实证，治宜峻下热结，荡涤热实，方选大承气汤。痰厥证治宜涌吐痰食，方选瓜蒂散。水厥证治宜温胃阳，化水饮，方选茯苓甘草汤。蛔厥证，治宜清上温下，安蛔止痛。方选乌梅丸。气郁厥治宜舒畅气机，透达郁阳，方选四逆散。血虚厥治宜益气养血，方选黄芪建中汤。

附录条文

1. 《伤寒论·辨太阳病脉证并治》："伤寒，脉浮，自汗出，小便数，心烦，微恶寒，脚挛急，反与桂枝欲攻其表,此误也。得之便厥,咽中干,烦躁吐逆者,作甘草干姜汤与之,以复其阳;若厥愈足温者,更作芍药甘草汤与之,其脚即伸;若胃气不和,谵语者,少与调胃承气汤;若重发汗,复加烧针者,四逆汤主之。"

2. 《伤寒论·辨太阳病脉证并治》:"证象阳旦,按法治之而增剧,厥逆,咽中干,两胫拘急而谵语。师曰:言夜半手足当温,两脚当伸,后如师言。何以知此?答曰:寸口脉浮而大,浮为风,大为虚,风则生微热,虚则两胫挛,病形象桂枝,因加附子参其间,增桂令汗出,附子温经,亡阳故也。厥逆,咽中干,烦躁,阳明内结,谵语烦乱,更饮甘草干姜汤,夜半阳气还,两足当热,胫尚微拘急,重与芍药甘草汤,尔乃胫伸;以承气汤微溏,则止其谵语,故知病可愈。"

3. 《伤寒论·辨阳明病脉证并治》:"阳明病,反无汗,而小便利,二三日呕而咳,手足厥者,必苦头痛。若不咳不呕,手足不厥者,头不痛。"

4. 《伤寒论·辨阳明病脉证并治》:"三阳合病,腹满身重,难以转侧,口不仁,面垢(又作枯,一云向经),谵语遗尿,发汗则谵语,下之则额上生汗,手足逆冷。若自汗出者,白虎汤主之。"

5. 《伤寒论·辨少阴病脉证并治》:"少阴病,但厥无汗,而强发之,必动其血,未知从何道出,或从口鼻,或从目出者,是名下厥上竭,为难治。"

6. 《伤寒论·辨少阴病脉证并治》:"少阴病,恶寒,身蜷而利,手足逆冷者,不治。"

7. 《伤寒论·辨少阴病脉证并治》:"少阴病,吐利躁烦,四逆者死。"

8. 《伤寒论·辨少阴病脉证并治》:"少阴病,四逆,恶寒而身蜷,脉不至,不烦而躁者死。"

9. 《伤寒论·辨少阴病脉证并治》:"少阴病,吐利,手足逆冷,烦躁欲死者,吴茱萸汤主之。"

10. 《伤寒论·辨少阴病脉证并治》:"少阴病,下利脉微者,与白通汤。利不止,厥逆无脉,干呕烦者,白通加猪胆汁汤主之。服汤脉暴出者死,微续者生。"

11. 《伤寒论·辨少阴病脉证并治》:"少阴病,下利清谷,里寒外热,手足厥逆,脉微欲绝,身反不恶寒,其人面色赤,或腹痛,或干呕,或咽痛,或利止脉不出者,通脉四逆汤主之。"

12. 《伤寒论·辨少阴病脉证并治》:"少阴病,四逆,其人或咳,或悸,或小便不利,或腹中痛,或泄利下重者,四逆散主之。"

13. 《伤寒论·辨厥阴病脉证并治》:"诸四逆厥者,不可下之,虚家亦然。"

14. 《伤寒论·辨厥阴病脉证并治》:"伤寒先厥后发热而利者,必自止,见厥复利。"

15. 《伤寒论·辨厥阴病脉证并治》:"伤寒先厥后发热,下利必自止。而反汗出,咽中痛者,其喉为痹。发热无汗,而利必自止,若不止,必便脓血。便脓血者,其喉不痹。"

16. 《伤寒论·辨厥阴病脉证并治》:"伤寒一二日至四五日厥者,必发热。前热者,后必厥;厥深者,热亦深,厥微者,热亦微。厥应下之,而反发汗者,必口伤烂赤。"

17. 《伤寒论·辨厥阴病脉证并治》:"伤寒病,厥五日,热亦五日,设六日当复厥,不厥者自愈。厥终不过五日,以热五日,故知自愈。"

18. 《伤寒论·辨厥阴病脉证并治》:"伤寒热少微厥,指(一作稍)头寒,嘿嘿不欲食,烦躁,数日小便利,色白者,此热除也,欲得食,其病为愈。若厥而呕,胸胁烦满者,其后必便血。"

19. 《伤寒论·辨厥阴病脉证并治》:"病者手足厥冷,言我不结胸,小腹满,按之痛者,此冷结在膀胱关元也。"

20. 《伤寒论·辨厥阴病脉证并治》:"伤寒发热四日,厥反三日,复热四日。厥少热多者,其病当愈。四日至七日,热不除者,必便脓血。"

21. 《伤寒论·辨厥阴病脉证并治》:"伤寒厥四日,热反三日,复厥五日,其病为进。寒多热少,阳气退,故为进也。"

22. 《伤寒论·辨厥阴病脉证并治》:"伤寒六七日,脉微,手足厥冷,烦躁,灸厥阴,厥不还者,死。"

23. 《伤寒论·辨厥阴病脉证并治》:"伤寒发热,下利厥逆,躁不得卧者,死。"

24. 《伤寒论·辨厥阴病脉证并治》:"伤寒发热,下利至甚,厥不止者,死。"

25. 《伤寒论·辨厥阴病脉证并治》:"伤寒五六日,不结胸,腹濡,脉虚复厥者,不可下,此亡血,下之死。"

26. 《伤寒论·辨厥阴病脉证并治》:"发热而厥,七日下利者,为难治。"

27. 《伤寒论·辨厥阴病脉证并治》:"伤寒脉促,手足厥逆,可灸之。"

28. 《伤寒论·辨厥阴病脉证并治》:"下利,手足厥冷,无脉者,灸之不温,若脉不还,反微喘者,死。少阴负趺阳者,为顺也。"

29. 《伤寒论·辨厥阴病脉证并治》:"下利,脉沉而迟,其人面少赤,身有微热,下利清谷者,必郁冒汗出而解,病人必微厥。所以然者,其面戴阳,下虚故也。"

30. 《伤寒论·辨厥阴病脉证并治》:"下利后脉绝,手足厥冷,晬时脉还,手足温者生,脉不还者,死。"

31. 《伤寒论·辨厥阴病脉证并治》:"下利清谷,里寒外热,汗出而厥者,通脉四逆汤主之。"

32. 《伤寒论·辨厥阴病脉证并治》:"呕而脉弱,小便复利,身有微热,见厥者难治,四逆汤主之。"

33. 《伤寒论·辨厥阴病脉证并治》:"吐利汗出,发热恶寒,四肢拘急,手足厥冷者,四逆汤主之。"

34. 《伤寒论·辨厥阴病脉证并治》:"吐已下断,汗出而厥,四肢拘急不解,脉微欲绝者,通脉四逆加猪胆汁汤主之。"

35. 《金匮要略·腹满寒疝宿食病脉证治》:"寒气厥逆,赤丸主之。"

36. 《金匮要略·腹满寒疝宿食病脉证治》:"寒疝绕脐痛,若发则白汗出,手足厥冷,其脉沉紧者,大乌头煎主之。"

37. 《金匮要略·腹满寒疝宿食病脉证治》:"寒疝腹中痛,逆冷,手足不仁,若身疼痛,灸刺诸药不能治,抵当乌头桂枝汤主之。"

38. 《金匮要略·痰饮咳嗽病脉证并治》:"青龙汤下已,多唾口燥,寸脉沉,尺脉微,手足厥逆,气从少腹上冲胸咽,手足痹,其面翕热如醉状,因复下流阴股,小便难,时复冒者,与茯苓桂枝五味甘草汤,治其气冲。"

39. 《金匮要略·呕吐哕下利病脉证治》:"呕而脉弱,小便复利,身有微热,见厥者,难治,四逆汤主之。"

40. 《金匮要略·呕吐哕下利病脉证治》:"干呕、哕,若手足厥者,橘皮汤主之。"

41. 《温疫论·论阳证似阴》:"温疫阳证似阴者,始必由膜原,以渐传里,先几日发热,以后四逆;伤寒阳证似阴者,始必由阳经发热,脉浮而数,邪气自外渐次传里,里气壅闭,脉体方沉,乃至四肢厥逆,盖非一日矣。其真阴者,始则恶寒而不发热,其脉沉细,当即四逆,急投附子回阳,二、三日失治即死。"

42. 《温病条辨·上焦篇》:"邪入心包,舌蹇肢厥,牛黄丸主之,紫雪丹亦主之。"

43. 《温病条辨·中焦篇》:"湿伤脾胃两阳,既吐且利,寒热身痛,或不寒热,但腹中痛,名曰霍乱。寒多,不欲饮水者,理中汤主之。热多,欲饮水者,五苓散主之。吐利汗出,发热恶寒,四肢拘急,手足厥逆,四逆汤主之。"

七、咳喘

　　咳喘的论述首见于《黄帝内经》。《素问·脏气法时论》记述了"肺病者,喘咳逆气,肩背痛,汗出"。《素问·咳论》系统论述了咳嗽的病因病机、证候表现、治疗原则等。《灵枢·胀论》记载有"肺胀"之名,并描述了该病咳喘的病症特点。《素问·调经论》《灵枢·本神》首次描述了肺气虚和肺气实两类证候咳喘的区分和鉴别。古人很早就认识到五脏相关学说在咳喘发病中的意义,即其他脏腑病变均可影响肺而导致咳喘的产生,如《素问·咳论》所言:"五脏六腑皆令人咳,非独肺也。"

　　汉代《伤寒论》《金匮要略》对咳喘病因病机的认识更加深入,并首开咳喘辨证论治的先河,奠定了中医咳喘辨治体系。仲景所谓"咳而上气"中的上气即是指肺气上逆之喘，明确指出咳、喘两症常兼见俱备。书中还提出了"肺痿""肺痈"等病名，明确它们在病机上的区别，还创立了诸多治疗咳喘的方剂。

至明清，历代医家继承和发展了咳喘辨治理论，温病学家更有众多临证发挥，《温病条辨》《温热经纬》等均论及了温病咳喘的显著特点，并且总结出很多疗效显著的治疗方剂，极大地丰富和发展了咳喘的辨证论治内容。

1. 病因病机　肺居高位，为五脏六腑之华盖，上连喉咙，开窍于鼻，外合皮毛，与外界相通，六淫之邪由表入侵，肺卫首当其冲。一旦肺气壅遏不宣，宣发肃降之令不行，气道不利，痰液滋生，即发为咳喘。故《素问•五邪》曰："邪在肺，则病皮肤痛，寒热，上气喘，汗出，咳动肩背。"《金匮要略•肺痿肺痈咳嗽上气病脉证治》云："风舍于肺，其人则咳，口干喘满，咽燥不渴，时唾浊沫，时时振寒。"

若反复感邪或日久肺脏亏虚，其主气乏权，治节无能，宣肃之职难以胜任之时，非但痰液外排受阻，其内生之痰饮也源源不绝，肺气壅滞，每多虚实互见，寒热夹杂，咳喘之发作更甚。故《素问•本神》言："肺气虚则鼻塞不利，少气。实则喘喝，胸盈仰息。"《素问•胀论》言："肺胀者，虚满而喘咳。"

因肺朝百脉，与诸脏腑密切关联，又为娇脏，不耐寒热，更畏克侮，内脏有疾又最易伤及之，故《素问•咳论》曰："五脏六腑皆令人咳，非独肺也。"

总之，根据其发病等综合表现，经典中论述咳喘大抵分为外感和内伤或内伤复受外感三类，肺气宣发肃降功能失调为产生咳喘的关键病理机制，外邪中以风、寒、热、燥为主，内伤注重痰饮，水湿等影响。病理进程中亦可出现因其他脏腑影响及肺，或因肺之病变累及其他脏腑的情形。

2. 证治方药　有关咳喘证治在经典中颇为丰富。就《伤寒杂病论》而言，有外感咳喘，如风寒束表，肺气失宣的麻黄汤证；外感风寒伴痰饮内停的小青龙汤证，射干麻黄汤证；外邪与内饮相搏，兼有郁热的小青龙加石膏汤证；风热郁肺的桔梗汤证。有内伤咳喘，其中内伤所致又分寒证、热证。诸如寒饮续发的苓甘五味姜辛汤证，痰饮为患导致咳喘的茯苓桂枝白术甘草汤证，饮停胸胁咳喘的十枣汤证等；热邪内壅亦致咳喘，如腑气不通，急下祛邪的大承气汤证，痰浊壅滞于肺的葶苈大枣泻肺汤证，热邪壅肺，肺失宣降的麻杏石甘汤证等。此外，更有肺阴不足的麦门冬汤证；寒热夹杂的木防己汤证等。

温病学对咳喘也有较多阐述，《温病条辨》以三焦辨证为基础论述了咳喘的证治及相关方药。如上焦感受风温视病情轻重，分别治以桑菊饮和银翘散；中焦寒湿，气不宣通者，治以杏仁薏苡汤；湿温伤肺及肝而成的悬饮咳嗽，治以香附旋覆花汤。其他温病学著作也有相应阐述，如《温热经纬》等。

通过对经典中咳喘证治的学习，有助于掌握咳喘常见证型为临床辨证、选方用药提供参考。此外，更应在掌握经典基础上，善于分析其辨证规律和治则运用规则，为现代临床服务。

附录条文

1. 《素问•阴阳应象大论》："阳胜则身热，腠理闭，喘粗为之俯仰。"
2. 《素问•阴阳别论》："阴争于内，阳扰于外，魄汗未藏，四逆而起，起则熏肺，使人喘鸣。"
3. 《素问•脏气法时论》："肺病者，喘咳逆气，肩背痛，汗出。"

4. 《素问·刺热》："肺热病者,先淅然厥,起毫毛,恶风寒,舌上黄,身热。热争则喘咳,痛走胸膺背,不得太息,头痛不堪,汗出而寒。"

5. 《素问·咳论》："肺咳之状,咳而喘息有音,甚则唾血。心咳之状,咳则心痛,喉中介介如梗状,甚则咽肿,喉痹。肝咳之状,咳则两胁下痛,甚则不可以转,转则两胠下满。脾咳之状,咳则右胁下痛,阴阴引肩背,甚则不可以动,动则咳剧。肾咳之状,咳则腰背相引而痛,甚则咳涎。"

6. 《素问·咳论》："黄帝曰:'肺之令人咳,何也?'岐伯曰:五脏六腑皆令人咳,非独肺也。皮毛者,肺之合也,皮毛先受邪气,邪气以从其合也。其寒饮食入胃,从肺脉上至于肺,则肺寒,肺寒则外内合邪,因而客之,则为肺咳。五脏各以其时受病,非其时,各传以与之。"

7. 《素问·痹论》："心痹者,脉不通,烦则心下鼓,暴上气而喘。"

8. 《素问·调经论》："气有余则喘咳上气,气不足则息利少气。"

9. 《素问·标本病传论》："肺病喘咳。"

10. 《素问·至真要大论》"诸气膹郁,皆属于肺。"

11. 《素问·至真要大论》："腹大满,膨膨而喘咳。"

12. 《素问·至真要大论》："少阴司天,热淫所胜,怫热至,火行其政。民病胸中烦热,嗌干,右胠满,皮肤痛,寒热咳喘……膨膨而喘咳,病本于肺。"

13. 《灵枢·本神》："肺藏气,肺气实则喘喝,胸盈仰息。"

14. 《灵枢·经脉》："肺手太阴之脉,是动则病肺胀满,膨膨而喘咳,缺盆中痛,甚则交两手而瞀,此为臂厥。是主肺所生病者,咳,上气喘渴,烦心胸满。"

15. 《灵枢·五邪》："邪在肺,则病皮肤痛,寒热,上气喘,汗出,咳动肩背。"

16. 《灵枢·胀论》："肺胀者,虚满而喘咳。"

17. 《灵枢·五阅五使》："肺病者,喘息鼻张。"

18. 《伤寒论·辨太阳病脉证并治》："太阳病,下之微喘者,表未解故也,桂枝加厚朴杏子汤主之。"

19. 《伤寒论·辨太阳病脉证并治》："太阳病,头痛发热,身疼,腰痛,骨节疼痛,恶风,无汗而喘者,麻黄汤主之。"

20. 《伤寒论·辨太阳病脉证并治》："发汗后,不可更行桂枝汤。汗出而喘,无大热者,可与麻黄杏仁甘草石膏汤主之。"

21. 《金匮要略·肺痿肺痈咳嗽上气病脉证治》："曰:热在上焦者,因咳为肺痿。肺痿之病,何从得之?……寸口脉数,其人咳,口中反有浊唾涎沫者何?师曰:为肺痿之病。师曰:若口中辟辟燥,咳即胸中隐隐痛,脉反滑数,此为肺痈,咳唾脓血。脉数虚者为肺痿,数实者为肺痈。"

22. 《金匮要略·肺痿肺痈咳嗽上气病脉证治》："风舍于肺,其人则咳,口干喘满,咽燥不渴,时唾浊沫,时时振寒……上气,面浮肿,肩息,其脉浮大,不治,又加利,尤甚。上气喘而躁者,属肺胀,欲作风水,发汗则愈。咳而上气,喉中水鸡声,射干麻黄汤主之。咳逆上气,时时唾浊,但坐不得眠,皂荚丸主之。止逆上气,咽喉不利,止逆下气者,麦门冬汤主之。肺痈,喘不得卧,葶苈大枣泻肺汤主之。咳而上气,此为肺胀,其人喘,目如脱状,脉浮大者,越婢加半夏汤主之。肺胀,咳而上气,烦躁而喘,脉浮者,心下有水,小青龙加石膏汤主之。"

23. 《金匮要略·肺痿肺痈咳嗽上气病脉证治》："风伤皮毛,热伤血肺。风舍于肺,其人则咳,口干喘满,咽燥不渴,多唾浊沫,时时振寒。热之所过,血为之凝滞,蓄结痈脓,吐如米粥。始萌可救,脓成则死。"

24. 《金匮要略·肺痿肺痈咳嗽上气病脉证治》："咳而胸满,振寒脉数,咽干不渴,时出浊唾腥臭,久久吐脓如米粥者,为肺痈,桔梗汤主之。"

25. 《金匮要略·肺痿肺痈咳嗽上气病脉证治》："上气喘而躁者,属肺胀,欲作风水,发汗则愈。"

26. 《金匮要略·痰饮咳嗽病脉证并治》："膈上病痰,满喘咳吐,发则寒热,背痛腰疼,目泣自出,其人振振身瞤剧,必有伏饮。"

27. 《金匮要略·痰饮咳嗽病脉证并治》:"夫病人饮水多,必暴喘满。凡食少饮多,水停心下,甚者则悸,微者短气。"

28. 《金匮要略·痰饮咳嗽病脉证并治》:"肺饮不弦,但苦喘短气。"

29. 《金匮要略·痰饮咳嗽病脉证并治》:"支饮亦喘而不能卧,加短气,其脉平也。夫短气有微饮,当从小便去之,苓桂术甘汤主之;肾气丸亦主之。"

30. 《金匮要略·痰饮咳嗽病脉证并治》:"膈间支饮,其人喘满,心下痞坚,面色黧黑,其脉沉紧,得之数十日,医吐下之不愈,木防己汤主之。虚者即愈,实者三日复发,复与不愈者,宜木防己汤去石膏加茯苓芒硝汤主之。"

31. 《金匮要略·痰饮咳嗽病脉证并治》:"咳逆倚息,短气不得卧,其形如肿,谓之支饮。夫有支饮家,咳烦,胸中痛者,不卒死,至一百日一岁,宜十枣汤……冲气即低,而反更咳,胸满者,用桂苓五味甘草汤,去桂,加干姜、细辛,以治其咳满。"

32. 《温病条辨·上焦篇》:"太阴风温,但咳,身不甚热,微渴者,辛凉轻剂桑菊饮主之。咳,热伤肺络也,身不甚热,病不重也。渴而微,热不甚也。恐病轻药重,故另立轻剂方。方论辛甘化风,辛凉微苦之方也。盖肺为清虚之脏,微苦则降,辛凉则平,立此方所以避辛温也。今世金用杏苏散通治四时咳嗽,不知杏苏散辛温,只宜风寒,不宜风温,且有不分表里之弊。此方独取桑叶、菊花者:桑得箕星之精,箕好风,风气通于肝,故桑叶善平肝风;春乃肝令而主风,木旺金衰之候,故抑其有余,桑叶芳香有细毛,横纹最多,故亦走肺络而宣肺气。菊花晚成,芳香味甘,能补金水二脏,故用之以补其不足。风温咳嗽,虽系小病,常见误用辛温重剂销铄肺液,致久嗽成劳者,不一而足。圣人不忽于细,必谨于微,医者于此等处,尤当加意也。"

33. 《温病条辨·上焦篇》:"手太阴暑温,但咳无痰,咳声清高者,清络饮加甘草、桔梗、甜杏仁、麦冬、知母主之。咳而无痰,不嗽可知。咳声清高,金音清亮,久咳则哑,偏于火而不兼湿也。即用清络饮,清肺络中无形之热,加甘、桔开提,甜杏仁利肺而不伤气,麦冬、知母保肺阴而制火。"

34. 《温病条辨·上焦篇》:"太阴暑温,咳而且嗽,咳声重浊,痰多不甚渴,渴不多饮者,小半夏加茯苓汤再加厚朴、杏仁主之。既咳且嗽,痰涎复多,咳声重浊,重浊者,土音也,其兼足太阴湿土可知。不甚渴,渴不多饮,则其中之有水可知,此暑温而兼水饮者也。故以小半夏加茯苓汤,蠲饮和中,再加厚朴、杏仁,利肺泻湿,预夺其喘满之路;水用甘澜,取其走而不守也。"

35. 《温病条辨·上焦篇》:"舌白渴饮,咳嗽频仍,寒从背起,伏暑所致,名曰肺疟,杏仁汤主之:肺疟,疟之至浅者。肺疟虽云易解,稍缓则深,最忌用治疟印板俗称之小柴胡汤。盖肺去少阳半表半里之界尚远,不得引邪深入也,故以杏仁汤轻宣肺气,无使邪聚则愈。"

36. 《温病条辨·中焦篇》:"秋感燥气,右脉数大,伤手太阴气分者,桑杏汤主之。燥伤肺胃阴分,或热或咳者,沙参麦冬汤主之。"

37. 《温病条辨·中焦篇》:"风暑寒湿,杂感混淆,气不主宣,咳嗽头胀,不饥舌白,肢体若废,杏仁薏苡汤主之。"

38. 《温病条辨·下焦篇》:"伏暑、湿温胁痛,或咳,或不咳,无寒,但潮热,或竟寒热如疟状,不可认为柴胡证,香附旋覆花汤主之;久不解者,间用控涎丹。"

39. 《温热经纬·叶香岩三时伏气外感篇》:"俗医见身热咳喘,不知肺病在上之旨,妄投荆、防、柴、葛,加入枳、朴、杏、苏、菔子、楂、麦、橘皮之属,辄云解肌消食。有见痰喘,便用大黄礞石滚痰丸,大便数行,上热愈结。幼稚谷少胃薄,表里苦辛化燥,胃汁已伤,复用大黄大苦沉降丸药,致脾胃阳和伤极,陡变惊痫,莫救者多矣。"

40. 《温热经纬·叶香岩三时伏气外感篇》:"至若身热咳喘有痰之证,只宜肺药清解,泻白散加前胡、牛蒡、薄荷之属,消食药只宜一二味。"

八、肺痿

肺痿是指因咳喘迁延日久不愈,肺气受损,或肺阴耗伤所致肺叶痿弱不用,临床以咳吐浊唾涎沫为主症的肺脏慢性虚损性疾患。《金匮要略心典•肺痿肺痈咳嗽上气病脉证治》说:"痿者萎也,如草木之萎而不荣。"

肺痿病名最早见于张仲景的《金匮要略》。该书将肺痿列为专篇,对肺痿的临床特征、病因、病机、辨证均做了较为系统的介绍。如《金匮要略•肺痿肺痈咳嗽上气病脉证治》说:"寸口脉数,其人咳,口中反有浊唾涎沫者何?师曰:为肺痿之病。"

1. 病因病机　本病病因可由久病耗损肺阴,或由误治而致津伤。津气亏损,肺失濡养,肺痿乃生。其基本病机是肺脏虚损,津气大伤,以致肺叶枯萎。因肺虚有热,热灼肺津,或肺虚有寒,气不化津,以致津气亏损,津伤则燥,燥盛则干,肺失濡养,肺叶弱而不用则痿。清•喻嘉言《医门法律•肺痈肺痿门》说:"肺痿者,肺气萎而不振也。""其寒热不止一端,总由胃中津液不输于肺,肺失所养,转枯转燥。""于是肺火日炽,肺热日深,肺中小管日窒。"强调肺脏虚损,津液亡失,是肺叶枯萎而不用的主要原因。

肺痿病理性质有肺燥津伤、肺气虚冷之分。清•尤在泾在《金匮要略心典•肺痿肺痈咳嗽上气病脉证治》中说:"盖肺为娇脏,热则气烁,故不用而痿;冷则气沮,故亦不用而痿也。"因此,肺痿的病理表现有虚热和虚寒两类。虚热肺痿,可由本脏自病而转归,亦可由失治误治或他脏之病而导致。

总之,肺痿总由肺脏虚损,津气大伤,失于濡养,以致肺叶枯萎。其病位在肺,但与脾、胃、肾等脏腑密切相关。脾虚气弱,无以生化、布散津液,或胃阴耗伤,津不能上承润肺,均可致土不生金,肺燥津枯,肺失濡养;久病及肾,肾气不足,气不化津,或因肾阴亏耗,肺失濡养,亦可发为肺痿。

2. 证治方药　肺痿的辨证以辨虚热、虚寒为基础,治疗当以补肺生津为原则。

虚热证,为肺阴亏耗,虚火内炽,灼津为痰,治当生津清热,以润其枯。以咳吐浊唾涎沫,其质较黏稠,咳声不扬,甚则音嘎,午后潮热为主要临床表现。咳嗽气逆,咽喉干燥不利,咳痰黏浊不爽者用麦门冬汤。阴虚燥火内盛,干咳痰少,咽痒气逆者,用清燥救肺汤。

虚寒证为肺气虚寒,气不化津,治当温肺益气,摄涎止唾。以咳吐涎沫,其质清稀量多,短气不足以息,头眩,神疲乏力,形寒为主要临床表现。方用甘草干姜汤甘辛合用,甘以滋液,辛以散寒,或生姜甘草汤补脾助肺,益气生津。

附录条文

1. 《金匮要略•肺痿肺痈咳嗽上气病脉证治》:"问曰:热在上焦者,因咳为肺痿。肺痿之病,何从得之?师曰:或从汗出,或从呕吐,或从消渴,小便利数,或从便难,又被快药下利,重亡津液,故得之。曰:寸口脉数,其人咳,目中反有浊唾涎沫者何?师曰:为肺痿之病。若口中辟辟燥,咳即胸中隐隐痛,脉反滑数,此为肺痈,咳唾脓血。脉数虚者为肺痿,数实者为肺痈。"

2. 《温病条辨•杂说》:"余见世人每遇浮肿,便于淡渗利小便方法,岂不畏津液消亡而成三消证,快利津液为肺痈肺痿证,与阴虚、咳嗽身热之劳损证哉!余治是证,悉用复脉汤,重加甘草,只补其未足之阴,以配其已复之阳,而肿自消。千治千得,无少差谬,敢以告后之治温热气复者。暑温、湿温不在此例。"

3. 《温热经纬·方论》："至肺痿之心中温温液液,涎唾多,则阴皆将尽之孤注,阳仅膏覆之残焰,惟此汤可增其壳内络外之脂液也。瓜蒂散　瓜蒂(熬黄)　赤小豆(各一分)　汪按:赤小豆乃小粒赤豆,俗名米赤者是也。勿误用相思子。"

九、胸痹

"胸痹"病名最早见于《黄帝内经》,《灵枢·本脏》:"肺小则少饮……肺大则多饮,善病胸痹、喉痹,逆气。"《灵枢·厥病》并论及了与之相关的真心痛,曰:"真心痛,手足青至节,心痛甚,旦发夕死,夕发旦死。"描述了真心痛的常见症状及病情的严重程度。同时,《黄帝内经》还首创了针灸治疗心痛的方法,列举了五脏心痛的治则治法。

仲景继承了《黄帝内经》的学术思想,首次在《金匮要略》中设立专篇论述胸痹病的病因、病机、证候、治法与方药,详细阐述了胸背痛、心痛彻背、背痛彻心、喘息咳唾、气短不足以息、胸满、气塞、不得卧、胁下逆抢心等表现,并指出其具有心痛时缓时剧的发病特点,明确了阳虚阴盛、本虚标实为胸痹的关键病机,确立了辛温通阳、温化痰饮为本病的治疗大法。

1. 病因病机　《黄帝内经》早有对胸痹病因分为外感和内伤的认识,提出风、寒、湿、燥、热诸淫所胜,皆能病心痛,强调胸痹与"太阳之胜寒厥""热争"有很大关系。关于病机,《黄帝内经》认为寒凝、气滞、血瘀、痰饮阻痹胸中,气血运行不畅是发病的关键。《金匮要略》将本病的病因病机归纳为"阳微阴弦",即上焦阳气不足,下焦阴寒气盛,乃本虚标实之证。

2. 证治方药　胸痹的证治需辨别虚实,分清标本,证见本虚标实为主,治疗以扶正祛邪为要。标实区分气滞、痰浊、血瘀、寒凝的不同,本虚区分阴阳气血亏虚的不同。①若胸阳不振,气滞痰阻,出现喘息咳唾,胸背痛,短气,寸口脉沉而迟,关上小紧数,以瓜蒌薤白白酒汤治之。②痰浊盘踞,胸阳失展,气机痹阻,脉络阻滞致胸闷重、心痛而通阳泄浊,豁痰宣痹的瓜蒌薤白半夏汤治之。③因寒凝心脉,心痛彻背,喘息不得平卧,胸闷急,宜以枳实薤白桂枝汤温通胸阳,通阳开痹;病势较缓时用人参汤温中益气,扶助中阳。④若阴寒内盛而盘踞阳位,阳气被遏而欲伸不能则疼痛剧烈,心痛彻背,背痛彻心,痛无休止,证属胸痹心痛重证,方用乌头赤石脂丸。⑤若肺胃气滞,气阻饮停,病情轻缓,症见胸中气塞,短气,治宜茯苓杏仁甘草汤宣肺化饮,或治宜橘枳姜汤行气散结。⑥若心阳不振而胸闷或心痛较著,气短,心悸怔忡,自汗,以桂枝甘草汤,温补心阳。

通过对经典中胸痹证治的学习,有助于掌握胸痹常见证型,为临床治疗用药提供参考;不拘泥于经典所讲胸痹证治,临床还要善于四诊合参,从已有证治中把握胸痹的辨治规律与灵活用药思路,从而应对不同类型、不同轻重、不同兼证的胸痹证治。

附录条文

1. 《素问·脉要精微论》:"夫脉者,血之府也。长则气治,短则气病,数则烦心,大则病进,上盛则气高,下盛则气胀,代则气衰,细则气少,涩则心痛,浑浑革至如涌泉。病进而危:弊弊绰绰其去如弦绝者,死。"

2. 《素问·脏气法时论》:"心病者,胸中痛,胁支满,胁下痛,膺背肩胛间痛,两臂内痛,虚则胸腹大,胁下与腰相引而痛。"

3. 《素问·刺热》:"心热病者,先不乐;数日乃热,热争则卒心痛。"

4. 《素问·举痛论》:"脉泣则血虚,血虚则痛,其俞注于心,故相引而痛。"

5. 《素问·举痛论》:"寒气客于背俞之脉,则脉泣,脉泣则血虚,血虚则痛,其俞注于心,故相引而痛,按之则热气至,热气至则痛止矣。"

6. 《素问·痹论》:"心痹者,脉不通,烦则心下鼓,暴上气而喘。"

7. 《素问·厥论》:"手心主少阴厥逆,心痛引喉,身热。死不可治。"

8. 《素问·调经论》:"寒气积于胸中而不泻,不泻则温气去,寒独留,则血凝泣,凝则脉不通。"

9. 《素问·缪刺论》:"邪客于足少阴之络,令人卒心痛、暴胀,胸胁肢满,无积者,刺然骨之前出血,如食顷而已,不已,左取右,右取左。病新发者,取五日已。"

10. 《素问·标本病传论》:"夫病传者,心病先心痛,一日而咳,三日胁支痛,五日闭塞不通,身痛体重;三日不已死,冬夜半,夏日中。"

11. 《灵枢·邪气脏府病形》:"心脉急甚者为瘈疭;微急为心痛引背,食不下。"

12. 《灵枢·经脉》:"手少阴气绝则脉不通,脉不通则血不流,血不流则色不泽。"

13. 《灵枢·五邪》:"邪在心,则病心痛喜悲,时眩仆。"

14. 《灵枢·厥病》:"真心痛,手足清至节,心痛甚,旦发夕死,夕发旦死。心痛不可刺者,中有盛聚,不可取于腧。"

15. 《灵枢·五味》:"心病者,宜食麦羊肉杏薤。"

16. 《金匮要略·胸痹心痛短气病脉证治》:"师曰:夫脉当取太过不及,阳微阴弦,即胸痹而痛,所以然者,责其极虚也。今阳虚知在上焦,所以胸痹、心痛者,以其阴弦故也。……胸痹之病,喘息咳唾,胸背痛,短气,寸口脉沉而迟,关上小紧数,栝蒌薤白白酒汤主之。……胸痹不得卧,心痛彻背者,栝蒌薤白半夏汤主之。……胸痹心中痞,留气结在胸,胸满,胁下逆抢心,枳实薤白桂枝汤主之;人参汤亦主之。……胸痹,胸中气塞,短气,茯苓杏仁甘草汤主之,橘枳姜汤亦主之。……胸痹缓急者,薏苡附子散主之。……心中痞,诸逆心悬痛,桂枝生姜枳实汤主之。……心痛彻背,背痛彻心,乌头赤石脂丸主之。"

十、失眠

失眠,是以经常不能获得正常睡眠为特征的一类病证。《黄帝内经》称此类病证为"目不瞑""不得卧""卧不安"和"不能眠"等。

《黄帝内经》中与此病相关的认识主要散见于《素问·逆调论》《素问·病能论》《素问·刺热》《灵枢·营卫生会》《灵枢·邪客》《灵枢·大惑论》等篇章中,内容涉及病因病机及其治法方药的论述。《伤寒论》在《黄帝内经》基础上进一步阐述了该病证的病因,创制了多首治疗失眠的代表方剂,如栀子豉汤、黄连阿胶汤、桂枝去芍药加蜀漆龙骨牡蛎救逆汤等。《金匮要略》虽然没有关于不寐的专篇论述,但是百合狐惑、血痹虚劳、黄汗、惊悸吐衄下血、水气病、产后病等篇章之中均有与失眠相关内容记载,所载的酸枣仁汤至今仍是临床治疗失眠的常用方剂。温病学家对温病不寐的论述甚详,进一步丰富了失眠的辨证论治理论。

1. 病因病机 《黄帝内经》中所论及的失眠病因主要有病后或年老体弱、情志失调、饮食不调等方面,提出"营卫失度,阳不入阴"是失眠的总体病机,凡影响营卫气血阴阳的正常运行,使神不守舍,皆可成为诱发失眠的病因病机,如"阴虚""肝热""胃气不和""气血衰少"等。

《伤寒论》《金匮要略》在《黄帝内经》的基础上,论及了因太阳病汗、下后致胃中干而烦躁不得眠,因汗、吐、下内热留扰胸膈致虚烦不得眠,有邪入少阴热化伤阴诱发失眠等。从病因病机角度分析,主要体现为两点,一为邪热内扰,心神不宁则不眠;二为气血阴阳虚弱,心神失养而难寐。

《温热论》《温病条辨》等还提出营分热盛,卫阳被拒于营阴,阳浮于营外,上扰心神则难寐;邪热入营,劫夺耗伤营阴,营热阴伤则神魂失养亦出现失眠。

2.证治方药　失眠之治以调整营卫气血阴阳的关系为要,"补其不足,泻其有余,调其虚实,以通其道,而去其邪。"根据其病因病机的不同,其治法与用药也不同。

若邪气内客而卫气独行,不入于阴,无法与营阴交合,治宜半夏汤;若邪热内扰心胸,以失眠兼心烦,躁扰不宁,腹满,口苦咽燥,舌红为主的治宜栀子豉汤;若心肾不交,以心烦不寐,心悸不安,腰酸,足软,兼见头晕,耳鸣,健忘等为主,治宜黄连阿胶汤;若水热互结以咳而呕渴,心烦,不得眠为主,治宜猪苓汤;若心阳虚损内生水饮痰浊而卧起不安,治宜桂枝去芍药加蜀漆牡蛎龙骨救逆汤;若阳气衰弱,昼日烦躁不得眠,夜而安静,不呕不渴,脉沉微,治宜干姜附子汤;若阴虚内热,以卧寐不安,焦虑,心神难定,口苦,小便赤为主,治宜百合知母汤;若肝血不足,神魂不安而致虚劳虚烦不得眠,治宜酸枣仁汤;若温病邪热入营,营阴受损,出现脉虚,夜寐不安,烦渴舌赤,时有谵语,目常开不闭,或喜闭不开,治宜清营汤。

通过对经典中失眠证治的学习,可知失眠是多种疾病尤其是温病病程中的主要症状,六经辨证同样适用于失眠的诊治,《黄帝内经》所提出的调和营卫,引阳入阴的治疗原则是治疗失眠的关键。临床实践过程中,当师经典而不拘泥经典,并要善于四诊合参,灵活运用八纲、六经、脏腑等辨证模式,从而应对临床中不同类型的失眠病证。

附录条文

1. 《素问·刺热》:"肝热病者,小便先黄,腹痛多卧,身热,热争则狂言及惊,胁满痛,手足躁,不得安卧。"

2. 《素问·逆调论》:"不得卧而息有音者,是阳明之逆也,足三阳者下行,今逆而上行,故息有音也。阳明者,胃脉也,胃者,六腑之海,其气亦下行。阳明逆,不得从其道,故不得卧也。《下经》曰:胃不和,则卧不安,此之谓也。"

3. 《灵枢·营卫生会》:"壮者之气血盛,其肌肉滑,气道通,营卫之行不失其常,故昼精而夜暝。老者之气血衰,其肌肉枯,气道涩,五脏之气相搏,其营气衰少而卫气内伐,故昼不精,夜不暝。"

4. 《灵枢·邪客》:"今厥气客于五脏六腑,则卫气独卫其外,行于阳,不入于阴。行于阳则阳气盛,阳气盛则阳跷满,不得入于阴,阴虚,故目不暝。"

5. 《灵枢·邪客》:"补其不足,泻其有余,调其虚实,以通其道,而去其邪。饮以半夏汤一剂,阴阳已通,其卧立至。"

6. 《伤寒论·辨太阳病脉证并治》:"太阳病,发汗后,大汗出,胃中干,烦躁不得眠,欲得饮水者,少少与饮之,令胃气和则愈。"

7. 《伤寒论·辨太阳病脉证并治》:"发汗吐下后,虚烦不得眠,若剧者,必反复颠倒,心中懊憹,栀子豉汤主之。"

8. 《伤寒论·辨太阳病脉证并治》:"伤寒脉浮,医以火迫劫之,亡阳必惊狂,卧起不安者,桂枝去芍药加蜀漆牡蛎龙骨救逆汤主之。"

9. 《伤寒论·辨少阴病脉证并治》:"少阴病,得之二三日以上,心中烦,不得卧,黄连阿胶汤主之。"

10. 《伤寒论·辨太阳病脉证并治》:"下之后,复发汗,昼日烦躁不得眠,夜而安静,不呕,不渴,无表证,脉沉微,身无大热者,干姜附子汤主之。"

11. 《金匮要略·百合狐惑阴阳毒病证治》:"论曰:百合病者,百脉一宗,悉致其病也。意欲食复不能食,常默默,欲卧不能卧,欲行不能行,欲饮食,或有美时,或有不用闻食臭时,如寒无寒,加热无热,口苦,小便赤,诸药不能治,得药则剧吐利,如有神灵者,身形如和,其脉微数。……百合病,不经汗吐、下、发汗,病形如初者,百合地黄汤主之。"

12. 《金匮要略·血痹虚劳病脉证并治》:"虚劳虚烦不得眠,酸枣仁汤主之。"

13. 《金匮要略·水气病脉证并治》:"心水者,其身重而少气,不得卧,烦而躁,其人阴肿。"

14. 《临证指南医案·不寐》:"不寐之故。虽非一种。总是阳不交阴所致。若因外邪而不寐者。如伤寒疟疾等暴发。营卫必然窒塞。升降必然失常。愁楚呻吟。日夜难安。当速去其邪。攘外即所以安内也。若因里病而不寐者。或焦烦过度。而离宫内燃。从补心丹。及枣仁汤法。或忧劳愤郁。而耗损心脾。宗养心汤。及归脾汤法。或精不凝神。而龙雷震荡。当壮水之主。合静以制动法。或肝血无藏。而魂摇神漾。有咸补甘缓法。胃病则阳跷穴满。有灵枢半夏秫米汤法。胆热则口苦心烦。前有温胆汤。先生又用桑叶丹皮山栀等。轻清少阳法。营气伤极。人参人乳并行。"

15. 《温热论·逆传入营》:"若病仍不解,是渐欲入营也。营分受热,则血液受劫,心神不安,夜甚无寐,或斑点隐隐,即撤去气药。"

16. 《温病条辨·上焦篇》:"脉虚,夜寐不安,烦渴,舌赤,时有谵语,目常开不闭,或喜闭不开,暑入手厥阴也。手厥阴暑温,清营汤主之。"

十一、中风

"中风"一词,首见于《黄帝内经》,系病因,即外受风邪,与《伤寒论》中"太阳中风"的"中风"概念相同,但本节所阐述的"中风"是以猝然昏倒,伴有口眼歪斜、半身不遂,或者不经昏仆而仅以半身不遂为主症的疾病。《黄帝内经》对该病认识是"有是病,无是名",且相关论述甚详,如中风病昏迷期的"大厥""煎厥""薄厥""仆击""击仆"等;中风病半身不遂的"偏枯""偏风""身偏不用而痛"等;而中风病言语障碍的"瘖(喑)"和既有偏枯,又有言语及神志障碍的中风中脏腑之"痱"等。值得注意的是,《黄帝内经》对于"中风"作为一种系统的独立疾病,尚无明确的认识;对疾病的名称只是以其主要症状特点而定,病与病之间常混淆不清。

至张仲景《金匮要略》始提出"中风"之病名,并对中风病的发病机制及其证治等做了重要阐述。《金匮要略》认为中风是因络脉空虚,风邪乘虚入中而成。书中阐释了中风病的病位有在络、经、腑、脏之不同,病情有轻重之别,并可根据病位深浅判断其预后。《金匮要略》中风篇共附方4首。

后世医家在正虚邪中说的启示下,进一步探求其病因及发病机制。如在"风之为病"的基础上,金元时期的医家将重点转至对内风的认识;至清代叶天士才明确以"内风"立论。

总之,中风病证记载已见于《黄帝内经》,而病证名称首见于《金匮要略》,经过金元明清各个时期的发展日趋成熟和完善。

1. 病因病机　综观《黄帝内经》条文,对中风病因病机的认识,主要有以下几方面:

（1）中风发生与个人体质、饮食、情志大怒等有关:如"凡治消瘅仆击、偏枯痿厥、气满发逆,肥贵人则高粱之疾也","阳气者,大怒则形气绝,而血菀于上,使人薄厥。有伤于筋,纵,其若不容;汗出偏沮,使人偏枯。"

(2)中风与季节气候变化有关:"春脉如弦,其气来实而强,此为太过,则令人善忘,忽忽眩冒而巅疾也","厥成为巅疾"。

(3)提出内虚邪中论:"虚邪偏客于身半,其入深,内居营卫,营卫稍衰,则真气去,邪气独留,发为偏枯。"

《金匮要略》秉承《黄帝内经》之要旨,认为中风的病机为正虚邪中,即正气亏虚是中风病发病的内在原因,感受风邪是中风病的诱发因素。如"夫风之为病,当半身不遂;或但臂不遂者,此为痹。脉微而数,中风使然"论述了中风的脉证和病因。结合条文"寸口脉浮而紧,紧则为寒,浮则为虚,寒虚相搏,邪在皮肤;浮者血虚,络脉空虚,贼邪不泻,或左或右,邪气反缓,正气即急,正气引邪,㖞僻不遂",由此看出中风病的病因病机为营卫气血虚弱,风邪乘虚侵入经络,致经络气血运行痹阻,筋脉失养。所谓"络脉空虚,贼邪不泻",更具体反映了中风的病因病机,即"内虚邪中"。

本病病因病机非常复杂,但总体而言,在《黄帝内经》《金匮要略》主要以内虚、外风邪中立论,温病学及后世其他医家提出了内风论,强调内因在中风发病过程中的重要性等,这些对全面认识该病有重要指导意义。

2.证治方药 《金匮要略》所设的四首方剂可广泛运用于风邪所致的各种疾病,其中风篇遣方区分寒热,以祛风扶正为大法,共附方4首。如侯氏黑散具有养血补脾化痰,祛风清热之功效,主治大风,四肢烦重,心中恶寒不足者,主证为风邪自中心脾;如风引汤具重镇潜阳,清热息风之效,可除热邪所致的瘫痪癫痫,主证为肝阳亢盛,风邪内动;如防己地黄汤具养血清热祛风之效,治疗病如狂状,妄行,独语不休,无寒热,其脉浮者,主证为血虚生热,加感外邪,致邪热上扰心神;如头风摩散具散风寒止头痛之效,用于风寒中于头部经络,采用外治摩搽疼痛之处,为头风之外治方法。

后世在《金匮要略》的基础上依据临床表现对中风病进行了更详细的分期。根据病情的轻重将中风区分为中经络和中脏腑,中脏腑还须辨别闭证和脱证。闭证尚应分清阳闭和阴闭。在治疗上,中经络以平肝息风,化痰通络为主。中脏腑闭证,治当息风清火,豁痰开窍,通腑泄热,脱证急宜救阴回阳固脱,对内闭、外脱之证,则须醒神开窍与扶正固脱兼用。恢复期及后遗症期,多为虚实兼夹,当扶正祛邪,标本兼顾,平肝息风,化痰祛瘀与滋养肝肾,益气养血并用。

附录条文

1. 《素问·生气通天论》:"阳气者,大怒则形气绝,而血菀于上,使人薄厥。有伤于筋,纵,其若不容。汗出偏沮,使人偏枯。"

2. 《素问·脉要精微论》曰:"风成为寒热,瘅成为消中,厥成为巅疾,久风为飧泄,脉风成为疠。病之变化,不可胜数。"

3. 《素问·玉机真脏论》曰:"太过则令人善忘,忽忽眩冒而巅疾;其不及,则令人胸痛引背,下则两胁胠满。"

4. 《素问·通评虚热论》:"凡治消瘅、仆击、偏枯、痿厥、气满发逆,肥贵人,则高粱之疾也。"

5. 《素问·风论》:"风之伤人也,或为寒热,或为热中,或为寒中,或为疠风,或为偏枯,或为风也,其病各异,其名不同,或内至五脏六腑。"

6. 《素问·风论》："风中五脏六腑之俞,亦为脏腑之风,各入其门户所中,则为偏风。"

7. 《素问·脉解》："所谓少气善怒者,阳气不治,阳气不治则阳气不得出,肝气当治而未得,故善怒,善怒者名曰煎厥。"

8. 《素问·调经论》："血之与气,并走于上,则为大厥,厥则暴死;气复反则生,不反则死。"

9. 《灵枢·邪气脏腑病形》："涩为为瘖。微涩为血溢维厥,耳鸣,颠疾。"

10. 《灵枢·热病》："偏枯,身偏不用而痛,言不变,志不乱,病在分腠之间,巨针取之,益其不足,损其有余,乃可复也。"

11. 《灵枢·刺节真邪》："虚邪偏客于身半,其入深,内居荣卫,荣卫稍衰,则真气去,邪气独留,发为偏枯。"

12. 《灵枢·九宫八风》："其有三虚而偏中于邪风,则为击仆偏枯矣。"

13. 《金匮要略·中风历节病脉证并治》："夫风之为病,当半身不遂,或但臂不遂者,此为痹,脉微而数,中风使然。"

14. 《金匮要略·中风历节病脉证并治》："寸口脉浮而紧,紧则为寒,浮则为虚;寒虚相搏,邪在皮肤;浮者血虚,络脉空虚;贼邪不泻,或左或右;邪气反缓,正气即急,正气引邪,喎僻不遂。邪在于络,肌肤不仁;邪在于经,即重不胜;邪入于腑,即不识人;邪入于脏,舌即难言,口吐涎。"

15. 《金匮要略·中风历节病脉证并治》："侯氏黑散:治大风,四肢烦重,心中恶寒不足者。"

16. 《金匮要略·中风历节病脉证并治》："寸口脉迟而缓,迟则为寒,缓则为虚;荣缓则为亡血,卫缓则为中风。邪气中经,则身痒而瘾疹;心气不足,邪气入中,则胸满而短气。"

17. 《金匮要略·中风历节病脉证并治》："风引汤:除热瘫痫。"

18. 《金匮要略·中风历节病脉证并治》："防己地黄汤:治病如狂状,妄行,独语不休,无寒热,其脉浮。"

19. 《金匮要略·中风历节病脉证并治》："头风摩散方　大附子一枚(炮)　盐等分　上二味为散,沐了,以方寸匕,已摩疾上,令药力行。"

20. 《温疫论·杂气论》："假如误认为风者,如大麻风、鹤膝风、痛风、历节风、老人中风、肠风、疬风、痫风之类,概用风药,未尝一效,实非风也,皆杂气为病耳。"

十二、呕吐

呕吐的论述首见于《黄帝内经》,书中对呕吐的病因病机论述颇丰。《伤寒论》对呕吐的论述多存在于主证的兼证中,记载了较多的方剂。《金匮要略》对呕吐脉证治疗阐发甚详,其中《金匮要略·呕吐哕下利病脉证治》首开呕吐辨证论治的先河,把呕吐分为虚寒呕吐、实热呕吐、寒热错杂、饮邪呕吐四种类型,并提出呕吐相关的治疗禁忌及调治。《金匮要略》妇人篇还论述了妇人妊娠及产后呕吐的治疗。

明清时期,《温病条辨》《温热经纬》及《温疫论》等都对呕吐有所论述,并提出相应治疗方药。

1. 病因病机　《黄帝内经》对呕吐的病因病机论述详尽,认为呕吐可由寒气、火热、湿浊、饮食以及胆气犯胃等引起。《伤寒论》从六经的角度论述呕吐,《金匮要略》认为呕吐多从虚寒、实热、寒热错杂、饮邪致病。《温病条辨·中焦篇》谓:"胃阳不伤不吐",认为呕吐与脾胃虚寒有关。《温热经纬》从湿热等角度论述呕吐。《温疫论》认为呕吐和疫毒感染有关。因此,呕吐病机多虚实两端,实者多由外邪、饮食、湿热、痰饮、疫毒、气郁等致,虚者多以脾胃虚寒为主,其基本病机是胃气上逆、胃失和降所致。

2. 证治方药　呕吐多从虚寒、实热、寒热错杂、饮邪四方面进行辨证论治。虚寒呕吐,证属肝胃虚寒者,以吴茱萸汤温肝散寒,和胃止呕;属脾肾阳虚,阴盛格阳者,以四逆汤回阳救逆，散寒止呕；属胃虚气逆，肠燥津亏者，以大半夏汤温润补虚，和胃降逆。实热呕吐，证属少阳郁热、肝胃不和者，以小柴胡汤疏解少阳，和胃降逆；属胃肠热积，下闭上逆者，以大黄甘草汤泄热通便；属肠热内迫，胃气上逆者，以黄芩加半夏生姜汤清肠止利，和胃降逆。寒热错杂呕吐，属寒热互结中焦，脾胃升降失调者，以半夏泻心汤辛开苦降，寒热并治。饮邪呕吐，属寒饮内停者，以小半夏汤或半夏干姜散散寒蠲饮，降逆止呕；属寒饮搏结胸胃者，以生姜半夏汤辛散寒饮，舒展阳气；属饮阻气逆，呕渴并见者，以茯苓泽泻汤利水通阳，健脾和胃；属吐后思水，饮邪已去，以猪苓散健脾利水，预防新饮内停。

通过对经典中呕吐证治的总结，不难掌握呕吐证候的常见证型，为临床实践提供参考，此外，不应拘泥于经典所述，而应从已有证治内容中把握辨治规律与灵活用药思路，如此才能应对临床上纷繁复杂的病情。

附录条文

1. 《素问·刺疟》："足少阴之疟，令人呕吐甚，多寒热，热多寒少，欲闭户牖而处，其病难已。"
2. 《素问·举痛论》："寒气客于肠胃，厥逆上出，故痛而呕也。"
3. 《素问·脉解》："太阳所谓病胀者……食则呕者，物盛满而上溢，故呕也。"
4. 《素问·六元正纪大论》说："火郁之发，民病呕逆。"
5. 《素问·至真要大论》："诸痿喘呕，皆属于上。"
6. 《素问·至真要大论》："诸呕吐酸，暴注下迫，皆属于热。"
7. 《素问·至真要大论》说："太阴之复，湿变乃举……饮食不化……呕而密默，唾吐清液。"
8. 《灵枢·四时气》："邪在胆，逆在胃，胆液泄，则成苦，胃气逆，则呕苦，故曰呕胆。"
9. 《伤寒论·辨太阳病脉证并治》："太阳病，或已发热，或未发热，必恶寒，体痛，呕逆，脉阴阳俱紧者，名曰伤寒。"
10. 《伤寒论·辨太阳病脉证并治》："伤寒脉浮，自汗出……咽中干，烦躁，吐逆者，作甘草干姜汤与之。"
11. 《伤寒论·辨太阳病脉证并治》："太阳与阳明合病，不下利但呕者，葛根加半夏汤主之。"
12. 《伤寒论·辨太阳病脉证并治》："伤寒表不解，心下有水气，干呕发热而咳……小青龙汤主之。"
13. 《伤寒论·辨太阳病脉证并治》："中风发热，六七日不解而烦……渴欲饮水，水入则吐者，名曰水逆，五苓散主之。"
14. 《伤寒论·辨太阳病脉证并治》："伤寒五六日中风，往来寒热……心烦喜呕……小柴胡汤主之。"
15. 《伤寒论·辨太阳病脉证并治》："呕不止，心下急，郁郁微烦者，为未解也，与大柴胡汤。"
16. 《伤寒论·辨太阳病脉证并治》："伤寒六七日，发热微恶寒，支节烦疼，微呕……柴胡桂枝汤主之。"
17. 《伤寒论·辨太阳病脉证并治》："太阳中风……干呕短气，汗出不恶寒者……十枣汤主之。"
18. 《伤寒论·辨太阳病脉证并治》："伤寒发热，汗出不解，心中痞硬，呕吐而下利者，大柴胡汤主之。"
19. 《伤寒论·辨太阳病脉证并治》："太阳与少阳合病……若呕者，黄芩加半夏生姜汤主之。"
20. 《伤寒论·辨太阳病脉证并治》："伤寒胸中有热，胃中有邪气，腹中痛，欲呕吐者，黄连汤主之。"
21. 《伤寒论·辨阳明病脉证并治》："阳明病，胁下鞕满，不大便而呕，舌上有白苔者，可与小柴胡汤。"
22. 《伤寒论·辨太阴病脉证并治》："太阴之为病，腹满而吐，食不下，自利益甚，时腹自痛。"
23. 《伤寒论·辨少阴病脉证并治》："少阴病……利不止，厥逆无脉，干呕烦者，白通加猪胆汁汤主之。"
24. 《伤寒论·辨少阴病脉证并治》："少阴病，二三日不已……或呕者，真武汤主之。"
25. 《伤寒论·辨少阴病脉证并治》："少阴病，下利清谷……或干呕……通脉四逆汤主之。"
26. 《伤寒论·辨少阴病脉证并治》："少阴病，下利六七日，咳而呕渴，心烦不得眠者，猪苓汤主之。"

27. 《伤寒论·辨少阴病脉证并治》："少阴病……若膈上有寒饮，干呕者，不可吐也，当温之，宜四逆汤。"

28. 《伤寒论·辨厥阴病脉证并治》："伤寒本自寒下……若食入即吐者，干姜黄芩黄连人参汤主之。"

29. 《伤寒论·辨厥阴病脉证并治》："呕而脉弱，小便复利，身有微热，见厥者难治，四逆汤主之。"

30. 《伤寒论·辨厥阴病脉证并治》："干呕吐涎沫，头痛者，吴茱萸汤主之。"

31. 《伤寒论·辨厥阴病脉证并治》："呕而发热者，小柴胡汤主之。"

32. 《伤寒论·辨阴阳易差后劳复病脉证并治》："伤寒解后，虚羸少气，气逆欲吐，竹叶石膏汤主之。"

33. 《伤寒论·辨可发汗病脉证并治》："太阳与阳明合病，不下利，但呕者，宜葛根加半夏汤。"

34. 《伤寒论·辨发汗吐下后病脉证并治》："发汗吐下后，虚烦不得眠……若呕者，栀子生姜豉汤。"

35. 《金匮要略·疟病脉证并治》："温疟者，其脉如症，身无寒但热，骨节疼烦，时呕，白虎加桂枝汤主之。"

36. 《金匮要略·中风历节病脉证并治》："诸肢节疼痛，身体尪羸，脚肿如脱，头眩短气，温温欲吐，桂枝芍药知母汤主之。"

37. 《金匮要略·腹满寒疝宿食病脉证治》："腹中寒气，雷鸣切痛，胸胁逆满，呕吐，附子粳米汤主之。"

38. 《金匮要略·腹满寒疝宿食病脉证治》："心胸中大寒痛，呕不能饮食，腹中寒，上冲皮起，出见有头足，上下痛而不可触近，大建中汤主之。"

39. 《金匮要略·五脏风寒积聚脉证治》："肝中寒者，两臂不举，舌本燥，喜太息，胸中痛，不得转侧，食则吐而汗出也。"

40. 《金匮要略·五脏风寒积聚脉证治》："心中风者，翕翕发热，不能起，心中饥，食即呕吐。"

41. 《金匮要略·痰饮咳嗽病脉证并治》："卒呕吐，心下痞，膈间有水，眩悸者，小半夏加茯苓汤主之。"

42. 《金匮要略·痰饮咳嗽病脉证并治》："先渴后呕，为水停心下，此属饮家，小半夏加茯苓汤主之。"

43. 《金匮要略·痰饮咳嗽病脉证并治》："呕家本渴，渴者为欲解，今反不渴，心下有支饮故也，小半夏汤主之。"

44. 《金匮要略·呕吐哕下利病脉证治》："病人欲呕者，不可下之。"

45. 《金匮要略·呕吐哕下利病脉证治》："呕吐而病在膈上，后思水者，解，急与之。思水者，猪苓散主之。"

46. 《金匮要略·呕吐哕下利病脉证治》："呕而胸满者，茱萸汤主之。"

47. 《金匮要略·呕吐哕下利病脉证治》："干呕，吐涎沫，头痛者，茱萸汤主之。"

48. 《金匮要略·呕吐哕下利病脉证治》："胃反呕吐者，大半夏汤主之。"

49. 《金匮要略·呕吐哕下利病脉证治》："干呕而利者，黄芩加半夏生姜汤主之。"

50. 《金匮要略·呕吐哕下利病脉证治》："呕而发热者，小柴胡汤主之。"

51. 《金匮要略·呕吐哕下利病脉证治》："食已即吐者，大黄甘草汤主之。"

52. 《金匮要略·呕吐哕下利病脉证治》："呕而肠鸣，心下痞者，半夏泻心汤主之。"

53. 《金匮要略·呕吐哕下利病脉证治》："诸呕吐，谷不得下者，小半夏汤主之。"

54. 《金匮要略·呕吐哕下利病脉证治》："胃反，吐而渴欲饮水者，茯苓泽泻汤主之。"

55. 《金匮要略·呕吐哕下利病脉证治》："干呕，吐逆，吐涎沫，半夏干姜散主之。"

56. 《金匮要略·呕吐哕下利病脉证治》："病人胸中似喘不喘，似呕不呕，似哕不哕，彻心中愦愦然无奈者，生姜半夏汤主之。"

57. 《金匮要略·妇人妊娠病脉证治》："妊娠呕吐不止，干姜人参半夏丸主之。"

58. 《金匮要略·妇人产后病脉证治》："妇人乳中虚，烦乱呕逆，安中益气，竹皮大丸主之。"

59. 《温疫论·上卷》："疫邪留于心胸胃口，热甚皆令呕不止，下之呕当去。今反呕者，此属胃气虚寒。少进米饮，便欲吐酸者，宜半夏藿香汤。"

60. 《温病条辨·中焦篇》："胃阳不伤不吐。"

61. 《温病条辨·上焦篇》："诸气膹郁，诸痿喘呕之因于燥者，喻氏清燥救肺汤主之。"

62. 《温病条辨·中焦篇》:"脉洪滑,面赤身热……得水则呕,按之胸下痛……小陷胸汤加枳实主之。"

63. 《温病条辨·中焦篇》:"暑温伏暑……潮热呕恶……杏仁滑石汤主之。"

64. 《温病条辨·中焦篇》:"吸受秽湿,三焦分布……身痛呕逆……安宫牛黄丸。"

65. 《温病条辨·中焦篇》:"阳明湿温,呕而不渴者,小半夏加茯苓汤主之;呕甚而痞者,半夏泻心汤去人参、干姜、大枣、甘草加枳实、生姜主之。"

66. 《温病条辨·中焦篇》:"太阴脾疟,寒起四末,不渴多呕,热聚心胸,黄连白芍汤主之。"

67. 《温病条辨·中焦篇》:"太阴脾疟,脉弦而缓,寒战,甚则呕吐噫气……苦辛温法,加味露姜饮主之。"

68. 《温病条辨·下焦篇》:"太阴三疟,腹胀不渴,呕水,温脾汤主之。"

69. 《温病条辨·下焦篇》:"厥阴三疟……气逆欲呕,减味乌梅圆法主之。"

70. 《温病条辨·下焦篇》:"久痢小便不通,厌食欲呕,加减理阴煎主之。"

71. 《温病条辨·下焦篇》:"久痢伤及厥阴……干呕腹痛,乌梅丸主之。"

72. 《温热经纬·薛生白湿热病篇》:"湿热证,四五日,口大渴,胸闷欲绝,干呕不止……宜西瓜汁、金汁、鲜生地汁……乌药等味。"

73. 《温热经纬·薛生白湿热病篇》:"湿热证,呕吐清水……宜温胆汤加瓜蒌,碧玉散等味。"

74. 《温热经纬·薛生白湿热病篇》:"湿热证,呕恶不止……宜用川连三四分,苏叶两三分,两味煎汤,呷下即止。"

75. 《温热经纬·薛生白湿热病篇》:"暑月乘凉饮冷……或腹痛吐泻者,宜香薷、厚朴、扁豆等味。"

76. 《温热经纬·薛生白湿热病篇》:"暑温内袭,腹痛吐利……宜缩脾饮。"

77. 《温热经纬·薛生白湿热病篇》:"暑月饮冷过多,寒湿内留,水谷不分,上吐下泻,肢冷脉伏者,宜大顺散。"

十三、下利

下利包括泄泻与痢疾。《黄帝内经》中并无下利之名称,其所载"飧泄""濡泄""洞泄""肠澼""后泄"等,据其发病特点,当属于下利的范畴。在下利的辨证上强调整体观念,重视肝、肾等与下利发病的关联。对其预后,据其临床表现,结合脉象来判断,如"大便赤瓣,飧泄,脉小者,手足寒,难已;飧泄,脉小,手足温,泄易已"。

《伤寒论》明确提出下利的概念,虽然在病名上并未如《黄帝内经》分辨细致,却能化复杂为简单,起到了执简驭繁的作用,对于下利的辨证论治具有重要指导意义。《伤寒论》以六经来辨治下利,所谓"六经皆有下利",以此形成了较为完善的下利辨治体系,具有鲜明的特色。

《金匮要略》在《呕吐哕下利病脉证治》病篇对下利有专门的论述,从脏腑角度,阐述虚寒下利、实积下利、热毒血利等辨证论治之法,与《伤寒论》内容虽有所重复,但也增加了关于"气利"内容论治之法,两者相互参考,则更为完善。

值得指出的是,汉唐以前,下利包括了当今的泄泻与痢疾在内,故《伤寒论》《金匮要略》中所述"下利"对泄泻、痢疾辨治都有指导意义。

明清以后,温病学家对下利有了更详细的论述,吴鞠通《温病条辨》对下利的病因病机及其治疗认识较为全面,创制了许多行之有效的方剂,并补充了时邪致利的内容,在病因上注重外感内伤并重,治疗上扶正祛邪并举,实际上是对《黄帝内经》以及《伤寒杂病论》的发展与补充,使下利的辨证体系更加完善。

1. 病因病机 《黄帝内经》认为下利的发生与季节有关,好发于夏秋之季,病位多在脾、胃、大肠、小肠，与肝、肾等相关。多与风、寒、湿、热等入侵，脾胃功能失常有关，其病机主要有脾胃虚寒、肝风久郁乘犯脾土、肾阳亏虚火不暖土等。《伤寒论》认为下利的发生主要在阳明大肠与太阴脾两经，其他经的病变又可影响二者而发病，具体来讲主要有太阳受寒内迫阳明、阳明实热积滞、少阳邪热迫及阳明、太阴脾脏虚寒、少阴肾阳虚衰、厥阴寒热错杂等。《金匮要略》则从脏腑病变角度，指出脾肾阳虚、胃肠实热积滞、大肠湿热等为下利的主要病因病机。明清温病学家亦指出外而暑、湿、寒、热入侵，内而饮食所伤，脾胃虚弱，命门火衰等是下利发生的主要原因，认为其病机主要有表邪内迫、寒湿郁阻、湿困中焦、湿热蕴结、太阴虚寒、气虚不摄、脾肾衰败、阴伤气陷等。

2. 证治方药　根据下利的发病特点，及中医经典中关于下利证治的论述，可分为表邪内迫证、阳虚寒湿证、实热（湿热）证及寒热错杂证。

（1）表邪内迫证：如外感风寒，内迫大肠，大肠传导失职，则见下利清稀，甚则如水样，腹痛肠鸣，伴恶寒发热、头身疼痛，无汗，鼻塞流清涕，舌淡苔白，脉浮紧等，治当发汗解表，升清止利，方用葛根汤；又有表里同病而性质属热者，为大肠湿热兼表邪未解，证见下利急迫，臭恶黏秽，泻而不爽，里急后重，腹痛，肛门灼热，小便黄赤，口渴，或兼头痛、鼻塞，舌红苔黄或黄腻，脉滑数或濡数，治以清热止利，兼以解表，方用葛根黄芩黄连汤；若暑湿风寒之邪内迫肠胃，中焦升降失司，证见下利不爽，里急后重，兼恶寒发热，头身疼痛，渴不欲饮，舌淡苔白或淡黄，脉浮数或小紧，治当解表为先，逆流挽舟，方用活人败毒散。

（2）阳虚寒湿证：若太阴脾阳虚，证见下利清稀，或便溏，腹部胀满疼痛，腹部怕冷，纳差，舌淡苔白或白腻，脉缓弱，治以温中散寒，健脾燥湿，方用理中汤；若脾肾阳虚，寒湿内盛，证见下利清稀，腹满，小便清长，舌淡苔白，脉沉细濡，治以温补脾肾，方用加减附子理中汤；倘若脾虚寒证进一步发展，致肾阳虚，证见下利清谷，腹胀满，畏寒怕冷，手足逆冷，脉沉微者，治以温补肾阳，方用四逆汤；若命门真阳不足，每至黎明或夜半后，便作泄泻，伴畏寒怕冷，腰膝酸软，舌淡苔白，脉沉迟而细弱，治当温补命门，益火暖土，方用七成汤；若脾肾阳虚较甚，大肠滑脱不尽，证见下利不止，大便脓血，其色赤黯，白多红少，腹痛绵绵，小便不利，舌淡苔白，脉沉弱，治以温涩固脱，方用桃花汤；尚有久病下利，滑脱不禁，大便随矢气而出者，多由中气下陷，气虚不固所致，应涩肠止利固脱，可用诃梨勒散；若寒湿困阻中焦，脾运失职，见下利，大便溏而不爽，腹胀脘痞，小便不利，舌苔白腻，脉濡缓，治当辛淡渗湿，苦温燥湿，方用四苓加厚朴秦皮汤或五苓散。

3. 实热（湿热）证　若少阳胆热内迫，大肠传导失职，证见下利黏腻不爽，甚则里急后重，有热臭气，腹痛，肛门灼热，伴发热，口苦，小便短赤，脉弦数，治当清热止利，方用黄芩汤；若厥阴肝经湿热下迫大肠，则可见下利不爽，里急后重，大便夹有脓血，血色鲜红，肛门灼热，发热，口渴，舌红苔黄等，当清热燥湿，凉肝止利，方用白头翁汤；若大肠湿热积滞，见大便不爽，腹胀痛，里急后重者，治当疏利肠间湿热，方用加减芩芍汤；若阳明之热与糟粕结于肠道，为大肠实热积滞，热结旁流之证，可见下利清水，色纯青，其味甚臭，数日不大便，腹痛拒按，口渴，甚则日晡时发潮热，谵语，舌红苔黄燥，脉沉实有力，治以通腑泄热，通因通用之法，轻者用小承气汤，重者用大承气汤。

4. 寒热错杂证 若寒热错杂于中，脾胃升降逆乱，证见下利较甚，日数十行，甚则夹有未消化之食物，伴脘腹胀满，干呕或呕吐等，当寒热并用，升降并施，补益中州，和胃消痞，则清者升，浊者降，可酌情选用半夏、甘草、生姜三泻心汤；若厥阴病寒热错杂，上热下寒，证见下利日久，腹部疼痛怕冷，口渴，或胸膈胃脘灼热，饥而不欲食，治当清上温下，止利，方用乌梅丸。

另外，尚有因水谷不别，清浊不分而致下利者，当旁开支河，利小便而实大便，以五苓散治疗。至其下利日久，不但脾肾之阳受损，且因痢下过频，出现由阳而伤及阴分或阴阳俱损之状，加减理阴煎、参芍汤类皆可加减应用等，不一一赘述，医者当知常达变。

附录条文

1. 《素问·阴阳应象大论》："清气在下，则生飧泄。"
2. 《素问·阴阳应象大论》："湿胜则濡泄。"
3. 《素问·阴阳应象大论》："春伤于风，夏生飧泄。"
4. 《素问·金匮真言论》："长夏善病洞泄寒中。"
5. 《素问·生气通天论》："是以春伤于风，邪气留连，乃为洞泄。"
6. 《素问·脉要精微论》："帝曰：诊得胃脉，病形何如？岐伯曰：胃脉实，则胀；虚，则泄。"
7. 《素问·脉要精微论》："久风，为飧泄。"
8. 《素问·平人气象论》："尺寒脉细，谓之后泄。"
9. 《素问·宣明五气》："大肠小肠为泄。"
10. 《素问·通评虚实论》："帝曰：肠澼便血，何如？岐伯曰：身热则死，寒则生。帝曰：肠澼下白沫，何如？岐伯曰：脉沉则生，脉浮则死。帝曰：肠澼下脓血，何如？岐伯曰：脉悬绝则死，滑大则生。帝曰：肠澼之属，身不热，脉不悬绝，何如？岐伯曰：滑大者曰生，悬涩者曰死。以脏期之。"
11. 《素问·气厥论》："肾移热于脾，传为虚；肠澼，死，不可治。"
12. 《素问·调经论》："帝曰：善。志有余不足奈何？岐伯曰：志有余，则腹胀飧泄；不足，则厥。"
13. 《素问·六元正纪大论》："岐伯曰：不远热则热至，不远寒则寒至，则坚否腹满，痛急下利之病生矣。"
14. 《素问·至真要大论》："诸呕吐酸、暴注下迫，皆属于热。"
15. 《素问·风论》："久风入中，则为肠风、飧泄。"
16. 《素问·至真要大论》："诸厥固泄，皆属于下。"
17. 《灵枢·百病始生》："留而不去，传舍于肠胃，在肠胃之时，贲响腹胀，多寒则肠鸣飧泄，食不化，多热则溏出糜。"
18. 《灵枢·师传》："肠中寒，则肠鸣飧泄。"
19. 《灵枢·论疾诊尺》："大便赤瓣，飧泄，脉小者，手足寒，难已；飧泄，脉小，手足温，泄易已。"
20. 《伤寒论·辨太阳病脉证并治》："太阳与阳明合病者，必自下利，葛根汤主之。"
21. 《伤寒论·辨太阳病脉证并治》："太阳病，桂枝证，医反下之，利遂不止，脉促者，表未解也；喘而汗出者，葛根黄芩黄连汤主之。"
22. 《伤寒论·辨太阳病脉证并治》："伤寒，医下之，续得下利，清谷不止，身疼痛者，急当救里；后身疼痛，清便自调者，急当救表。救里宜四逆汤，救表宜桂枝汤。"
23. 《伤寒论·辨太阳病脉证并治》："伤寒中风，医反下之，其人下利日数十行，谷不化，腹中雷鸣，心下痞硬而满，干呕心烦不得安。医见心下痞，谓病不尽，复下之，其痞益甚，此非结热，但以胃中虚，客气上逆，故使硬也，甘草泻心汤主之。"

24. 《伤寒论·辨太阳病脉证并治》："伤寒服汤药，下利不止，心下痞硬。服泻心汤已，复以他药下之，利不止，医以理中与之，利益甚。理中者，理中焦，此利在下焦，赤石脂禹余粮汤主之。复不止者，当利其小便。"

25. 《伤寒论·辨太阳病脉证并治》："太阳与少阳合病，自下利者，与黄芩汤。若呕者，黄芩加半夏生姜汤主之。"

26. 《伤寒论·辨太阴病脉证并治》："自利不渴者，属太阴，以其脏有寒故也，当温之，宜服四逆辈。"

27. 《伤寒论·辨少阴病脉证并治》："少阴病，欲吐不吐，心烦，但欲寐。五六日自利而渴者，属少阴也，虚故引水自救，若小便色白者，少阴病形悉具，小便白者，以下焦虚有寒，不能制水，故令色白也。"

28. 《伤寒论·辨少阴病脉证并治》："少阴病，下利便脓血者，桃花汤主之。"

29. 《伤寒论·辨厥阴病脉证并治》："大汗，若大下利，而厥冷者，四逆汤主之。"

30. 《伤寒论·辨厥阴病脉证并治》："下利谵语者，有燥屎也。宜小承气汤。"

31. 《伤寒论·辨厥阴病脉证并治》："热利下重者，白头翁汤主之。"

32. 《金匮要略·呕吐哕下利病脉证治》："气利，诃梨勒散主之。"

33. 《金匮要略·呕吐哕下利病脉证治》："下利脉迟而滑者，实也，利未欲止，急下之，宜大承气汤。"

34. 《金匮要略·呕吐哕下利病脉证治》："下利谵语者，有燥屎也，小承气汤主之。"

35. 《温疫论》："病愈后，脉迟细而弱，每至黎明，或夜半后，便作泄泻，此命门真阳不足，宜七成汤。"

36. 《湿热病篇》："暑月乘凉饮冷，阳气为阴寒所遏，皮肤蒸热，凛凛畏寒，头痛头重，自汗烦渴，或腹痛吐泻者，宜香薷、厚朴、扁豆等味。"

37. 《温病条辨·中焦篇》："暑湿风寒杂感，寒热迭作，表证正盛，里证复急，腹不和而滞下者，活人败毒散主之。"

38. 《温病条辨·中焦篇》："自利腹满，小便清长，脉濡而小，病在太阴，法当温脏，勿事通腑，加减附子理中汤主之。"

39. 《温病条辨·中焦篇》："足太阴寒湿，腹胀，小便不利，大便溏而不爽，若欲滞下者，四苓加厚朴秦皮汤主之，五苓散亦主之。"

40. 《温病条辨·中焦篇》："滞下已成，腹胀痛，加减芩芍汤主之。"

十四、腹满

　　腹满是临床常见症状，指脐周大腹部位胀满的症状而言。《黄帝内经》认为腹满的发生与外感寒热、内伤饮食以及瘀血内阻相关，指出脾胃功能失常，及感受邪气是腹满发生的主要原因，二者不可截然分开，往往相互影响。对于腹满的治疗，多以针刺之法，或"取之三里"或"取手太阴""取足少阴"，总以病证相应为要。

　　《伤寒论》认为腹满的发生，主要由外感病内传阳明、太阴，或是误治致邪气入里，脾胃功能失常而致。《伤寒论》中对于阳明腑实腹满的辨证施治自成体系，其三承气汤的应用，对后世影响深远。

　　《金匮要略》对于腹满的辨治独立成篇，在《腹满寒疝宿食病脉证治》篇较为完整地论述了实热腹满、虚寒腹满及寒实腹满的辨证施治。

　　明清温病学家对于腹满没有专门论述，作为一个症状，散见于多种疾病中，主要与湿邪、食积阻滞气机有关。

　　1. 病因病机　腹满之病因，《黄帝内经》认为与外感寒邪、饮食不节、瘀血内阻等有关，病位主要在脾、胃、大肠、小肠，亦与肺、肾等脏腑相关，指出寒邪犯于胃肠、饮食内伤脾胃、阳明胃热壅盛及瘀血阻滞气机为腹满的主要病理机制。《伤寒论》则认为腹满多与阳明、太阴病变有关,其病机主要为阳明腑实、脾阳虚衰等,即"实则阳明,虚则太阴"之谓。《金匮要略》则从脏腑病变的角度,指出实热结聚胃肠、脾胃阳虚、寒实内结等为腹满的主要病机。明清温病学家认为腹满的发生主要与湿邪有关,寒湿或暑湿困遏中焦,致气机壅滞是腹满的主要病机。

2. 证治方药 根据腹满的发病特点,分为实热证、虚寒证、湿阻证及寒实证四类证候。仲景提出的"腹满时减,复如故""腹满不减,减不足言"成为后世辨别虚、实的规则。

(1)实热证:如热与糟粕结于肠道,阳明腑实,可用三承气汤攻下导滞。三者之区别在于:若腹胀满,大便不通,蒸蒸发热,心烦者,为燥热内盛,腑实初结,气滞不甚,可用调胃承气汤泄热和胃;若腹胀满较甚,大便硬,心烦,潮热或谵语者,为热实内结,腑气不通为主,则可用小承气汤通腑泄热,消滞除满;倘若腹胀满痛,腹满不减,减不足言,大便硬结难解,或热结旁流,潮热,谵语,手足汗出,脉沉实有力者,为燥屎内结,阳明腑实,治当峻下热结,荡涤燥实,用大承气汤。

若阳明腑实兼表证未解,证见腹满,大便秘结,口干,发热,舌苔薄黄,脉浮,治当表里双解,以攻下里实为主,兼解其表,方用厚朴七物汤;若阳明腑实兼少阳枢机不利,证见脘腹胀满疼痛,旁及两胁、少腹,大便秘结,伴有往来寒热,胸胁苦满,舌红苔黄,脉弦数有力等,治当和解少阳,通下腑实,方用大柴胡汤。

(2)虚寒证:若太阴脾脏虚寒,运化不及,证见腹满,下利清稀或便溏,腹部怕冷,纳差,舌淡苔白或白腻,脉缓弱,治以温脾散寒,燥湿除满,方用理中汤;若脾胃虚寒,水湿内停,证见腹满痛,肠鸣,胸胁逆满,呕吐,四肢不温,舌淡苔白滑,脉沉迟,治以温中散寒,化湿降逆,方用附子粳米汤;若脾胃阳虚,阴寒内盛,上下攻冲,证见腹胀满疼痛,甚则胸膈脘腹胀满疼痛,腹部隆起大小不定、形状不一之包块,呕吐,兼有手足逆冷,舌淡苔白滑,脉沉迟或弦紧,治以大建中汤大建中气,温阳散寒止痛;若脾肾阳虚,寒饮上逆,证见腹满,腹痛,呕吐,心下动悸,头晕目眩,手足逆冷,舌淡胖苔白滑,脉沉弦或沉迟,治以温补脾肾,散寒止痛,化饮降逆,方用赤丸。

(3)湿阻证:若脾虚湿阻气滞,虚实夹杂,虚三实七,证见腹胀满,午后至傍晚为甚,进食则加剧,舌淡苔白腻,治以温运健脾,消胀除满,消补并治,补三消七之法,方用厚朴生姜半夏甘草人参汤;若湿困中焦,气机不畅,证见脘腹胀满,大便不爽,纳呆,嗳腐吞酸者,治以理气化湿,消食导滞,方用一加减正气散。

(4)寒实证:若阴寒凝滞,腑气不通,证见腹满痛拒按,大便不通,恶寒肢冷,舌苔白腻,脉象紧弦,治当温下寒实,方用大黄附子汤。

附录条文

1. 《素问·厥论》:"阳明之厥,则癫疾欲走呼,腹满不得卧,面赤而热,妄见而妄言。"
2. 《素问·缪刺论》:"人有所堕坠,恶血留内,腹中满胀,不得前后。先饮利药。"
3. 《素问·至真要大论》:"诸胀腹大,皆属于热。"
4. 《素问·阴阳应象大论》:"阴胜则身寒,汗出,身常清,数栗而寒,寒则厥,厥则腹满,死,能夏不能冬。"
5. 《素问·热论》:"四日,太阴受之。太阴脉布胃中,络于嗌,故腹满而嗌干。"
6. 《素问·热论》:"帝曰:其病两感于寒者,其脉应与其病形何如?岐伯曰:两感于寒者……二日,则阳明与太阴俱病,则腹满身热,不欲食,谵言。"

7. 《灵枢·海论》:"水谷之海有余,则腹满。"

8. 《灵枢·百病始生》:"卒然多食饮则肠满。"

9. 《灵枢·本神》:"脾气虚则四肢不用、五脏不安,实则腹胀、经溲不利。"

10. 《灵枢·五邪》:"阴痹者,按之而不得,腹胀腰痛,大便难,肩背颈项痛,时眩。取之涌泉、昆仑,视有血者,尽取之。"

11. 《灵枢·寒热病》:"振寒洒洒,鼓颔,不得汗出,腹胀烦悗,取手太阴。"

12. 《灵枢·热病》:"热病不可刺者有九:……二曰:泄而腹满甚者死。"

13. 《灵枢·杂病》:"腹满,大便不利,腹大,亦上走胸嗌,喘息喝喝然,取足少阴。腹满食不化,腹向向然,不能大便,取足太阴。"

14. 《灵枢·师传》:"胃中寒,则腹胀。"

15. 《灵枢·胀论》:"六腑胀:胃胀者,腹满,胃脘痛,鼻闻焦臭,妨于食,大便难。"

16. 《伤寒论·辨太阳病脉证并治》:"发汗后,腹胀满者,厚朴生姜半夏甘草人参汤主之。"

17. 《伤寒论·辨太阳病脉证并治》:"伤寒下后,心烦腹满,卧起不安者,栀子厚朴汤主之。"

18. 《伤寒论·辨太阳病脉证并治》:"伤寒,腹满谵语,寸口脉浮而紧,此肝乘脾也,名曰纵,刺期门。"

19. 《伤寒论·辨阳明病脉证并治》:"大下后,六七日不大便,烦不解,腹满痛者,此有燥屎也。所以然者,本有宿食故也,宜大承气汤。"

20. 《伤寒论·辨阳明病脉证并治》:"伤寒吐后,腹胀满者,与调胃承气汤。"

21. 《伤寒论·辨阳明病脉证并治》:"发汗不解,腹满痛者,急下之,宜大承气汤。"

22. 《伤寒论·辨阳明病脉证并治》:"腹满不减,减不足言,当下之,宜大承气汤。"

23. 《伤寒论·辨太阴病脉证并治》:"太阴之为病,腹满而吐,食不下,自利益甚,时腹自痛。若下之,必胸下结硬。"

24. 《金匮要略·腹满寒疝宿食病脉证治》:"趺阳脉微弦,法当腹满,不满者必便难,两胠疼痛,此虚寒从下上也,当以温药服之。"

25. 《金匮要略·腹满寒疝宿食病脉证治》:"病者腹满,按之不痛为虚,痛者为实,可下之。"

26. 《金匮要略·腹满寒疝宿食病脉证治》:"腹满时减,复如故,此为寒,当与温药。"

27. 《金匮要略·腹满寒疝宿食病脉证治》:"病腹满,发热十日,脉浮而数,饮食如故,厚朴七物汤主之。"

28. 《金匮要略·腹满寒疝宿食病脉证治》:"按之心下满痛者,此为实也,当下之,宜大柴胡汤。"

29. 《金匮要略·腹满寒疝宿食病脉证治》:"腹满不减,减不足言,当须下之,宜大承气汤。"

30. 《金匮要略·腹满寒疝宿食病脉证治》:"腹中寒气,雷鸣切痛,胸胁逆满,呕吐,附子粳米汤主之。"

31. 《金匮要略·腹满寒疝宿食病脉证治》:"心胸中大寒痛,呕不能饮食,腹中寒,上冲皮起,出见有头足,上下痛而不可触近,大建中汤主之。"

32. 《金匮要略·腹满寒疝宿食病脉证治》:"胁下偏痛,发热,其脉紧弦,此寒也,以温药下之,宜大黄附子汤。"

33. 《温病条辨》:"三焦湿郁,升降失司,脘连腹胀,大便不爽,一加减正气散主之。"

34. 《湿热病篇》:"湿热证,十余日后,左关弦数,腹时痛时圊血,肛门热痛,血液内燥,热邪传入厥阴之证。宜仿白头翁法。"

35. 《湿热病篇》:"暑月乘凉饮冷,阳气为阴寒所遏,皮肤蒸热,凛凛畏寒,头痛头重,自汗烦渴,或腹痛吐泻者,宜香薷、厚朴、扁豆等味。"

十五、痿证

痿证的论述首见于《黄帝内经》,《素问·痿论》专篇论述了痿证的病因,根据五脏与五体的关系，提出了"痿躄""脉痿""筋痿""肉痿""骨痿"的分类方法，以及疾病表现，丰富的论述，为后世认识痿证奠定了理论基础。

张仲景指出了肺痿的成因，疾病机制以及临床证候和治疗方药，在《金匮要略·肺痿肺痈咳嗽上气病脉证治》，论及"热在上焦者，因咳为肺痿"，并提出用甘草干姜汤治疗肺痿，丰富了痿证的治疗。

温病学派继承《黄帝内经》及仲景痿证理论，又有所增益。《湿热病篇》认为久痢，伤及气血阴阳，可导致痿废，继承了《黄帝内经》的相关理论；《温病条辨》更在《黄帝内经》"诸痿喘呕皆属于上""治痿独取阳明"原则基础上，分肺燥及脾肾阳虚，并提出相应治疗方剂，这是对痿证证治的发展。

1. 病因病机 《黄帝内经》认为痿证生于摄生不慎，如居处潮湿、冒受雨露、冒热远行、房劳过度以及七情过极等因素，包括了外感和内伤两方面。五脏热导致五体痿，七情过极可化热致痿，可耗伤气血致痿，房劳太甚、宗筋弛纵而致筋痿，还有居处过湿致痿；但《痿论》谈到"五脏因肺热叶焦，发为痿躄"，更重视肺热在痿证发病中的作用。

《金匮要略》继承《黄帝内经》肺热致痿的观点，言及"热在上焦者，因咳为肺痿"，还述及了"汗出，或从呕吐，或从消渴，小便利数"导致"重亡津液"致痿，最后在治疗上，用温肺药，认识到肺中寒热之间的变化，丰富了痿证的病机。

温病学家吴鞠通综合《黄帝内经》和张仲景的论述，认为痿证有肺中阴津不足致痿和脾肾阳虚致痿等方面，处方又从"治痿独取阳明"方面得到统合，因此痿证的发病与脾胃关系密切。其病理机制为胃中气阴匮乏、肺津不足，和脾肾阳虚导致胃阳不足两方面，二者均可导致痿证。

2. 证治方药 痿证的证治以调理阳明为主，此即所谓"治痿独取阳明"。根据寒热不同，其治法与用药不同。

如病起发热之时，咳喘，或热退后突然肢体软弱无力，皮肤枯燥，心烦口渴，咽干咳呛少痰，小便短少，大便秘结，脉细数，可用清燥救肺汤；如病久出现吐涎沫而不咳者，不渴，遗尿，小便数，可用甘草干姜汤；如寒湿日久，出现痿弱不振，肢体麻痹，痔疮下血，可用术附姜苓汤。在治疗痿证的过程中，各证都可结合针灸等治疗，根据具体情况，"各补其荥而通其俞，调其虚实，和其逆顺，筋脉骨肉，各以其时受月"，提高痿证的治疗效果。

通过对经典中痿证证治的总结，一方面有助于掌握痿证的病机，常见证型，为临床治疗用药提供参考；另一方面，从经典所讲痿证证治，把握"治痿独取阳明"的理论精髓，灵活遣方用药，针药结合，从而应对临床中不同类型的痿证。

附录条文

1. 《素问·痿论》："黄帝问曰：五脏使人痿，何也？岐伯对曰：肺主身之皮毛，心主身之血脉，肝主身之筋膜，脾主身之肌肉，肾主身之骨髓。故肺热叶焦，则皮毛虚弱急薄，著则生痿躄也。心气热，则下脉厥而上，上则下脉虚，虚则生脉痿，枢折挈，胫纵而不任地也。肝气热，则胆泄口苦，筋膜干，筋膜干则筋急而挛，发为筋痿。脾气热，则胃干而渴，肌肉不仁，发为肉痿。肾气热，则腰脊不举，骨枯而髓减，发为骨痿。"

2. 《素问·痿论》："肺者，脏之长也，为心之盖也，有所失亡，所求不得，则发肺鸣，鸣则肺热叶焦。

故曰：五脏因肺热叶焦，发为痿躄，此之谓也。悲哀太甚，则胞络绝，胞络绝则阳气内动，发则心下崩，数溲血也。故《本病》曰：大经空虚，发为肌痹，传为脉痿。思想无穷，所愿不得，意淫于外，入房太甚，宗筋弛纵，发为筋痿，及为白淫。故《下经》曰：筋痿者，生于肝，使内也。有渐于湿，以水为事，若有所留，居处相湿，肌肉濡渍，痹而不仁，发为肉痿。故《下经》曰：肉痿者，得之湿地也。有所远行劳倦，逢大热而渴，渴则阳气内伐，内伐则热舍于肾，肾者水脏也，今水不胜火，则骨枯而髓虚，故足不任身，发为骨痿。故《下经》曰：骨痿者，生于大热也。”

3. 《素问·痿论》："论言治痿者，独取阳明何也？岐伯曰：阳明者，五脏六腑之海，主润宗筋，宗筋主束骨而利机关也。冲脉者，经脉之海也，主渗灌溪谷，与阳明合于宗筋，阴阳揔宗筋之会，会于气街，而阳明为之长，皆属于带脉而络于督脉。故阳明虚，则宗筋纵，带脉不引，故足痿不用也。帝曰：治之奈何？岐伯曰：各补其荥而通其俞，调其虚实，和其逆顺，筋脉骨肉，各以其时受月，则病已矣。”

4. 《素问·四气调神大论》："冬三月，此谓闭藏。……逆之则伤肾，春为痿厥，奉生者少。”

5. 《素问·生气通天论》："因于寒，欲如运枢，起居如惊，神气乃浮；因于暑，汗，烦则喘喝，静则多言，体若燔炭，汗出而散；因于湿，首如裹，湿热不攘，大筋緛短，小筋弛长，緛短为拘，弛长为痿；因于气，为肿。四维相代，阳气乃竭。”

6. 《素问·生气通天论》："因于露风，乃生寒热。是以春伤于风，邪气留连，乃为洞泄；夏伤于暑，秋为痎疟；秋伤于湿，上逆而咳，发为痿厥；冬伤于寒，春必温病。四时之气，更伤五脏。”

7. 《素问·阴阳别论》："三阳为病发寒热，下为痈肿，及为痿厥……，三阳三阴发病，为偏枯痿易，四支不举。”

8. 《素问·异法方宜论》："中央者，其地平以湿，天地所以生万物也众。其民食杂而不劳，故其病多痿厥寒热，其治宜导引按蹻。故导引按蹻者，亦从中央出也。”

9. 《素问·脏气法时论》："脾病者，身重善肌肉痿，足不收，行善瘈，脚下痛，虚则腹满肠鸣飧泄食不化，取其经，太阴阳明少阴血者。”

10. 《素问·疏五过论》："始富后贫，虽不伤邪，皮焦筋屈，痿躄为挛。”

11. 《灵枢·本输》："痿厥者，张而刺之，可令立快也。”

12. 《灵枢·根结》："太阳为开，阳明为合，少阳为枢。……合折则气无所止息，而痿疾起矣，故痿疾者取之阳明，视有余不足，无所止息者，真气稽留，邪气居之也。”

13. 《灵枢·本神》："恐惧而不解则伤精，精伤则骨酸，痿厥、精时自下。”

14. 《灵枢·经脉》："足少阳之别，名曰光明，去踝五寸，别走厥阴，下络足跗。实则厥，虚则痿躄，坐不能起，取之所别也。”

15. 《灵枢·杂病》："痿厥为四末束悗。”

16. 《灵枢·阴阳二十五人》："足阳明之下……善痿厥足痹。”

17. 《灵枢·九宫八风》："两实一虚，病则为淋露寒热，犯其雨湿之地，则为痿。”

18. 《金匮要略·肺痿肺痈咳嗽上气病脉证治》："问曰：热在上焦者，因咳为肺痿。肺痿之病何从得之？师曰：或从汗出，或从呕吐，或从消渴，小便利数，或从便难，又被快药下利，重亡津液，故得之。曰：寸口脉数，其人咳，口中反有浊唾涎沫者何？师曰：为肺痿之病。若口中辟辟燥，咳即胸中隐隐痛，脉反滑数，此为肺痈，咳唾脓血。脉数虚者为肺痿，数实者为肺痈。”

19. 《金匮要略·肺痿肺痈咳嗽上气病脉证治》："肺痿吐涎沫而不咳者，其人不渴，必遗尿，小便数。所以然者，以上虚不能制下故也。此为肺中冷，必眩，多涎唾，甘草干姜汤以温之。”

20. 《温病条辨·上焦篇》："诸气膹郁，诸痿喘呕之因于燥者，喻氏清燥救肺汤主之。”

21. 《温病条辨·下焦篇》："湿久伤阳，痿弱不振，肢体麻痹，痔疮下血，术附姜苓汤主之。”

22. 《温热经纬·薛生白湿热病篇》："痢病经久，必损于阴，而虚烦痿废之疾起。”

十六、黄疸

黄疸论述首见于《黄帝内经》,《素问·平人气象论》《灵枢·论疾诊尺》均记述了"黄疸"这一病名与主要临床表现,《素问·六元正纪大论》又有"黄瘅"之名,并论述了该病的病因病机。

《伤寒论》《金匮要略》对黄疸病因病机的认识更加深入,《伤寒论》首开黄疸辨证论治的先河,并指出"瘀热在里""寒湿在里"皆可发黄,从而奠定了黄疸从病机上的区别。

《金匮要略·黄疸病》则是最早的黄疸专论。把黄疸分为黄疸、谷疸、酒疸、女劳疸和黑疸五种,并提出黄疸相关的治则及预后。

至明清时期,温病学在融合了仲景治黄理论基础上,《疫病篇》《瘟疫论》等都论及疫毒发黄,并提出相应治疗方法,这是对仲景黄疸证治的发展。

1.病因病机 《黄帝内经》早有湿热为主因的论述,《金匮要略》亦论了饮食不节、饮酒、房劳、误治等病因,此外温病学更有疫毒感染等病因认识。其病理因素以湿邪为主,兼有热邪、寒邪、疫毒、瘀血等。《伤寒论》从阳明、太阴角度论述发黄证,《金匮要略》言"黄家所得,从湿得之",认识到黄疸发病与脾胃关系密切。其病理机制为湿邪困遏脾胃,郁蒸肝胆,疏泄失常,胆汁泛溢而发。

2.证治方药 黄疸的证治以湿热为主,根据湿热轻重不同,其治法与用药不同。如湿热发黄证,有湿热并重以身目俱黄,黄色鲜明如橘子,发热口渴,心烦胸闷,腹满及小便不利等为主的茵陈蒿汤证;有热重于湿以心烦,口渴,苔黄等为主的栀子柏皮汤证;有湿热发黄兼见恶寒,发热,身痒,脉浮或浮数等表证的麻黄连翘赤小豆汤证;亦有湿热发黄兼见腹胀满,大便色黑、时溏或呈灰黯色,面色灰滞或面额黑,巩膜黄染,牙龈出血,舌质有紫斑,苔白腻等瘀血的硝石矾石散证。

除湿热发黄证治外,还有疫毒发黄以其色如金,小便短黄,高热口渴,胁痛腹满,神昏谵语,烦躁抽搐,或见溺血、便血,或肌肤瘀斑,舌红绛,脉弦滑或数等为表现的千金犀角散证,和寒湿阻遏以黄色晦黯,或如烟熏,脘痞腹胀,纳少便溏,肢体困倦,神疲乏力,形寒身冷,口淡不渴等为主的茵陈五苓散证。

通过对经典中黄疸证治的总结,一方面有助于掌握黄疸常见证型,为临床治疗用药提供参考,另一方面,不拘泥于经典所讲黄疸证治,善于从已有证治中把握黄疸的辨治规律与灵活用药思路,从而应对临床中不同类型、不同轻重、不同兼证的黄疸证治。

附录条文

1. 《素问·平人气象论》:"溺黄赤,安卧者,黄疸……目黄者曰黄疸。"
2. 《灵枢·论疾诊尺》:"身痛而色微黄,齿垢黄,爪甲上黄,黄疸也。"
3. 《素问·六元正纪大论》:"溽暑湿热相搏,争于左之上,民病黄瘅而为胕肿。"
4. 《素问·玉机真脏论》:"湿热相交,民当病瘅。"
5. 《伤寒论·辨阳明病脉证并治》:"阳明病,无汗,小便不利,心中懊憹者,身必发黄。"
6. 《伤寒论·辨阳明病脉证并治》:"阳明病,被火,额上微汗出,而小便不利者,必发黄。"
7. 《伤寒论·辨阳明病脉证并治》:"阳明病,发热汗出者,此为热越,不能发黄也,但头汗出,身无汗,剂颈而还,小便不利,渴饮水浆者,此为瘀热在里,身必发黄,茵陈蒿汤主之。"

8. 《伤寒论·辨阳明病脉证并治》:"伤寒,身黄,发热者,栀子柏皮汤主之。"

9. 《伤寒论·辨阳明病脉证并治》:"伤寒,瘀热在里,身必黄,麻黄连翘赤小豆汤主之。"

10. 《金匮要略·黄疸病脉证并治》:"趺阳脉紧而数,数则为热,热则消谷,紧则为寒,食即为满。尺脉浮为伤肾,趺阳脉紧为伤脾。风寒相搏,食谷即眩,谷气不消,胃中苦浊,浊气下流,小便不通,阴被其寒,热流膀胱,身体尽黄,名曰谷疸。额上黑,微汗出,手足中热,薄暮即发,膀胱急,小便自利,名曰女劳疸,腹如水状不治。心中懊憹而热,不能食,时欲吐,名曰酒疸。"

11. 《金匮要略·黄疸病脉证并治》:"酒疸下之,久久为黑疸,目青面黑,心中如啖蒜齑状,大便正黑,皮肤爪之不仁,其脉浮弱,虽黑微黄,故知之。"

12. 《金匮要略·黄疸病脉证并治》:"师曰:病黄疸,发热烦喘,胸满口燥者,以病发时,火劫其汗,两热所得。然黄家所得,从湿得之。一身尽发热而黄,肚热,热在里,当下之。"

13. 《金匮要略·黄疸病脉证并治》:"脉沉,渴欲饮水,小便不利者,皆发黄。"

14. 《金匮要略·黄疸病脉证并治》:"黄疸之病,当以十八日为期,治之十日以上瘥,反剧为难治。"

15. 《金匮要略·黄疸病脉证并治》:"谷疸之为病,寒热不食,食即头眩,心胸不安,久久发黄,为谷疸,茵陈蒿汤主之。"

16. 《金匮要略·黄疸病脉证并治》:"酒黄疸,心中懊憹或热痛,栀子大黄汤主之。"

17. 《金匮要略·黄疸病脉证并治》:"诸病黄家,但利其小便。假令脉浮,当以汗解之,宜桂枝加黄芪汤主之。"

18. 《瘟疫论》:"疫邪传里,移热下焦,小便不利,其传为疸身黄如金。"

19. 《温热经纬·余师愚疫病篇》:"淫热熏蒸,湿浊壅遏,则周身发黄,宜用本方。"(注:指清瘟败毒饮增石膏、栀子,加茵陈、滑石、猪苓、泽泻、木通。)

十七、狐惑病

狐惑的病名首见于《金匮要略》,并设专篇论述。本病多由湿热毒结所致,以目赤、咽喉及前后二阴蚀烂等症状为特征。狐惑病与西医学中的贝赫切特综合征(白塞病或口眼生殖器综合征)相类似,可与本病互参。

1. 病因病机 本病由湿热邪毒蕴结中焦所致。湿热内蕴,邪正相争,营卫失和,故初起可见发热恶寒,状似伤寒,但实非伤寒;湿热内郁,扰及心神,则默默欲眠,但目不得闭,卧起不安;湿热循经上蒸,则咽喉溃烂,若伤及声门则声音嘶哑或噎塞;湿热循经下注,则前后二阴溃烂。咽喉及前后二阴是本病的主要病变部位。湿热蕴阻脾胃,胃失和降,则不欲饮食,恶闻食臭;湿热蕴结,营卫阻滞,正邪交争,气血逆乱,则面目之色变化不定,乍赤、乍黑、乍白;里热表和,可见脉数、无热、汗出;里热已盛,心神受扰,故微心烦,默默但欲卧;热入血分,血中之热随肝经上注于目,故目赤如鸠眼;如血分热毒壅遏日久,则血瘀热腐而脓成,可见面目眦发黑。脓成之时,病势已集中于局部,对脾胃的影响反轻,所以能食。

2. 证治方药 狐惑病以湿热毒邪为患。因此,清热燥湿、解毒祛邪为基本治法。但病有新旧不同,人有体质差异,其症状不同。根据病变的不同阶段和不同部位,采用相应的治疗方法。

早期湿热蕴阻脾胃,以前后二阴及口咽溃烂、声音嘶哑、默默欲眠、卧起不安、不欲饮食等为主症,宜清热除湿,扶正祛邪,内治法用甘草泻心汤方。针对前后二阴的溃烂,可采用局部外治的方法,如蚀于前阴,出现咽干的症状,用苦参汤熏洗局部以燥湿杀虫;如蚀于肛门,用雄黄熏患处以解毒杀虫。

　　成脓期主要表现为眼部损害,早期目赤如鸠眼、成脓期目四眦色黑,能食,为脓已成,宜清热渗湿,活血排脓,方用赤小豆当归散。方中赤小豆(浸,令芽出,曝干)清热解毒,止血排肿;当归活血,祛瘀生新;浆水清凉解毒。

　　通过对狐惑病证治的总结,一方面有助于掌握狐惑病特点及证治,为临床治疗用药提供参考;另一方面,不拘泥于经典所讲狐惑病证治,善于从已有证治中把握狐惑病的辨治规律与灵活用药思路,还应把失眠、复发性口疮、湿疹、阴痒等治法与狐惑病联系灵活应用。

附录条文

1. 《金匮要略·百合狐惑阴阳毒病证治》:"狐惑之为病,状如伤寒,默默欲眠,目不得闭,卧起不安,蚀于喉为惑,蚀于阴为狐,不欲饮食,恶闻食臭,其面目乍赤、乍黑、乍白。蚀于上部则声喝一作嗄,甘草泻心汤主之。"
2. 《金匮要略·百合狐惑阴阳毒病证治》:"蚀于下部则咽干,苦参汤洗之。"
3. 《金匮要略·百合狐惑阴阳毒病证治》:"蚀于肛者,雄黄熏之。"
4. 《金匮要略·百合狐惑阴阳毒病证治》:"病者脉数,无热,微烦,默默但欲卧,汗出,初得之三、四日,目赤如鸠眼;七八日,目四眦黑,若能食者,脓已成也,赤豆当归散主之。"

十八、历节病

　　历节病是以遍身关节肿胀疼痛,日久关节畸形、活动障碍为主要临床表现的疾病。因疼痛遍历关节,且发展很快,故又称历节风。历节病始见于《金匮要略·中风历节病》,仲景对该病的病因病机、临床表现及治疗都有详细论述。如"历节痛,不可屈伸""其痛如掣""诸肢节疼痛,身体魁羸,脚肿如脱"等,《黄帝内经》中关于关节肿痛的论述,称为痹,《素问·痹论》"风寒湿三气杂至合而为痹也。其风气胜者为行痹,寒气胜者为痛痹,湿气胜者为著痹也","所谓痹者,各以其时重感于风寒湿者也",提出病因以风、寒、湿邪为主。《伤寒论·辨太阳病脉证并治》及《金匮要略·痉湿暍病》:"风湿相搏,骨节疼烦,掣痛不得屈伸,近之则痛剧……"记载了外感风寒湿邪痹着于关节、筋骨的内容。历节病的病因病机强调内因肝肾气血先虚,外因风寒湿搏结于筋骨。后世多认为历节病属痹证的范畴,有鹤膝风、尪痹、痛风、历节风等不同病名。西医学中的风湿性肌痛症、类风湿关节炎、骨关节炎、反应性关节炎、痛风等病可与本病互参。

　　1. 病因病机　《金匮要略》对历节病的成因强调了内虚邪中。正如《素问·评热病论》所谓"邪之所凑,其气必虚"及《素问·刺法论》的"正气存内,邪不可干"。本病的病因病机主要归纳如下:①肝肾不足,寒湿内侵:肝肾虚弱为内因,感受寒湿为外因。肝肾气血亏虚,汗出腠理开泄,卫外不固,容易感受风寒湿邪,或汗出入水中,风寒湿内侵,伤及血脉而全身疼痛,或风寒湿浸淫筋骨而关节肿痛,或湿郁化热,流注关节,形成历节病。②阴血不足,风邪外袭:精血亏虚,风邪乘虚而入,正邪搏结,导致经脉痹阻,气血瘀滞,故关节掣痛,不得屈伸。③阳虚湿盛,汗出当风:卫虚汗出,易招受外风,肥人多湿,加上饮酒过度,湿从内生;酒后汗出当风,风邪乘虚而入,风湿相搏于关节经络,故历节痛,不可屈伸。④过食酸咸内伤肝肾:过食酸咸可损伤肝肾,精

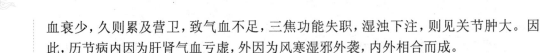

血衰少,久则累及营卫,致气血不足,三焦功能失职,湿浊下注,则见关节肿大。因此,历节病内因为肝肾气血亏虚,外因为风寒湿邪外袭,内外相合而成。

2．证治方药　历节病以肝肾气血亏虚为本,风寒湿邪为标。因此,治疗本病以"扶正与祛邪兼用"为原则。在祛风散寒除湿的同时,应注意补益肝肾气血。对于感受风湿之邪,日久化热伤阴之历节,症见发热恶寒,遍身关节疼痛、肿大并伴有灼热感,或全身表现阳气虚弱而局部关节灼热,治宜祛风除湿,温经散寒,兼以滋阴清热,方用桂枝芍药知母汤。若因气血不足,感受寒湿之邪,症见肢体关节疼痛剧烈,痛有定处,关节不可屈伸,伴恶寒肢冷,治宜温经散寒,除湿止痛,方用乌头汤。若湿痹,症见寒战高热、关节烦疼、舌色灰滞、面目萎黄,此属湿聚热蒸,湿热痹阻经络,治宜清热燥湿,宣痹止痛,方用宣痹汤。

临床上证型更为复杂,不应拘执于以上几个证型。西医学中的反应性关节炎、类风湿关节炎、膝关节骨性关节炎、肩关节周围炎、产后身痛等均可灵活地参照本病辨证施治。

附录条文

1. 《素问·痹论》:"风寒湿三气杂至合而为痹也。其风气胜者为行痹,寒气胜者为痛痹,湿气胜者为着痹也。"

2. 《素问·痹论》:"所谓痹者,各以其时重感于风寒湿之气也。"

3. 《伤寒论·辨太阳病脉证并治》:"微数之脉,慎不可灸,因火为邪,则为烦逆,追虚逐实,血散脉中,火气虽微,内攻有力,焦骨伤筋,血难复也。脉浮,宜以汗解,用火灸之,邪无从出,因火而盛,病从腰以下,必重而痹,名火逆也。欲自解者,必当先烦,烦乃有汗而解。何以知之?脉浮故知汗出解。"

4. 《伤寒论·辨太阳病脉证并治》:"伤寒八九日,风湿相搏,身体疼烦,不能自转侧,不呕,不渴,脉浮虚而涩者,桂枝附子汤主之。若其人大便硬(一云脐下心下硬),小便自利者,去桂加白术汤主之。"

5. 《伤寒论·辨太阳病脉证并治》:"风湿相搏,骨节疼烦,掣痛不得屈伸,近之则痛剧,汗出短气,小便不利,恶风不欲去衣,或身微肿者,甘草附子汤主之。"

6. 《金匮要略·中风历节病脉证并治》:"寸口脉沉而弱,沉即主骨,弱即主筋,沉即为肾,弱即为肝。汗出入水中,如水伤心,历节黄汗出,故曰历节。"

7. 《金匮要略·中风历节病脉证并治》:"趺阳脉浮而滑,滑则谷气实,浮则汗自出。"

8. 《金匮要略·中风历节病脉证并治》:"少阴脉浮而弱,弱则血不足,浮则为风,风血相搏,即疼痛如掣。"

9. 《金匮要略·中风历节病脉证并治》:"盛人脉涩小,短气,自汗出,历节痛,不可屈伸,此皆饮酒汗出当风所致。"

10. 《金匮要略·中风历节病脉证并治》:"诸肢节疼痛,身体魁羸,脚肿如脱,头眩短气,温温欲吐,桂枝芍药知母汤主之。"

11. 《金匮要略·中风历节病脉证并治》:"味酸则伤筋,筋伤则缓,名曰泄。咸则伤骨,骨伤则痿,名曰枯。枯泄相搏,名曰断泄。荣气不通,卫不独行,荣卫俱微,三焦无所御,四属断绝,身体羸瘦,独足肿大,黄汗出,胫冷。假令发热,便为历节也。"

12. 《金匮要略·中风历节病脉证并治》:"病历节不可屈伸,疼痛,乌头汤主之。"

13. 《温病条辨》:"湿聚热蒸,蕴于经络,寒战热炽,骨骱烦疼,舌色灰滞,面目萎黄,病名湿痹,宣痹汤主之。"

笔记

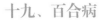

十九、百合病

百合病，是发生在热病之后，余热未尽，热扰心神而引起的以神志恍惚、精神不定为主要表现的情志疾病，因其治疗以百合为主药，故名之。百合之病名，首见于汉代张仲景《金匮要略》："百合病者，百脉一宗，悉致其病也"，"意欲食，复不能食，常默默，欲卧不能卧，欲行不能行，饮食或有美时，或有不用闻食臭时，如寒无寒，如热无热，口苦，小便赤；诸药不能治，得药则剧吐利，如有神灵者，身形如和，其脉微数。"在治疗上，仲景以百合为专药，百合地黄汤为主方，形成了完整的辨证论治理论。这些论述和治法方药，一直为后世论百合病的基础。后世医家对百合病的论述颇多，但因其病情复杂，各注家对百合病的见解不同。

1. 病因病机　本病系伤寒、温病后热灼阴伤，或虚劳大病，阴精亏虚，或忧思抑郁，阴血暗耗，以致阴虚内热，心神失养，虚火扰动，神志不宁而发病。其病位主要在心，与肺、脾、肝、肾有关，尤其与肺关系密切。

发于外感热病（包括伤寒、温病）之后，如王孟英在《温热经纬·仲景疫病篇》中言："百合病者，皆缘时疫新愈，其三焦腠理荣卫之交，余热未清，正气困乏，不能流畅。如人在云雾之中，倏清倏浑，如日月被蚀之后，或明或暗，故有种种不可名言之状。而其口苦、小便赤、脉微数，乃余热的证也。病不在经络脏腑，治不能补泻温凉，惟以清气为主。"又言："此病仲景以百合主治，即以百合名其病。其实余热逗留肺经之证，凡温暑湿热诸病后皆有之，不必疫也。肺主魄，魄不安则如有神灵，肺失肃清，则小便赤，百合功专清肺，故以为君也。"则谓本病多系余热逗留肺经，但不一定皆在疫病之后，又曰："百合病，是余热留恋于气机者，"凡温、暑、湿、热诸病之后皆有之。"《素问·脉要精微论》曰："夫脉者，血之府也。"《灵枢·本神》曰："心藏脉，脉舍神。"《素问·五脏生成》曰："诸血者，皆属于心。"《灵枢·营卫生会》曰："血者，神气也。"所以，营阴不足，魂神失藏，百脉通心，故脉病而心病。或当营阴不足，燥热困扰，波及脏腑身形，阴虚阳扰，神志失藏，形成百合病。其病理机制，王氏认为"肺主魄，魄不安则如有神灵"，主张以平淡之剂清其余热则病自已，亦属经验有得之言。这些论述说明清代医家对百合病的认识比前人更为深入，基本上抓住了百合病的实质。

发于情志所伤，《灵枢·本神》："所以任物者谓之心"，亦即谓藏神，主神明之心，具有统摄人之精神意识、思维等神志活动，患百合病者，素有心阴（血）不足，及对情志因素之易感易伤性，加之热邪伤阴，心阴愈虚，则心失濡养而病作。或忧思抑郁，阴血暗耗，以致阴虚内热，心神失养，虚火扰动，神志不宁而发病。

2. 证治方药　百合病的治疗，《金匮要略·百合狐惑阴阳毒病证治》指出："百合病，见于阴者，以阳法救之；见于阳者，以阴法救之。见阳攻阴，复发其汗，此为逆；见阴攻阳，乃复上下，此亦为逆。""随证治之"是百合病整体治疗原则。禁汗、吐、下等攻邪之法。由于百合病临床表现在时间先后上没有一定规律，症状多变，极易误诊、误治，仲景除给出以百合地黄汤正治外，还根据不同病情给予不同治疗方案，如误汗后者予百合知母汤；误下者百合滑石代赭汤主之；误吐后以百合鸡子汤治之；百合病，变发热者，予以百合滑石散；病程经久而变渴发热，以内服、外洗并用。概以百合"安心，定胆，益志，养五脏"对五脏阴虚均有疗效，"百脉一宗"意在养阴清肺，调和肝胆，安神定魂，调和五脏，神魂各安其舍。加生地黄益心之营阴，退血分之热，阴足热退，自调和百脉，病愈。煎以泉水（或新汲水），取引热下行之意。

附录条文

1. 《素问·五脏生成》："诸血者，皆属于心。"

2. 《素问·脉要精微论》："夫脉者，血之府也。"

3. 《灵枢·本神》："所以任物者谓之心。"

4. 《灵枢·本神》："心藏脉，脉舍神。"

5. 《灵枢·营卫生会》："血者，神气也。"

6. 《金匮要略·百合狐惑阴阳毒病证治》："百合病，不经发汗、吐、下，病形如初者，百合地黄汤主之。百合病，见于发汗之后者，百合知母汤主之。"

7. 《金匮要略·百合狐惑阴阳毒病证治》："百合病，见于下之后者，百合滑石代赭汤主之。"

8. 《金匮要略·百合狐惑阴阳毒病证治》："百合病，见于吐之后者，百合鸡子黄汤主之。"

9. 《金匮要略·百合狐惑阴阳毒病证治》："百合病，一月不解，变成渴者，百合洗方主之。不差，栝楼牡蛎散主之。"

10. 《金匮要略·百合狐惑阴阳毒病证治》："百合病，变发热者，百合滑石散主之。"

11. 《温热经纬·仲景疫病篇》："百合病者，皆缘时疫新愈，其三焦腠理荣卫之交，余热未清，正气困乏，不能流畅，如人在云雾之中，倏清倏浑，如日月被蚀之后，或明或暗，故有种种不可名言之状。而其口苦、小便赤、脉微数，乃余热之证也。病不在经络脏腑，治不能补泻温凉，惟以清气为主。气归于肺，而肺朝百脉，一宗者，统宗于一，即悉致其病之谓也。溺时头痛者，小便由于气化，水去则火上冲也，其病为重。六十日愈，月再周而阴必复也。溺时渐渐然者，膀胱腑气一空，表气亦因之失护也。但头眩者，阳气不能上达也，热渐衰，病渐轻，故愈日渐速也。曰其证，指溺时头痛诸证而言；曰未病预见，谓未成百合病，先见头痛等证也。百合清热养阴，专润肺气，治以百合，即以百合名病也。"

12. 《温热经纬·仲景疫病篇》："百合病，是余热留连于气机者。"

13. 《温热经纬·方论》："邹润安曰：百合知母汤，可以见汗则伤气，邪搏于气分，为消渴热中也。百合鸡子黄汤，可以见吐则伤上，邪扰于心，为烦懊不寐也。玩百合代赭汤，可以见下则伤血，邪搏于血分，为血脉中热也。玩百合地黄汤，可以见不经吐、下、发汗，则系百脉一宗，悉致其病，无气血上下之偏矣。"

14. 《温热经纬·方论》："邹润安曰：百合病至一月不解，而变成渴，以百合汤洗之，而仍不瘥，则病为伤中上之阴无疑。虽然仅曰渴，不曰欲饮水，且不烦不热，究竟病无驻足之所，仅渴之一端，为得所依藉耳。于此见昔之百脉一宗，悉致其病者，今则上焦已化，而在下者尚未化也。上焦已化，百脉之病已蠲其半，百合遂无所用之。而下焦之未化者，不得不选用牡蛎，使之召阳归阴。而其主脑，尤在治上焦之已化者，故方中配以从阳化阴之栝蒌根，两物等分，标名则升栝蒌于牡蛎之上，为一方之统摄也。"

二十、消渴

消渴既可指症状，又是一个独立的疾病。消渴病的病名首见于《黄帝内经》，在《灵枢·本脏》《素问·通评虚实论》中也有"消瘅"之名。

《黄帝内经》对消渴的病因病机、临床表现、预后及宜忌等方面均有论述。基于病机与症状描述，除"消渴"之名外，还有"肺消""膈消""风消""消中""热中""食亦"等名称，这些记载从另一侧面反映了消渴临床表现的多样性和复杂性。

在《伤寒论》中，有许多以口渴引饮为主要症状的条文记载，《金匮要略》立消渴专篇,提出消渴病有多尿、多饮、多食等典型症状,并对其病因病机、临床表现、治疗方法等做了具体论述。此外,《金匮要略》还把热病过程中口渴引饮的症状也称为消渴,与消渴病有所不同。

在《金匮要略》对消渴论述的基础上,后世有了进一步的发展,如明代王肯堂在《证治准绳·消瘅》中明确提出了上、中、下三消,指出"渴而多饮为上消(经谓膈消);消谷善饥为中消(经谓消中);渴而便数有膏为下消(经为肾消)。"基于此,后世有"上消主肺,中消主胃,下消主肾"之说。

现代医家在前人认识基础上,认为消渴多因于禀赋不足、饮食失节、情志失调以及劳欲过度,其病机主要在于阴津亏损,燥热偏盛,而以阴虚为本,燥热为标,两者互为因果。

1.病因病机 《黄帝内经》对消渴病因病机已有较为详细的论述,认识到消渴发病与饮食、禀赋、五脏虚弱相关,指出五脏之精血虚衰、津液亏乏是消渴病形成的内在重要因素。在此基础上,外感六淫、内伤七情、饮食不节、脏腑传变以及血脉瘀阻等均可最终导致消渴病的发生。

《金匮要略》中进一步明确提出营气不足,燥热内生、胃热、肾虚是消渴病发生的关键。胃热亢盛则消谷多食善饥;热盛耗津则口渴多饮;水为火迫,津液偏渗膀胱则多尿;壮火食气,肾气失固,开阖失司而津、精随小便外泄则尿有甜味,甚者混浊如脂膏。

由于体质、兼夹及外感、内伤之不同,消渴的临床表现可不尽相同。如因热伤气津者,多兼发热汗出,或渴喜凉饮;或气不化津,停水而渴者,多兼渴欲饮热、饮水不多或水入则吐;或瘀血阻滞,津不上承,则口燥但漱水不欲咽。

消渴的病机主要在于阴津亏损,燥热偏胜,而以阴虚为本,燥热为标,两者互为因果,阴愈虚则燥热愈盛,燥热愈盛则阴愈虚。消渴病变的脏腑主要在肺、胃、肾,尤以肾为关键。三脏腑中,虽可有所偏重,但往往又互相影响。如肺燥津伤,津液失于输布,则脾胃不得濡养,肾精不得资助;脾胃燥热偏盛,上可灼伤肺津,下可耗伤肾阴;肾阴不足则阴虚火旺,亦可上灼肺胃,终至肺燥胃热肾虚,故"三多"之证常可相互并见。

消渴病日久,则易发生以下两种病变:一是阴损及阳,阴阳俱虚。消渴虽以阴虚为本,燥热为标,但由于阴阳互根,阳生阴长,若病程日久,阴损及阳,则致阴阳俱虚。其中以肾阳虚及脾阳虚较为多见。二是病久入络,血脉瘀滞。消渴病是一种病及多个脏腑的疾病,影响气血的正常运行,且阴虚内热,耗津灼液,亦使血行不畅而致血脉瘀滞。

2.证治方药 消渴作为一个症状,主要是指热病过程中"口渴引饮"的症状。消渴病是指以多饮、多食、多尿,形体消瘦为主要特征的疾病。

消渴病的主症为易渴多饮,易饥多食,尿频量多,兼有甜味,形体渐瘦。作为伴见症状,在病的初期,"三多"症状可不明显,有的食而不多,有的饮而不多,有的消瘦不明显。病久可并发眩晕、肺痨、胸痹心痛、中风、雀目、疮痈等病症,甚者可见烦渴、头痛、呕吐、腹痛、呼吸短促,甚者昏迷厥脱之危象。

消渴因热盛伤津者,多兼发热,口干舌燥,汗出。因气不化津,停水而渴者,多兼渴欲饮热,饮水不多,或水入则吐。

在《金匮要略》中，仲景根据"肺胃津伤、胃热、肾虚"的病机，制白虎加人参汤清泄肺胃，生津止渴；肾气丸在补肾养阳的基础上，振奋下焦阳气，增强人体气化，而使水津上布。《金匮要略》中另有栝楼瞿麦丸化气、利水、润燥，治下寒上燥之在上苦渴，在下小便不利之证。

后世在此基础上有较多发展，如关于三消分型证治，清代程钟龄在《医学心悟·三消》中指出："三消之证，皆燥热结聚也。大法治上消者，宜润其肺，兼清其胃，二冬汤主之；治中消者，宜清其胃，兼滋其肾，生地八物汤主之；治下消者，宜滋其肾，兼补其肺，地黄汤、生脉散并主之。"对于消渴的并发症，后世也提出了一些切实可行的治疗措施。

消渴多伴有瘀血的病变，在治疗时对于舌质紫黯，或有瘀点瘀斑，脉涩或结或代及兼见其他瘀血证候者，均可酌加活血化瘀的方药。如酌加丹参、川芎、郁金、红花、山楂等。热病中的消渴当以清热生津为治。

附录条文

1. 《灵枢·五变》："黄帝曰：人之善病消瘅者，何以候之？少俞答曰：五脏皆柔弱者，善病消瘅。"

2. 《素问·奇病论》："夫五味入口，藏于胃，脾为之行其精气，津液在脾，故令人口甘也；此肥美之所发也；此人必数食甘美而多肥也，肥者令人内热，甘者令人中满，故其气上溢，转为消渴。治之以兰，除陈气也。"

3. 《素问·通评虚实论》："凡治消瘅、仆击、偏枯、痿厥，气满发逆，肥贵人，则膏粱之疾也。"

4. 《素问·气厥论》："心移寒于肺，肺消。"

5. 《素问·气厥论》："心移热于肺，传为鬲消。"

6. 《灵枢·经脉》："胃足阳明之脉……其有余于胃，则消谷善饥，溺色黄……"

7. 《灵枢·大惑论》："黄帝曰：人之善饥而不嗜食者，何气使然？岐伯曰：精气并于脾，热气留于胃，胃热则消谷，谷消故善饥。"

8. 《灵枢·五癃津液别》："中热则胃中消谷，消谷则虫上下作，肠胃充郭故胃缓，胃缓则气逆，故唾出。"

9. 《素问·气厥论》："肺消者饮一溲二，死不治。"

10. 《伤寒论·辨太阳病脉证并治》："服桂枝汤，大汗出后，大烦渴不解，脉洪大者，白虎加人参汤主之。"

11. 《伤寒论·辨太阳病脉证并治》："太阳病，发汗后，大汗出，胃中干，烦躁不得眠，欲得饮水者，少少与饮之，令胃气和则愈。若脉浮，小便不利，微热消渴者，与五苓散主之。"

12. 《伤寒论·辨太阳病脉证并治》："发汗已，脉浮数，烦渴者，五苓散主之。"

13. 《伤寒论·辨太阳病脉证并治》："伤寒病，若吐、若下后，七八日不解，热结在里，表里俱热，时时恶风，大渴，舌上干燥而烦，欲饮水数升者，白虎加人参汤主之。"

14. 《伤寒论·辨太阳病脉证并治》："伤寒无大热，口燥渴，心烦，背微恶寒者，白虎加人参汤主之。"

15. 《伤寒论·辨阳明病脉证并治》："若渴欲饮水，口干舌燥者，白虎加人参汤主之。"

16. 《伤寒论·辨阳明病脉证并治》："若脉浮发热，渴欲饮水，小便不利者，猪苓汤主之。"

17. 《伤寒论·辨厥阴病脉证并治》："厥阴之为病，消渴，气上撞心，心中疼热，饥而不欲食，食则吐蛔，下之利不止。"

18. 《金匮要略·消渴小便不利淋病脉证并治》："厥阴之为病，消渴，气上冲心，心中疼热，饥而不欲食，食即吐，下之不肯止。"

19. 《金匮要略·消渴小便不利淋病脉证并治》："寸口脉浮而迟，浮即为虚，迟即为劳；虚则卫气不

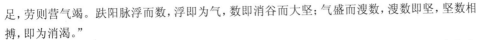

足，劳则营气竭。趺阳脉浮而数，浮即为气，数即消谷而大坚；气盛而溲数，溲数即坚，坚数相搏，即为消渴。"

20. 《金匮要略·消渴小便不利淋病脉证并治》："男子消渴，小便反多，以饮一斗，小便一斗，肾气丸主之。"

21. 《金匮要略·消渴小便不利淋病脉证并治》："脉浮，小便不利，微热消渴者，宜利小便发汗，五苓散主之。"

22. 《金匮要略·消渴小便不利淋病脉证并治》："渴欲饮水，水入则吐者，名曰水逆，五苓散主之。"

23. 《金匮要略·消渴小便不利淋病脉证并治》："渴欲饮水不止者，文蛤散主之。"

24. 《金匮要略·消渴小便不利淋病脉证并治》："小便不利者，有水气，其人苦渴，栝蒌瞿麦丸主之。"

25. 《证治准绳·杂病》："渴而多饮为上消（经谓膈消）；消谷善饥为中消（经谓消中）；渴而便数有膏为下消（经谓肾消）。"

26. 《医学心悟·三消》："三消之症，皆燥热结聚也。大法治上焦者，宜润其肺，兼清其胃，二冬汤主之；治中消者，宜清其胃，兼滋其肾，生地八物汤主之；治下消者，宜滋其肾，兼补其肺，地黄汤、生脉散并主之。夫上消清胃者，使胃火不得伤肺也；中消滋肾者，使相火不得攻胃也；下消清肺者，滋上源以生水也。三消之治，不必专执本经，而滋其化源，则病易痊矣。"

二十一、水气病

"水气"一词首先见于《黄帝内经》，如《素问·评热病论》云："诸有水气者，微肿先见于目下也。"《灵枢·水胀》对其证候进行了详细描述："水始起也，目窠上微肿，如新卧起之状，其颈脉动，时咳，阴股间寒，足胫肿，腹乃大，其水已成矣。以手按其腹，随手而起，如裹水之状，此其候也。"

《伤寒论》中亦有所载，既包括了水邪泛溢的水肿病，又包含了水邪停聚的水饮、痰饮所引起的疾病。如"伤寒表不解，心下有水气"，"伤寒汗出解之后……胁下有水气，腹中雷鸣，下利者，生姜泻心汤主之。"

《金匮要略·水气病》则首次将"水气病"作为病名提出，相当于现代的水肿病，可见体内水液潴留，泛溢肌肤，引起头面、眼睑、四肢，甚至全身浮肿。将水气病的分类分为风水、皮水、里水、石水与黄汗，以及血分、气分、五脏水等概念，其中以五水为重，并提出一些治疗原则，如"诸有水者，腰以下肿，当利小便；腰以上肿，当发汗乃愈。""病水腹大，小便不利，其脉沉绝者，有水，可下之。"并详述其病证特点及治法方药。

水气病及其相关理论源于《黄帝内经》，但对其临床表现与治法比较全面具体地论述应以《伤寒论》和《金匮要略》为先，为后世医家对水气病证治研究的发展奠定了良好的基础，至今仍具有指导临床的实用价值。

1. 病因病机　有关水气病的成因，经典从不同角度进行了论述。《素问·水热穴论》说："其本在肾，其末在肺。"又说："肾者，胃之关也，关门不利，故聚水而从其类也。"其本在肾，其末在肺。又《素问·阴阳别论》里说："三阴结谓之水。"三阴指脾肺，脾肺寒结则水气不化，亦可形成水病。同时，寒邪亦是水气饮邪形成的重要因素，如《素问·至真要大论》云："诸病水液，澄澈清冷，皆属于寒。"

《伤寒论》认为水气的形成或因误治损伤中阳，致脾胃阳虚而水气内停，如茯苓甘草汤证；或汗出过多，损伤心肾阳气，伤及肾阳，阳虚水泛，如真武汤证；若汗伤心阳，心火衰不能制下，肾水上泛，如茯苓桂枝甘草大枣汤证；或邪入少阳，三焦不畅可致水结火郁，如柴胡桂枝干姜汤证；或因失治外邪入里，膀胱气化不行，水蓄下焦，如五苓散证；或素有水饮内停，感邪后引动水饮，致饮邪癖积为病，如十枣汤证。

《金匮要略·水气病》列专篇讨论，如风水由表邪引起，所以脉象浮，外证骨节疼痛，恶风。皮水与风水相类，属表，由于水气滞留于皮肤，故其脉亦浮，外证浮肿，不渴。风水、皮水皆由外邪引起，而且脉象又皆浮，所以皆"当发其汗"。正水为肾阳不足，水气停蓄，所以脉象沉迟。肾阳不能化水，水气上逆于肺，故"外证自喘"。石水乃阴寒凝结下焦，故其脉亦沉，外证腹满不喘。

总之，水气病的成因，既有外感的因素，内伤中又多属阳气虚寒、水气不化所致；而且与脾、肺、肾有着密切关系，其中尤以肾脏关系最大。如脾虚不能制水，肺病不能通调水道，肾阳不足不能化水，皆足以形成水肿。

2. 证治方药　关于水气病的证治，《素问·汤液醪醴论》中提出了"开鬼门，洁净腑""去宛陈莝"的治疗原则，但未见方药；《伤寒论》中"水气"概念较为广泛，见有恶寒发热，头痛无汗，外寒引动内饮所致的咳嗽喘息，方用小青龙汤解表散寒，化饮平喘。若脾失健运，气不化水，证见心下逆满，气上冲胸，或呕吐清水痰涎，或头目昏眩，或心悸，苔白滑，脉沉紧，方用茯苓桂枝白术汤。若心下悸，头眩，身动，振颤欲倒，下利，小便不利，四肢沉重疼痛或肢体微肿，舌淡，苔白滑，脉沉，取真武汤温阳化气行水。

《金匮要略》继承并发展了《黄帝内经》的思想，提出："腰以上肿，宜发汗，腰以下肿，当利小便。"其中脉浮，身重（肿），汗出恶风的表虚风水证，用防己黄芪汤加减；眼睑浮肿，继则一身悉肿，恶风（寒），发热无大热，肢节酸痛，脉浮不渴（或渴），续自汗出的风水内热蕴结证，用越婢汤加减；眼睑浮肿，延及全身，小便不利，身发疮痍，甚者溃烂，恶风发热，舌质红，苔薄黄，脉浮数或滑数的湿毒浸淫，水液泛滥证，用麻黄连翘赤小豆汤加减；一身面目红肿，伴发热，咽喉红肿疼痛，小便不利，舌红，脉滑数的肺脾失司，皮水化热之证，用越婢加术汤加减；四肢肿，四肢聂聂动，小便不利的皮水表虚证，用防己茯苓汤加减。正水与石水在文中并无方药，然根据辨证论治规律看，两者皆因内伤，见脉沉，有表证者可温经发汗，无表证者当温补脾肾之阳。

附录条文

1. 《素问·阴阳别论》："阴阳结斜，多阴少阳，曰石水，少腹肿。"

2. 《素问·汤液醪醴论》："平治于权衡，去宛陈莝……开鬼门，洁净府。"

3. 《素问·大奇论》："肾肝并沉为石水，并浮为风水。"

4. 《素问·水热穴论》："上下溢于皮肤，故为胕肿。胕肿者，聚水而成病也。"

5. 《灵枢·邪气脏腑病形》："肾脉微大为石水，起脐已下至小腹睡睡然，上至胃脘，死不治。"

6. 《灵枢·水胀》："水始起也，目窠上微肿，如新卧起之状，其颈脉动，时咳，阴股间寒，足胫肿，腹乃大，其水已成矣。以手按其腹，随手而起，如裹水之状，此其候也。"

7. 《伤寒论·辨太阳病脉证并治》："太阳病，发汗后，大汗出、胃中干、烦躁不得眠，欲得饮水者；少少与饮之，令胃气和则愈。若脉浮、小便不利、微热、消渴者，五苓散主之。"

8. 《伤寒论·辨太阳病脉证并治》："发汗已，脉浮数、烦渴者，五苓散主之。"

9. 《伤寒论·辨太阳病脉证并治》："中风发热，六七日不解而烦，有表里证，渴欲饮水，水入则吐者，名曰水逆，五苓散主之。"

10. 《伤寒论·辨太阳病脉证并治》："本以下之，故心下痞，与泻心汤，痞不解，其人渴而口燥烦，小便不利者，五苓散主之。"

11. 《伤寒论·辨太阳病脉证并治》："太阳病，寸缓、关浮、尺弱，其人发热汗出，复恶寒，不呕，但心下痞者，此以医下之也。如其不下者，病人不恶寒而渴者，此转属阳明也。小便数者，大便必硬，不更衣十日，无所苦也。渴欲饮水，少少与之，但以法救之，渴者，宜五苓散。"

12. 《伤寒论·辨太阳病脉证并治》："伤寒五、六日，已发汗而复下之，胸胁满、微结、小便不利、渴而不呕、但头汗出、往来寒热、心烦者，此为未解也，柴胡桂枝干姜汤主之。"

13. 《伤寒论·辨太阳病脉证并治》："太阳中风，下利、呕逆，表解者，乃可攻之，其人漐漐汗出，发作有时，头痛、心下痞硬满、引胁下痛、干呕、短气、汗出不恶寒者，此表解里未和也，十枣汤主之。"

14. 《伤寒论·辨太阳病脉证并治》："太阳病发汗，汗出不解，其人仍发热，心下悸，头眩，身瞤动，振振欲擗地者，真武汤主之。"

15. 《伤寒论·辨阳明病脉证并治》："伤寒瘀热在里，身必发黄，麻黄连翘赤小豆汤主之。"

16. 《伤寒论·辨厥阴病脉证并治》："寒厥而心下悸，宜先治水，当服茯苓甘草汤，却治其厥，不尔，水渍入胃，必作利也。"

17. 《伤寒论·辨少阴病脉证并治》："少阴病，二三日不已，至四五日，腹痛，小便不利，四肢沉重疼痛，自下利者，此为有水气，其人或咳，或小便不利。或下利，或呕者，真武汤主之。"

18. 《金匮要略·痰饮咳嗽病脉证并治》："咳家其脉弦，为有水，十枣汤主之。"

19. 《金匮要略·消渴小便不利淋病脉证并治》："脉浮，小便不利，微热消渴者，宜利小便发汗，五苓散主之。"

20. 《金匮要略·水气病脉证并治》："师曰：病有风水、有皮水、有正水、有石水、有黄汗。风水，其脉自浮，外证骨节疼痛，恶风；皮水，其脉亦浮，外证胕肿，按之没指，不恶风，其腹如鼓，不渴，当发其汗；正水，其脉沉迟，外证自喘；石水，其脉自沉，外证腹满不喘；黄汗，其脉沉迟，身发热，胸满，四肢头面肿，久不愈，必致痈脓。"

21. 《金匮要略·水气病脉证并治》："脉浮而洪，浮则为风，洪则为气。风气相搏，风强则为隐疹，身体为痒，痒为泄风，久为痂癞，气强则为水，难以俯仰。风气相击，身体洪肿，汗出乃愈，恶风则虚，此为风水；不恶风者，小便通利，上焦有寒，其口多涎，此为黄汗。"

22. 《金匮要略·水气病脉证并治》："寸口脉沉滑者，中有水气，面目肿大，有热，名曰风水。视人之目窠上微拥，如蚕新卧起状，其颈脉动，时时咳，按其手足上，陷而不起者，风水。"

23. 《金匮要略·水气病脉证并治》："里水者，一身面目黄肿，其脉沉，小便不利，故令病水。假如小便自利，此亡津液，故令渴也，越婢加术汤主之。"

24. 《金匮要略·水气病脉证并治》："夫水病人，目下有卧蚕，面目鲜泽，脉伏，其人消渴。病水腹大，小便不利，其脉沉绝者，有水，可下之。"

25. 《金匮要略·水气病脉证并治》："心水者，其身重而少气，不得卧，烦而躁，其人阴肿；肝水者，其腹大，不能自转侧，胁下腹痛，时时津液微生，小便续通；肺水者，其身肿，小便难，时时鸭溏；脾水者，其腹大，四肢苦重，津液不生，但苦少气，小便难；肾水者，其腹大，脐肿腰痛，不得溺，阴下湿如牛鼻上汗，其足逆冷，面反瘦。"

26. 《金匮要略·水气病脉证并治》："师曰：诸有水者，腰以下肿，当利小便；腰以上肿，当发汗乃愈。"

27. 《金匮要略·水气病脉证并治》："风水，脉浮身重，汗出恶风者，防己黄芪汤主之。腹痛者加芍药。"

28. 《金匮要略·水气病脉证并治》："风水恶风，一身悉肿，脉浮不渴，续自汗出，无大热，越婢汤主之。"

29. 《金匮要略·水气病脉证并治》："皮水为病，四肢肿，水气在皮肤中，四肢聂聂动者，防己茯苓汤主之。"

30. 《金匮要略·水气病脉证并治》："里水，越婢加术汤主之，甘草麻黄汤亦主之。"

二十二、癥瘕积聚

癥瘕积聚，主要是对患者腹部肿物的描述。

　　癥，是指腹腔内有形的坚硬结块，痛有定处。多由寒温失宜，饮食不节，情志失调，致脏腑之气虚弱，气血涩滞，聚结在内，日久成癥。"癥"，首载于《金匮要略》，在《金匮要略·疟病脉证并治》和《金匮要略·妇人妊娠病脉并治》分别记载了癥瘕和癥病，此虽不详尽，但确立了癥病之说。

　　瘕，为腹部肿块，推之可移，痛无定处。由寒温不适，饮食不消，与脏气相搏而成，多为气滞所致。"瘕"之名源于《黄帝内经》。《素问·大奇论》《素问·骨空论》《灵枢·水胀》均论及瘕这一病名，虽未全面，但各有所指，从脉到证都做了较具体的论述。

　　积聚之名，首见于《灵枢·五变》："人之善病肠中积聚者……皮肤薄而不泽，肉不坚而淖泽。如此，则肠胃恶，恶则邪气留止，积聚乃作。"《黄帝内经》里还有伏梁、息贲、肥气、奔豚等病名，亦皆属积聚范畴。在治疗方面，《素问·至真要大论》提出的"坚者削之"，"结者散之，留者攻之"等原则，具有一般的指导作用。汉代张仲景《金匮要略·五脏风寒积聚病脉证并治》将积与聚区别开来，提出："积者，脏病也，终不移；聚者，腑病也，发作有时，展转痛移"。另在《金匮要略·疟病脉证并治》："病疟，以月一日发，当以十五日愈，设不差，当月尽解。如其不差，当云何？师曰：此结为癥瘕，名曰疟母，急治之，宜鳖甲煎丸。"所制鳖甲煎丸、大黄䗪虫丸至今仍为治疗积聚的常用方剂。

　　历代医籍中，积聚亦称为"癥瘕"，如《金匮要略·疟病脉证并治》将疟后形成的积块（疟母）称为"癥瘕"。西医学中，凡多种原因引起的肝脾肿大、腹盆腔肿瘤、增生型肠结核等，多属于"积"之范畴；胃肠功能紊乱、不完全性肠梗阻等原因所致的包块，则与"聚"关系密切。

　　1. 病因病机　　此类病证多因情志失调，饮食所伤，外邪侵袭，以及病后体虚，或黄疸、疟疾等经久不愈，且常交错夹杂，混合致病，以致肝脾受损，脏腑失和，气机阻滞，瘀血内结，或兼痰湿凝滞，而成积聚。故气滞、血瘀、痰结是形成积聚的主要病理变化，气机阻滞、瘀血内结、痰湿结聚是其主要病机。两者比较，聚证以气滞为主，积证以血瘀为主，又有一定的区别。少数聚证日久不愈，可以由气入血转化为积证。

　　2. 证治方药　　癥瘕积聚日久，损伤气血，故在治疗上要始终注意保护正气，攻伐之药，用之不宜过度，邪衰应扶正达邪，以免伤正。

　　疟疾日久不愈，胁下痞硬成块，结成疟母，以及癥积结于胁下，推之不移，腹中疼痛，肌肉消瘦，饮食减少，时有寒热，女子月经闭止，可用鳖甲煎丸。如身体羸弱，腹满不能饮食，肌肤甲错，两目黯黑，虚劳而有干血内结之证，可用大黄䗪虫丸。如妊娠胎动不安，漏下不止，血色紫黑晦黯，腹痛拒按，或妇女经行不畅、经后腹痛，或产后恶露不尽而有腹痛拒按，可用桂枝茯苓丸加减。如产妇腹痛，因干血内结，著于脐下而有硬块痛者；或因血瘀而致经水不利之证，可用下瘀血汤加减。如燥气延入下焦，搏于血分，而成瘕者，无论男妇，可用化癥回生丹。燥气久伏下焦，不与血搏，老年八脉空虚，不可与化癥回生丹，复亨丹主之。

<h2 style="text-align:center">附录条文</h2>

1. 《素问·大奇论》："肾脉小急，肝脉小急，心脉小急，不鼓皆为瘕。"
2. 《素问·骨空论》："任脉为病，男子内结七疝，女子带下瘕聚。"
3. 《灵枢·水胀》："寒气客于肠外，与卫气相搏，气不得荣，因有所系，癖而内著，恶气乃起，瘜肉乃生。"

4. 《灵枢·水胀》:"石瘕生于胞中,寒气客于子门,子门闭塞,气不得通,恶血当写不写,衃以留止,日以益大,状如怀子,月事不以时下。皆生于女子,可导而下。"

5. 《灵枢·五变》:"黄帝曰:人之善病肠中积聚者,何以候之?少俞答曰:皮肤薄而不泽,肉不坚而淖泽,如此则肠胃恶,恶则邪气留止,积聚乃伤。脾胃之间,寒温不次,邪气稍至;稸积留止,大聚乃起。"

6. 《灵枢·百病始生》:"积之始生,得寒乃生,厥乃成积也。"

7. 《灵枢·百病始生》:"厥气生足悗,悗生胫寒,胫寒则血脉凝,血脉凝则寒气上入于肠胃,入于肠胃则膜胀,膜胀则肠外之汁沫迫聚不得散,日以成积。"

8. 《灵枢·百病始生》:"卒然外中于寒,若内伤于怒,则气上逆,气上逆则六输不通,温气不行,凝血蕴里而不散,津液涩渗,著而不去,而积皆成矣。"

9. 《伤寒论·辨太阳病脉证并治》:"太阳病不解,热结膀胱,其人如狂,血自下,下者愈。其外不解者,尚未可攻,当先解其外。外已解,但少腹急结者,乃可攻之,宜桃核承气汤。"

10. 《金匮要略·疟病脉证并治》:"病疟,以月一日发,当以十五日愈;设不差,当月尽解。如其不差,当云何?师曰:此结为癥瘕,名曰疟母,急治之,宜鳖甲煎丸。"

11. 《金匮要略·血痹虚劳病脉证并治》:"五劳虚极羸瘦,腹满不能饮食,食伤、忧伤、饮伤、房室伤、饥伤、劳伤、经络营卫气伤,内有干血,肌肤甲错,两目黯黑。缓中补虚,大黄䗪虫丸主之。"

12. 《金匮要略·妇人妊娠病脉证并治》:"妇人宿有癥病,经断未及三月,而得漏下不止,胎动在脐上者,为癥痼害。妊娠六月动者,前三月经水利时,胎也。下血者,后断三月衃也。所以血不止者,其癥不去故也。当下其癥,桂枝茯苓丸主之。"

13. 《金匮要略·妇人产后病脉证治》:"师曰:产妇腹痛,法当以枳实芍药散,假令不愈者,此为腹中有干血著脐下,宜下瘀血汤主之;亦主经水不利。"

14. 《金匮要略·妇人产后病》:"产后腹痛,烦满不得卧,枳实芍药散主之。"

15. 《金匮要略·五脏风寒积聚病脉证并治》:"问曰:病有积、有聚、有谷气,何谓也?师曰:积者,脏病也,终不移;聚者,腑病也,发作有时,展转痛移,为可治;谷气者,胁下痛,按之则愈,复发为谷气。诸积大法:脉来细而附骨者,乃积也。寸口积在胸中;微出寸口,积在喉中;关上积在脐傍;上关上,积在心下;微下关,积在少腹。尺中,积在气冲。脉出左,积在左;脉出右,积在右;脉两出,积在中央;各以其部处之。"

二十三、汗证

有关汗证的记载,可追溯至《黄帝内经》,关于汗证的论述散见于多个篇章,包括漏泄、寝汗、灌汗、魄汗、夺汗、绝汗等。《黄帝内经》对汗的生理、病理有较系统的论述,为后世医家临床辨治汗证提供了指导原则。

《伤寒杂病论》对汗证的论述更加详尽,有百余条条文论及出汗,比较系统地论述了汗出的种类、病因病机、临床表现、辨证以及治疗,涉及寒证、热证、虚证、实证、药后汗出等多个方面,对观察病情,分析病势,辨析类证,决定治法和推测预后具有重要的实践意义。

温病学论及汗证多与温热病邪有关,或为热邪在表,影响肌腠失和;或为里热炽盛,迫津外泄;或为湿热氤氲,蒸迫外出,以身热不扬,汗出热不退为特征。提出了阴阳失调是汗证总的病机,调整阴阳是治疗汗证的基本大法。根据寒、温邪气性质不同,正气强弱,结合温病发展的不同情况,制定了透邪、疏导、扶正等不同治疗方法,同时提出汗证辨治的注意事项与禁忌。

1. 病因病机　《黄帝内经》论述汗证的病因包括:外感六淫、情志失调、饮食起居失节等；病机复杂，涉及：营卫不和、阴阳失衡、气血津液代谢失常、脏腑及经络功能失调等。《伤寒杂病论》论及汗出的病因病机涉及邪实内扰、正虚失养、虚实夹杂；病机包括：营卫不和、阳虚汗漏、里热迫津、阳热上蒸、湿热郁蒸等。

　　2. 证治方药　　汗证以虚实二纲为要，根据汗出部位及其轻重不同，其治法与用药各异。如虚证中主要为阳气虚衰，失于固摄，若见汗出恶风，稍劳汗出尤甚，易于感冒，体倦乏力，面色少华等，治用玉屏风散；阳气虚衰至极可见四肢厥逆，恶寒蜷卧，神衰欲寐，面色苍白，腹痛下利，呕吐不渴等，治用四逆汤。若证属阴虚血亏，营不内敛，有夜寐盗汗，或有自汗，五心烦热，或兼午后潮热，两颧色红，口渴等，治用当归六黄汤。证见汗出，心悸怔忡，少寐多梦，神疲气短，面色不华等，治用归脾汤；见头痛发热，汗出恶风，鼻鸣干呕等，证属营卫不和，开阖失司者，治用桂枝汤。

　　实证以湿、热、寒等为主要病理因素，如见身体肿重，发热，汗出色黄粘衣，口渴，兼见身体疼痛，小便不利等，证属湿热内郁，治用芪芍桂酒汤；见壮热，烦渴，口干舌燥，面赤恶热，大汗出等，证属里热炽盛，治用白虎汤；见腹满，恶寒，不欲食，寒疝绕脐痛，若发则白汗出（冷汗），手足厥冷等，证属阴寒内盛，治用大乌头煎；因热与痰水结于胸膈，形成所谓结胸证，出现"但头汗出，余处无汗，齐颈而还"者，治用清热逐水的大陷胸汤（丸）治疗。温病学对湿热汗证辨治贡献尤多，如藿朴夏苓汤、三仁汤、王氏连朴饮等，都对湿热所致汗证辨治有较大帮助，可视病情灵活选择。

　　通过对经典中汗证证治的分析，不难得出"汗证"辨证、立法及遣方用药的基本规律，对指导临床实践有重要意义。

附录条文

1. 《素问·阴阳别论》："阳加于阴谓之汗。"

2. 《素问·评热病论》："阴虚者，阳必凑之，故少气时热而汗出也。"

3. 《素问·举痛论》："炅则腠理开，荣卫通，汗大泄，故气泄。"

4. 《素问·痹论》："多汗而濡者，此其逢湿甚也。阳气少，阴气盛，两气相感，故汗出而濡也。"

5. 《素问·骨空论》："风从外入，令人振寒，汗出头痛，身重恶寒，治在风府，调其阴阳，不足则补，有余则泻。"

6. 《灵枢·经脉》："六阳气绝，则阴与阳相离，离则腠理发泄，绝汗乃出，故旦占夕死，夕占旦死。"

7. 《灵枢·营卫生会》："人有热，饮食下胃，其气未定，汗则出，或出于面，或出于背，或出于身半，其不循卫气之道而出，何也？岐伯曰：此外伤于风，内开腠理，毛蒸理泄，卫气走之，固不得循其道，此气慓悍滑疾，见开而出，故不得从其道，故命曰漏泄。"

8. 《伤寒论·辨太阳病脉证并治》："太阳病，发热，汗出，恶风，脉缓者，名为中风。"

9. 《伤寒论·辨太阳病脉证并治》："太阳中风，阳浮而阴弱。阳浮者，热自发；阴弱者，汗自出。啬啬恶寒，淅淅恶风，翕翕发热，鼻鸣干呕者，桂枝汤主之。"

10. 《伤寒论·辨太阳病脉证并治》："太阳病，头痛、发热、汗出、恶风，桂枝汤主之。"

11. 《伤寒论·辨太阳病脉证并治下》："太阳病，脉浮而动数，浮则为风，数则为热，动则为痛，数则为虚。头痛，发热，微盗汗出，而反恶寒者，表未解也。医反下之，动数变迟，膈内拒痛，胃中空虚，客气动膈，短气躁烦，心中懊憹，阳气内陷，心下因硬，则为结胸。大陷胸汤主之。若不结胸，但头汗出，余处无汗，齐颈而还，小便不利，身必发黄。"

12. 《伤寒论·辨少阴病脉证并治》："病人脉阴阳俱紧，反汗出者，亡阳也，此属少阴，法当咽痛而复吐利。"

13. 《伤寒论·辨厥阴病脉证并治》"大汗出,热不去,内拘急,四肢疼,又下利,厥逆而恶寒者,四逆汤主之。"

14. 《伤寒论·辨太阳病脉证并治》:"伤寒,脉浮滑,以表有热,里有寒,白虎汤主之"。

15. 《伤寒论·辨阳明病脉证并治》:"服桂枝汤,大汗出后,大烦渴不解,脉洪大者,白虎加人参汤主之。"

16. 《伤寒论·辨阳明病脉证并治》:"三阳合病,腹满身重,难以转侧,口不仁而面垢,谵语,遗尿。发汗则谵语,下之则额上生汗,手足逆冷。若自汗出者,白虎汤主之。"

17. 《金匮要略·水气病脉证并治》:"黄汗之为病,身体肿,发热,汗出而渴,状如风水,汗沾衣,色正黄如蘗汁,脉自沉。"

18. 《金匮要略·腹满寒疝宿食病脉证治》:"寒疝绕脐痛,若发则白汗出,手足厥冷,其脉沉紧者,大乌头煎主之。"

19. 《温病条辨·上焦篇》:"太阴病得之二、三日,舌微黄,寸脉盛,心烦懊憹,起卧不安,欲呕不得呕,无中焦证,栀子豉汤主之。"

20. 《温病条辨·上焦篇》:"太阴伏暑,舌白口渴,无汗者,银翘散去牛蒡、元参加杏仁、滑石主之。"

21. 《温病条辨·上焦篇》:"太阴伏暑,舌赤口渴,无汗者,银翘散加生地、丹皮、赤芍、麦冬主之。"

22. 《温病条辨·下焦篇》:"邪气久羁,肌肤甲错,或因下后邪欲溃,或因存阴得液蒸汗,正气已虚,不能即出,阴阳互争而战者,欲作战汗也,复脉汤热饮之。虚盛者加人参;肌肉尚盛者,但令静,勿妄动也。"

二十四、痰饮病

痰饮认识起源于《黄帝内经》,《素问·经脉别论》曰:"饮入于胃,游溢精气……五经并行。"等对"湿""痰""饮"的病因病机和证候特点描述都别具特色,奠定了痰饮认识的基础。

痰饮之名始见于《金匮要略·痰饮咳喘病脉证并治》,专篇论述了痰饮的分类脉证、病因病机、治则及具体方治。痰饮有广义与狭义之分,广义痰饮包括狭义痰饮、悬饮、溢饮和支饮;狭义的痰饮为饮停心下(胃)、肠之病变。

仲景对痰饮病病因病机认识深入,首开痰饮病证论治先河,《金匮要略·痰饮病》首次提出"病痰饮者,当以温药和之",也是仲景为治疗痰饮病而创立的治疗原则,该法则对痰饮病的临床具有重要指导意义,此外,还较全面地阐述了痰饮病的理、法、方、药。

温病学家对痰饮病证治亦有较多补充,叶天士在前人认识基础上,提出了重脾肾的治疗学思想,并强调"外饮治脾,内饮治肾"之法。吴鞠通在痰饮辨治方面更有较多发挥,其一是强调治脾胃以通达阳气,此法可谓抓住治疗根本,治疗中吴氏能够灵活运用仲景之方,更擅用辛药,提出"饮者反渴,必重用辛",是对《黄帝内经》"辛以润之"的发挥;其次,吴氏提出了三焦分消之法,以使饮有出路,对饮病近、远期疗效取得皆有重要意义;再次,吴氏还针对留饮、伏饮、悬饮停蓄部位幽隐,或在胸膈、胁下、肩背,治之难达难化,去除较难的特点,创立通络搜剔之法。

1. 病因病机　《黄帝内经》论述痰饮病涉及饮食、情志不和以及外感湿邪等病因,病机主要是肺、脾、肾三脏气化不足,水液代谢失调,津液停聚。《伤寒论》从正虚、邪传、误治角度论述病因,病机主要从上焦之"肺""心",中焦之"胃"下焦之"肾"与"膀胱"功能失常来阐述。《金匮要略》提出脾失健运,导致津液停聚而成痰饮的观点,为后世丰富和发展其病因病机开创了先河。叶天士、吴鞠通认为三焦是水谷元气运行的通路，暑热伤元、伤阴后，也可导致痰饮的发生。

总之，阳气虚弱，脏腑功能失调，可产生痰饮，痰饮又可成为继发病因，进一步影响脏腑功能，导致新的病变。

2. 证治方药　张仲景认为痰饮为阴邪，得温则行，故当以"温药和之"为其基本治则。根据不同痰饮的类型，其治法和用药不同。如饮停心下（胃）、肠，见胸胁支满，目眩，短气，小便不利等为主的苓桂术甘汤证；见脉伏，自利，利反快，心下坚满等症的甘遂半夏汤证；素盛今瘦，水走肠间，沥沥有声，腹满，口舌干燥，二便不利等症的己椒苈黄丸证；见脐下悸，吐涎沫，小便不利等为主的五苓散证；表证较轻、兼有胸膈痞闷干呕，咳喘，痰稀量多的小青龙汤证；咳唾引痛，胁下痛引缺盆，咳嗽则辄已，脉沉而弦的十枣汤证；胸胁饱满，咳唾引痛，喘促不能平卧，或有肺痿病史，属饮流胁下的甘遂半夏汤等证；除此之外，还有因脾肾阳虚兼有腰痛，少腹拘急，畏寒足冷的肾气丸证；兼有头昏目眩，苦不堪言症的泽泻汤证等。

温病学在遵从张仲景痰饮治疗基础上，进一步拓展了痰饮治疗，提出三焦分消法，饮在上焦者以大、小青龙汤等辛通宣散法治疗；饮在中焦，以小半夏加茯苓、五苓散等运脾和胃，淡渗利湿法治疗；饮在下焦，以苓桂剂等温阳化饮，平冲降逆法治疗。同时对于饮停日久入络或停蓄部位幽隐者，则以香附旋覆花汤等通络逐饮法治疗，此外，对痰饮留积重证更精用攻逐之法，以蠲除病根，活用前人峻药缓攻之道，堪为当今效法。

通过对经典中痰饮证治的分析，能深刻领会仲景"病痰饮者，当以温药和之"的旨意所在。因发病有深浅、正虚有轻重，故治疗痰饮病时，治标治本或攻或补需灵活运用。"温"与"和"是两面，"温"是常法，而"和"讲究的是全面考虑，两者需有机结合。

附录条文

1. 《素问·疟论》："汗出遇风，及得之以浴，水气舍于皮肤之内，与卫气并居。"

2. 《素问·脉解》："所谓胸痛少气者，水气在脏腑也。"

3. 《素问·水热穴论》："肺为逆不得卧，分为相输俱受者，水气之所留也。"

4. 《素问·气交变大论》："岁土太过，雨湿流行，肾水受邪……饮发中满食减，四支不举。"

5. 《素问·至真要大论》："太阴之胜，独胜则湿气内郁，饮发于中，胕肿于上。太阴之复，湿变乃举，饮发于中。"

6. 《素问·示从容论》："喘咳者是水气并阳明也。"

7. 《灵枢·营卫生会》："下焦者，别回肠，注于膀胱，而渗入焉……循下焦而渗入膀胱焉。"

8. 《素问·气厥论》："移寒于肾为涌水……如囊裹浆水之病也。"

9. 《素问·五常政大论》："太阳司天，湿气变物，水饮内蓄。"

10. 《伤寒论·辨太阳病脉证并治》："伤寒若吐，若下后，心下逆满，气上冲胸，起则头眩，脉沉紧；发汗则动经，身为振振摇者，茯苓桂枝白术甘草汤主之。"

11. 《伤寒论·辨太阳病脉证并治》："伤寒心下有水气，咳而微喘，发热不渴；服汤已，渴者，此寒去欲解也，小青龙汤主之。"

12. 《伤寒论·辨太阳病脉证并治》："太阳中风，下利呕逆，表解者，乃可攻之。其人漐漐汗出，发作有时，头痛，心下痞硬满，引胁下痛，干呕短气，汗出不恶寒者，此表解里未和也，十枣汤主之。"

13. 《伤寒论·辨太阳病脉证并治》："太阳病，发汗后，大汗出，胃中干，烦躁不得眠，欲得饮水者，少

笔记

少与饮之，令胃气和则愈。若脉浮，小便不利，微热消渴者，五苓散主之。"

14. 《金匮要略·痰饮咳嗽病脉证并治》："夫病人饮水多，必暴喘满。凡食少饮多，水停心下。甚者则悸，微者短气。"

15. 《金匮要略·痰饮咳嗽病脉证并治》："夫心下有留饮，其人背寒冷如手大。留饮者，胁下痛引缺盆，咳嗽则辄已。胸中有留饮，其人短气而渴，四肢历节痛。"

16. 《金匮要略·痰饮咳嗽病脉证并治》："问曰：夫饮有四，何谓也？师曰：有痰饮，有悬饮，有溢饮，有支饮。"

17. 《金匮要略·痰饮咳嗽病脉证并治》："问曰：四饮何以为异？师曰：其人素盛今瘦，谓之支饮。"

18. 《金匮要略·痰饮咳嗽病脉证并治》："心下有痰饮，胸胁支满，目眩，苓桂术甘汤主之。"

19. 《金匮要略·痰饮咳嗽病脉证并治》："病溢饮者，当发其汗，大青龙汤主之，小青龙汤亦主之。"

20. 《金匮要略·痰饮咳嗽病脉证并治》："病者脉伏，其人欲自利，利反快，虽利，心下续坚满，此为留饮欲去故也，甘遂半夏汤主之。"

21. 《金匮要略·痰饮咳嗽病脉证并治》："心下有支饮，其人苦冒眩，泽泻汤主之。"

22. 《金匮要略·痰饮咳嗽病脉证并治》："夫短气，有微饮，当从小便去之，苓桂术甘汤主之，肾气丸亦主之。"

23. 《金匮要略·痰饮咳嗽病脉证并治》："腹满，口舌干燥，此肠间有水气，己椒苈黄丸主之。"

24. 《金匮要略·痰饮咳嗽病脉证并治》："假令瘦人脐下有悸，吐涎沫而癫眩，此水也，五苓散主之。"

25. 《临证指南医案·痰饮》："味过甘腻。中气缓。不主运。延绵百天。聚气结饮。东垣云。病久发不焦。毛不落。不食不饥。乃痰饮为患。饮属阴类。故不渴饮。仲景五饮互异。其要言不繁。当以温药和之。通阳方法。固无容疑惑。大意外饮宜治脾。内饮治肾。是规矩准绳矣。议用苓桂术甘汤。"

26. 《温病条辨·下焦篇》："饮家反渴，必重用辛，上焦加干姜、桂枝，中焦加枳实、橘皮，下焦加附子、生姜。"

27. 《温病条辨·下焦篇》："其在上焦也，郁遏肺气，不能清肃下降，反挟心火上升烁咽，渴欲饮水，愈饮愈渴，饮后水不得行，则愈饮愈咳，愈咳愈渴，明知其为饮而渴也，用辛何妨，《内经》所谓辛能润是也。以干姜峻散肺中寒水之气，而补肺金之体，使肺气得宣，而渴止咳定矣。"

28. 《吴鞠通医案·痰饮》："其人本有痰饮喘咳，服小青龙，胃口已开。连日午后颇有寒热，正当暑湿流行之际，恐成疟疾，且与宣通三焦。"

29. 《吴鞠通医案·痰饮》："饮居胁下则肝病，肝病则肝气愈衰，故得后与气则愈。先与行胁下之饮，泄肝即所以舒脾，俟胁痛止，再议补脾。"

30. 《吴鞠通医案·痰饮》："咳则胁痛，不惟支饮射肺，且有悬饮内痛之虞，兼逐胁下悬饮。……咳止大半，惟胁痛攻胸，肝胃不和之故。切戒恼怒，用通肝络法。"

二十五、吐、衄、下血

吐血是指血随呕吐物而出，衄血则主要指鼻出血，下血分为前、后阴出血，大便下血又分为远血和近血。《黄帝内经》中无血证之病名，但有呕血、衄血、便血等相关论述，对其病因病机亦有较为详细的分析与归纳。《伤寒论》太阳病篇首提"血证"一词，并详论其证治，由此开创了血证临床辨治的先河。吐、衄、下血之名最早见于《金匮要略》，书中并设专篇做了系统论述。

1. 病因病机 《黄帝内经》对血证病因病机及与经络脏腑的关系均有论述，内容散见于多篇而未成系统。《黄帝内经》认为血证的形成与外感时邪、内伤情志及饮食劳倦有关。

《伤寒论》所述出血颇多，按病机可分为火热炽盛出血，阳郁出血，虚寒性出血几类，其中以热盛出血最为常见。

《金匮要略》："夫酒客咳者，必致吐血，此因极饮过度所致也。"论述了酒客咳、吐血的病因病机。吐血之因，有气虚不摄者；有阴虚火旺者；此则为湿热熏蒸之吐血。因饮酒过度，酒毒湿热蕴郁，积于胃而熏于肺，肺失肃降，故咳；进而灼伤血络，则必致吐血。并论述热盛吐衄的病因病机，以及虚寒便血和湿热便血的病因病机。除这些具体论述外，《金匮要略》已认识到血证病机有寒热虚实之异，根据出血色泽、量之多少及伴随症状等可做出分辨。

温病学认为四时温病中发生的出血，多为邪热深入营血，消耗或鼓动血液迫血妄行所致，有热盛动风的吐、衄、斑疹等显露出血之症，亦有血液严重消耗而见暗耗阴血之症，更有湿温后脾阳受伤，血失收摄的下血。

综上所述，吐衄下血等血证，发病与外感时邪、内伤情志及饮食劳倦等密切相关，病机以热证为主，分实热、湿热、阴虚有热等，也有虚证、寒证。

2. 证治方药　吐衄下血证治，根据不同情况分为吐血、衄血，下血两大类。前人总结为"阳络伤则血外溢，血外溢则为吐衄；阴络伤则血内溢，血内溢则为便溺"，可谓概括其精要。

关于吐血证治，在《金匮要略》有寒热之证，寒证以吐血不止，时多时少，面色㿠白或萎黄，腹部喜暖喜按，四肢不温，精神不振，脉微弱或虚缓或迟缓为主，治以柏叶汤，温中止血；热证以吐血或衄血，色鲜红，病势急，面赤，心烦不安，口干或口渴，大便秘结，脉数有力或弦数有力等为主，治以泻心汤，清热凉血。衄血证治在《伤寒论》中有寒邪外闭，阳气怫郁过甚，迫血上溢致衄，这是表闭郁所致，无须治疗；还有阳明气分热炽，不得外越，势必内迫营血，以致气血两燔，损伤阳络，则为鼻衄，用白虎汤清解阳明之热。

下血在《伤寒论》包含了"尿血"和"大便出血"，有火热熏灼致便血，可参考黄连泻心汤证治疗；热邪内陷厥阴导致热厥便血，证治可参考热厥白虎汤证治疗；少阴病热移膀胱便血，可参考猪苓汤证治疗。《金匮要略》中根据先便后血和先血后便分远血和近血。远血证属中气虚寒者，以下血量多，血色紫黯，腹部微痛，便溏，面色无华，神疲懒言，手足不温，舌淡脉细等为主，治以黄土汤，温脾摄血。近血属湿热蕴结，迫血妄行，以血量不多，色鲜红，或兼有脓血，腹痛，大便不畅，苔黄腻，脉数等为主，治以赤小豆当归散，清热利湿，活血化瘀。

温病学针对血证治疗遵"入血就恐耗血动血，直须凉血散血"之旨，提出三焦辨治的思路，"血从上溢者，犀角地黄汤合银翘散主之。其中焦病者，以中焦法治之。"，应用清热解毒，凉血止血之类方药，如犀角地黄汤、化斑汤等。同时血证作为临床重症，不仅应重视其辨治，更应关注其治疗禁忌，以防产生变证。

附录条文

1. 《素问·生气通天论》："阳气者，大怒则形气绝，而血菀于上，使人薄厥。"
2. 《素问·阴阳别论》："阳加于阴谓之汗。"
3. 《素问·阴阳别论》："阴结者，便血一升，再结二升，三结三升"
4. 《素问·举痛论》："怒则气逆，甚则呕血。"

5. 《素问·举痛论》:"怒则气逆,甚则呕血。"

6. 《素问·厥论》:"太阳厥逆,僵仆,呕血,善衄……阳明厥逆,喘咳身热,善惊,衄,呕血。"

7. 《素问·至真要大论》:"诸逆冲上,皆属于火。"

8. 《素问·至真要大论》:"少阴司天,热淫所盛,怫热至,火行其政。民病胸中烦热,溢干、右胠满、皮肤痛,寒热咳喘,大雨且至、唾血血泄鼽衄。"

9. 《素问·至真要大论》:"太阳司天,寒淫所胜……水且冰,血变水中……民病厥心痛,呕血、血泄、鼽衄……。"

10. 《素问·至真要大论》:"少阴司天,热淫所胜,怫热至,火行其政。民病胸中烦热,咽干……唾血、血泄、鼽衄、嚏呕、溺色变……。"

11. 《灵枢·寒热病》:"暴瘅内逆,肝肺相搏,血溢鼻口。"

12. 《灵枢·百病始生》:"积之始生,得寒乃生。……厥气生足悗,悗生胫寒,胫寒则血脉凝涩,血脉凝涩则寒气上入于肠胃……日以成积。卒然多食饮,则肠满,起居不节,用力过度,则络脉伤,阳络伤则血外溢,血外溢则衄血,阴络伤则血内溢,血内溢则后血,肠胃之络伤,则血溢于肠外……。"

13. 《伤寒论·辨太阳病脉证并治》:"太阳病,脉浮紧无汗发热身疼痛,八九日不解,表证仍在,此当发其汗。服药已微除,其人发烦,目瞑,剧者必衄,衄乃解。所以然者,阳气重故也。麻黄汤主之。"

14. 《伤寒论·辨太阳病脉证并治》:"太阳病,脉浮紧发热身无汗,自衄者愈。"

15. 《伤寒论·辨太阳病脉证并治》:"伤寒脉浮紧,不发汗因致衄者,麻黄汤主之。"

16. 《伤寒论·辨太阳病脉证并治》:"太阳病中风,以火劫发汗,邪风被火热,血气流溢,失其常度,两阳相熏灼,其身发黄。阳盛则欲衄。"

17. 《伤寒论·辨太阳病脉证并治》:"太阳病中风,以火劫发汗。邪风被火热,血气流溢,失其常度,两阳相熏灼,其身发黄。阳盛则欲衄,阴虚小便难。阴阳俱虚竭,身体则枯燥,但头汗出,剂颈而还。腹满、微喘,口干、咽烂,或不大便,久则谵语,甚者至哕、手足躁扰、捻衣摸床。小便利者,其人可治。"

18. 《伤寒论·辨太阳病脉证并治》:"伤寒,不大便六七日,头痛有热者,与承气汤,其小便清者,知不在里,仍在表也,当须发汗;若头痛者,必衄,宜桂枝汤。"

19. 《伤寒论·辨太阳病脉证并治》:"太阳病,以火熏之,不得汗,其人必燥。到经不解,必清血,名为火邪。"

20. 《伤寒论·辨阳明病脉证并治》:"阳明病,口燥但欲漱水不欲咽者,此必衄。"

21. 《伤寒论·辨阳明病脉证并治》:"阳明病,脉浮发热,口干鼻燥,能食者则衄。"

22. 《伤寒论·辨少阴病脉证并治》:"少阴病八九日,一身手足尽热者,以热在膀胱,必便血也。"

23. 《伤寒论·辨厥阴病脉证并治》:"伤寒,热少微厥,指头寒,嘿嘿不欲食,烦躁,数日,小便利,色白者,此热除也,欲得食,其病为愈。若厥而呕,胸胁烦满者,其后必便血。"

24. 《金匮要略·惊悸吐衄下血胸满瘀血病脉证治》:"下血,先便后血,此远血也,黄土汤主之。"

25. 《金匮要略·惊悸吐衄下血胸满瘀血病脉证治》:"下血,先血后便,此近血也,赤小豆当归散主之。"

26. 《金匮要略·惊悸吐衄下血胸满瘀血病脉证治》:"夫酒客咳者,必致吐血,此因极饮过度所致也。"

27. 《金匮要略·惊悸吐衄下血胸满瘀血病脉证治》:"吐血不止者,柏叶汤主之。"

28. 《金匮要略·惊悸吐衄下血胸满瘀血病脉证治》:"心气不足,吐血、衄血,泻心汤主之。"

29. 《金匮要略·吐衄下血胸满瘀血病》:"夫吐血,咳逆上气,其脉数而有热,不得卧者,死。"

30. 《金匮要略·吐衄下血胸满瘀血病》:"衄家不可汗,汗出必额上陷,脉紧急,直视不能眴,不得眠";"亡血不可发其表,汗出则寒栗而振。"

31. 《先醒斋医学广笔记》:"宜行血不宜止血,宜补肝不宜伐肝,宜降气不宜降火"

32. 《温热论·卫、气、营、血看法》:"大凡看法:卫之后方言气,营之后方言血。在卫汗之可也;到气才宜清气;乍入营分,犹可透热,仍转气分而解,如犀角、元参、羚羊等物是也;至入于血,则恐耗血动血,直须凉血散血,如生地、丹皮、阿胶、赤芍等物是也。"

33. 《温病条辨·上焦篇》:"太阴温病,血从上溢者,犀角地黄汤合银翘散主之。其中焦病者,以中焦法治之。若吐粉红血水者,死不治;血从上溢,脉七、八至以上,面反黑者,死不治,可用清络育阴法。血从上溢,温邪逼迫血液上走清道,循清窍而出,故以银翘散败温毒,以犀角地黄清血分之伏热,而救水即所以救金也。"

34. 《温病条辨·上焦篇》:"太阴温病,不可发汗,发汗而汗不出者,必发斑疹,汗出过多者,必神昏谵语。发斑者,化斑汤主之"

二十六、瘀血病

"瘀血"始见于《金匮要略·惊悸吐衄下血胸满瘀血》篇中,但《灵枢》中的"恶血"实为瘀血的最早记载。历代医家针对瘀血有不同的名称,如张仲景称之为"蓄血""干血"。瘀血为离经之血积存于体内,或血行不畅阻滞于经脉及脏腑内的血液,是疾病过程中形成的病理产物,又是某些疾病的致病因素。其形成原因有气虚、气滞、血寒、血热及各种外伤,致肌肤、内脏络脉损伤,从而导致血行不畅积于体内,形成瘀血。

1. 病因病机 瘀血证病因病机,在经典中多有论述,内经有"寒凝致瘀",《灵枢·痈疽》:"寒邪客于经络之中,则血泣,血泣则不通。"指出血遇寒则凝,凝则成瘀,临床中如胸痹、心痛、痛经、闭经等由寒邪所致。"痰水致瘀",《灵枢·痈疽》:"营气者,泌其津液,注之于脉,化以为血。"指出了津液与血的生理关系。《素问·调经论》云:"血气未并,五脏安定,孙络水溢,则经有留血。",痰饮水湿均为原发疾病的病理产物,及其已成,阻塞脉络,影响气血流通亦可致瘀。还谈及了外伤致瘀血,"有所堕坠,恶血留内",说明外伤常是产生瘀血的重要因素之一。由于金刃跌仆等外伤,使经脉肌肤断伤,营卫气血不能循经脉而运行则为瘀滞。

《伤寒论》论述了热邪致瘀,"太阳病,六七日表证仍在,脉微而沉,反不结胸,其人发狂者,以热在下焦。"又"阳明证,其人喜忘者,必有蓄血者""发热七八日……不大便者,有瘀血也",皆由热而出现诸证,可归于热。

《金匮要略》提出了虚劳致瘀,"五劳虚极羸瘦,腹满不能饮食,食伤、忧伤、饮伤、房事伤、饥伤、劳伤、经络营卫气伤,内有干血,肌肤甲错,两目黯黑。缓中补虚,大黄䗪虫丸主之。"在病因方面提出了虚劳可致脏腑功能失调,使气血运行不利而凝滞成瘀,结为干血,干血是瘀血的进一步发展,即久瘀。还有七情所伤会导致气血郁滞,如肝着,乃肝经气血郁滞,症见胸胁痞胀刺痛、但欲饮热等。

温病学中有热入营血,营热炽盛煎熬营阴、血液,致血瘀不行,或邪热壅盛郁滞气机、气滞致营阴血液流行失畅而聚积成瘀,"邪不壅塞,并不发斑","邪入营血者红疹",可见高热、发斑、神志如狂等。

综上所述,经典从不同方面对瘀血证的病因病机进行了论述,对于该病证临床诊疗具有一定的临床参考价值。

2. 证治方药 根据《素问·调经论》"血气者,喜温而恶寒,寒则泣不能流,温则消而去之"的治则,如证见胸痹心痛,面唇紫黯,畏寒肢冷,口淡不渴,舌淡苔白,脉弦紧者,多属素体阳虚,胸阳不振,阴寒之邪乘虚而入,而致寒凝气滞,血行不畅,治疗应采用温阳宣痹、活血化瘀的方法,方用温经汤和当归四逆汤。以温经汤治疗妇人冲任虚寒而兼瘀血之证;用当归四逆汤治疗血虚寒凝血滞四末之证。

针对热邪所致的瘀血证或热瘀并重时,证见如狂或发狂,少腹硬满或硬且痛,固定不移,口渴便秘,舌红黯苔黄,脉弦数,治当清热活血,用桃核承气汤、抵当汤、抵当丸。

根据"气为血帅,血随气行"理论,针对由气虚所致的血瘀证,宜采用益气活血法。以"虚则补之""逸者行之"为指导法则,方用黄芪桂枝五物汤治疗气虚血瘀。《金匮要略·血痹虚劳病脉证治》篇有云:"血痹阴阳俱微,寸口关上微,尺中小紧,外证身体不仁,如风痹状,黄芪桂枝五物汤主之。"其组成为黄芪、芍药、桂枝、生姜、大枣,具有调养荣卫,益气温经,祛风散邪,补气通阳,养血除痹之功效。

根据气行则血行,气止则血止,气有一息之不运,则有一息之不行,针对气滞导致的血瘀证,则应用行气活血法治疗。如仲景《金匮要略》用旋覆花汤治疗肝着病,可谓创行气活血法之先河。

如果虚劳等正气亏虚导致血瘀,应用扶正祛瘀法。仲景所述疟母,是疟病日久不愈,正气渐衰,疟邪借血依痰,结为痞块,居于肋下成为疟母,仲景立鳖甲煎丸,意在攻补兼施、寒热并用、化瘀消癥。干血亦是正虚血瘀之证,为五劳七伤,虚极羸弱所致,证见"内有干血,肌肤甲错,两目暗黑",仲景针对其虚极血瘀之病机,用大黄䗪虫丸以峻剂缓攻,使祛邪不伤正,扶正不留瘀。

温病进程中所见瘀血证常因热灼津亏,血聚成瘀,热与血并,又易成瘀热互结之证。温病大家在治疗此等瘀血证时常善用清(凉)、滋、散合法,盖瘀热相抟非单纯血瘀证可比,只祛其瘀,不清其热,则热耗津竭、血越发瘀结而病不能去;热瘀相搏,津液已耗,针对此等瘀血证又当用滋润以助其已伤津液;因清凉、滋润具凉遏、滋腻之性,易致血瘀不散,故针对此证,在用凉、滋同时还当运用散血以行其瘀血,唯此三法合用,对因热而瘀者之治方属全策。

综上所述,瘀血证作为临床常见病证,由于产生机制复杂,证情多端,临证不可执其一端,经典中相关认识为开拓诊治思路颇多助益,值得效法。

附录条文

1. 《素问·痹论》:"病久入深,营卫之行涩,经络时疏,故不通。"
2. 《素问·调经论》:"五脏之道皆出于经遂,以行血气,血气不和,百病变化而生。"
3. 《素问·调经论》:"血气未并,五脏安定,孙络水溢,则经有留血。"
4. 《素问·调经论》:"血气者,喜温而恶寒,寒则泣不能流。温则消而去之。"
5. 《灵枢·邪气脏腑病形》:"有所堕坠,恶血留内。"
6. 《灵枢·贼风》:"若有所堕坠,恶血在内而不去……则血气凝结。"
7. 《灵枢·邪客》:"营气者,泌其津液,注之于脉,化以为血。"
8. 《灵枢·痈疽》:"寒邪客于经络之中,则血泣,血泣则不通。"
9. 《伤寒论·辨太阳病脉证并治》:"太阳病,六七日表证仍在,脉微而沉,反不结胸,其人发狂者,以热在下焦。"
10. 《伤寒论·辨太阳病脉证并治》:"病人无表里证,发热七八日……不大便者,有瘀血。"
11. 《伤寒论·辨阳明病脉证并治》:"阳明证,其人喜忘者,必有蓄血者。"
12. 《金匮要略·血痹虚劳病脉证治》:"五劳虚极羸瘦,腹满不能饮食,食伤、忧伤、饮伤、房事伤、饥伤、劳伤、经络营卫气伤，内有干血，肌肤甲错，两目黯黑，缓中补虚，大黄䗪虫丸主之。"

13.《金匮要略·血痹虚劳病脉证治》："血痹阴阳俱微，寸口关上微，尺中小紧，外证身体不仁，如风痹状，黄芪桂枝五物汤主之。"

14.《温热论·察舌》："再有热传营血，其人素有瘀伤宿血在胸膈中，舌色必紫而暗，扪之潮湿，当加散血之品，如琥珀、丹参、桃仁、丹皮等，否则瘀血与热相抟，阻遏正气，遂变如狂发狂之症。"

15.《温热论·论妇人温病》："若热邪陷入，与血相结者，当宗陶氏小柴胡汤去参、枣加生地、桃仁、楂肉、丹皮或犀角等。若本经血结自甚，必少腹满痛，轻者刺期门，重者小柴胡汤去甘药加延胡、归尾、桃仁。"

学习小结

● 本章节外感类病证包括了伤寒和温病中的主要内容。六经病证和卫气营血病证等应用其中，虽然各病证都有相应的主症、病机、治法方药，内容以《伤寒论》、温病学为主，但在学习过程中，也融入了其他经典相关的内容，在认识上有学术之间的传承与连贯，在内容上也是补充与发展。

● 温病的病证如风温、春温、暑湿、暑温、秋燥、伏暑等在发病上都有着明显的季节性，其治法方药也自成体系，充分体现了辨证论治的精神。另外，如大头瘟、烂喉痧等病证，临床表现特殊，在诊疗中也有相对的规律可循。

● 关于杂病类的病证，有相当一部分病证是直接以症状命名的，这部分内容也可以从症状的鉴别分析角度加以认识，但如果涉及治疗，还是必须以辨证为基础。内容上以《伤寒论》部分杂病与《金匮要略》中杂病为主，但在病证认识及辨治方面，也融入了其他经典及部分后世内容，使得对病证的认识更为丰满，临床诊疗更有针对性。

（宋红普　宋咏梅　朱　虹　朱　辉　韩　彬　王忠山

田　露　郑旭锐　朱向东　阚俊明　陈文慧　陈　建

唐　瑛　王志坤　高连印　文小敏　王振亮　王　进）

复习思考题

1. 温病学在六经病方面有哪些发展？
2. 试比较伤寒相关病证与温病相关病证在临床证治中的异同。
3. 如何理解病证的命名？
4. 脏腑辨证思想在心肺及肝胆病证治疗中是如何体现的？
5. 辨病论治与辨证论治的关系如何？

笔记

第二章

外 科 病 证

学习目的

　　通过学习外科病证辨证特点、外科病证治，了解中医外科发展的历史沿革，充分认识四大经典在外科学理论发展与临床辨证中的重要作用，掌握阴阳毒和肠痈代表病证辨治。

学习要点

　　外科学发展脉络；外科辨证特点；阴阳毒辨治；肠痈辨治。

　　中医四大经典都不同程度涉及外科。《黄帝内经》记载外科病近 30 种，提出外科病证相关病机理论，如《素问·至真要大论》"诸痛痒疮，皆属于心"，还有多种外治法，尤其是最早提出用截趾手术治疗脱疽。《伤寒论》虽未明言外科，但书中记载的相关内容与外科病证密切相关，如结胸证与现代急腹症、太阳病蓄血的桃核承气汤证、阳明病腑实的三承气汤证、少阳阳明合病的大柴胡汤证等，都是现在外科临床实践中常见的病理类型。

　　中医外科诊疗体系重视辨病与辨证相结合，先辨病后辨证的方法与杂病的诊疗思路非常契合。正是因为外科病的辨证论治具有与杂病相通之处，仲景在其诊治杂病的专书——《金匮要略》中专门设立了外科病篇——《疮痈肠痈浸淫病脉证并治》。该篇记录了对疮痈、肠痈、金疮、浸淫疮四类外科疾病的诊疗，详细阐述了外科病如何辨脓形成与否，根据痈脓成与未成，选择不同治疗方药及如何判断其预后等相关的内容。《金匮要略》中的脏腑经络辨证不仅对诊治杂病意义重大，这种表里一体、内外结合进行辨证论治的方法对后世外科学的进一步发展也具有较为深远的影响。

　　温病学中虽未专论外科证治，但温热疾病辨治的相关理论，如温热暑疫等病因理论，卫气营血辨证理论，还有"耗血动血，直须凉血散血"，"逆传心包"等治疗学理论等，都为外科病辨治提供了借鉴与思路，有的更是给外科急重症提供了有效治疗方法。

　　就临床所见，许多外科病证本由温邪所致，临床常以热毒、火毒、温毒等病理状态出现，具有全身热盛、起病急、变化快等特征，符合卫气营血辨证规律，运用温病学相关理论指导临床实践，能极大地提高外科急重症的救治疗效，成为明清时期中医外科学发展的重要标志之一，后世医家也逐渐认识到外科临床与温病学理论方法结合的重要性，通过学科间相互渗透，不仅促进了外科学临床疗效的提高，也进一步丰富和发展了温病学理论。

本章根据经典所述内容,主要从外科辨证方法、常见外科病证等几个方面进行论述,借此冀能对经典中有关外科学理论与方法有一个梗概的了解。

第一节 外科辨证要点

在对经典辨治外科病证进行分析基础上,挖掘出经典独有的外科病证辨证方法,包括辨阴阳、脓肿、疮疡、瘙痒等四个主要方面,这一结果不仅较好地总结了经典在外科病证方面的辨证特征,也为外科临床实践提供了正确有效的方法,更为外科临床未来研究找到了切入点。

一、辨阴阳

阴阳辨证是临床上较为常用的辨证方法,并作为辨证的纲领。这一内容不仅适用于内科杂病,在外科辨证时也应首辨阴阳。虽然在中医经典著作中并没有做出专门的阐述与强调,但在中医经典中已能体现出这方面的思想。早在《黄帝内经》中就有"三阳为病,发寒热,下为痈肿","阴气不足,阳气有余,营气不行,乃发痈疽","善诊者,察色按脉,先别阴阳"等记载,足可佐证。

外科辨证中辨阴证、阳证时则应注意将局部症状结合全身情况进行辨别。总体来说,病势急,病程短,发于皮肉,皮肤色红赤,有灼热感,肿胀突起局限,软硬适度,根脚紧束,疼痛较为剧烈,拒按,脓液稠厚,初起全身伴有明显实热症状者多属阳证;而病势缓,病程长,发于筋骨,皮肤色不变或紫黯,温度不变或偏凉,肿胀不局限,平塌或下陷,坚硬如石或柔软如棉,根脚散漫,不痛或酸痛或抽痛或隐痛,脓液清稀或为血水,初起症状较轻,或仅觉酸麻不适,中期骨蒸潮热、颧红盗汗、或神疲自汗者多属阴证。

除辨阴阳这一总纲外,对表里、虚实等也应有所了解。表里辨证主要用于辨病位的浅深,应注意局部辨病灶深浅,皮肉为表,筋骨为里。寒热辨证主要用以辨病性,寒证可见皮肤颜色苍白或青黯,触之冰凉,其人喜温畏寒,甚或形寒肢冷;热证可见皮肤焮红灼热,其人喜凉恶热,甚或红肿热痛。虚实辨证用以辨正邪力量的对比情况,局部之虚可见肿胀平塌或下陷,根脚散漫,不痛或隐痛,久不腐溃,脓液清稀;局部之实可见皮肤色红赤,有灼热感,肿胀突起,根脚紧束,疼痛拒按,脓液稠厚。要注意,具体辨证时应结合全身表现之虚实加以综合分析。

二、辨脓肿

对脓成与否及其证候属性的分辨,在外科临床实践中占有重要的地位。

辨脓肿一方面辨有脓无脓。经典中记述一些判断方法,对当今临床仍有重要指导价值。如通过皮肤颜色判断是否成脓,《灵枢·五色》"黄而膏润为脓",论及通过局部皮肤黄腻判断痈疽已成脓;通过脉象变化判断,《金匮要略·疮痈肠痈浸淫病脉证并治》:"肠痈者,少腹肿痞,按之即痛如淋,小便自调,时时发热,自汗出,复恶寒,其脉迟紧者,脓未成,可下之,当有血;脉洪数者,脓已成……"此外,亦有通过局部皮肤发热与否来判断,"诸浮数脉,应当发热,而反洒淅恶寒,若有痛处,当发其痈。","热者为有脓,不热者为无脓",把脓成与否与局部发热与否联系起来。

在确立成脓的基础上，必须对脓肿的虚实、深浅、预后等进行判断，结合后世相关的诊治，包括辨虚实，"凡肿起坚硬脓稠者为实；肿下软漫，脓稀者为虚。脓水清稀，疮口不合，聚肿不赤，肌寒肉冷，自汗色脱者，为气血虚，肿起色赤，寒热疼痛，皮肤壮热，脓水稠粘，头目昏重者，为气血实。"其次还应辨浅深，如"高而软者，发于血脉；肿下而坚者，发于筋骨；肉色不相辨者，发于骨髓"。此外，还有辨预后，如《灵枢·痈疽》："发于足趾，名脱痈，其状赤黑，死不治；不赤黑，不死。"通过病变部位颜色变化来判断；后世亦有补充，"已成肿坚色紫，不作脓，不腐，惟口干多烦躁者逆。已溃脓稠，色鲜不臭，腐肉自脱，焮肿易消，身轻者顺。已溃皮烂，内坚不腐，肿仍不消，痛仍不减，心烦者逆。溃后脓厚稠黄，新肉易生，疮口易敛，饮食渐进者顺。溃后脓水清稀，腐肉虽脱，新肉不生，色败臭秽者死。这些内容对脓肿预后判断提供了重要参考。

三、辨疮疡

辨疮疡内容论述较为分散，结合后世相关内容，主要有以下内容：

辨疮疡阴阳属性。主要通过病变皮肤颜色、温度，肿胀程度、硬度及脓液情况等判断：红活焮赤为阳，紫黯或皮色不变为阴；灼热为阳，不热或微热为阴；肿胀局限，根脚收束为阳，肿胀范围不局限，根脚弥散为阴；肿块软硬适度，溃后渐消者为阳，坚硬如石，或柔软如绵为阴；脓液稠厚为阳，稀薄为阴；急性发病为阳，慢性发病为阴。辨病位深浅。病发于皮肉为浅；发于筋骨者为深。

辨疮疡不同病理阶段，这反映了邪毒与人体正气之间的斗争，决定了疮疡发展与变化。疮疡初期，若人体抗病能力较强，正能胜邪，可拒邪于外，热壅于表，使邪热不能鸱张，渐而肿势局限，疮疡消散，即形成疮疡初期尚未化脓的消散阶段。反之，如果人体抗病能力较差，正不胜邪，热毒深壅，滞而不散，久则热胜肉腐，肉腐而成脓，导致脓肿形成，即为疮疡中期（成脓期）阶段，此时若治疗得当，及时切开引流，脓液畅泄，毒从外解，形成溃疡，腐肉逐渐脱落，新肉生长，最后疮口结痂愈合；或者抗病能力尚强，可使脓肿自溃，脓毒外泄，同样使溃疡腐脱新生，疮口结痂愈合，这一过程即为疮疡的后期（溃疡期）。若在疮疡的初、中期，人体气血两虚，抗病能力低下，则不能托毒外达，可致疮形平塌，肿势不能局限，难溃、难腐等；如再未能得到及时处理，可使毒邪走散，扩散全身，形成"走黄""内陷"，频现恶逆之证，而危及生命。疮疡后期，毒从外解，病邪衰退，理应逐渐趋向痊愈，若由于气血大伤，脾胃生化功能不能恢复，加之肾阳亦衰，可致生化乏源，阴阳两竭，同样可使毒邪内陷，危及生命。

最后辨预后顺逆。阳证易消、易溃、易敛，预后良好；阴证难消、难溃、难敛，预后较差。

四、辨瘙痒

瘙痒作为外科疾病特别是皮肤疾患最常见的自觉症状之一，备受外科医家的重视。《黄帝内经》最早提出了"痒"的概念，提出六淫风邪，客于肌肤为痒，"气往来行，则为痒"，火热致"痒"，"诸痛痒疮，皆属于心"；《金匮要略》论及了瘾疹，其中关于瘙痒，已经明确指出其病机与风邪外泄有关，这些为后世外科医家诊疗瘙痒类外科疾病具有重要的临床价值。本节结合后世发展，从以下方面进行论述。

笔记

1. 辨阴阳　一般来说，瘙痒时红赤灼烧，伴心情烦躁，血痕累累，喜凉多为阳证；瘙痒皮肤发白、紫、硬、木，伴神疲倦怠，喜温等属阴证。

2. 辨病因　一般分为外因和内因，有关内因，有火热内蕴，热毒燥火，郁篜发病，或痛或痒。脏腑内损，气血失和，不荣肌肤，阴虚内热，虚热内扰亦致痒。外因包括六淫之邪，侵入肌肤，阳气被阻，郁而不畅；或嗜好烟酒，湿热内生；或瘀血内阻，客于经脉；或蚊虫叮咬，毒邪侵染造成诸痒。

3. 辨部位　痒的发生部位不同，其痒的病症、性质也不尽相同。一般分为全身性痒和局部性痒。全身性的痒如牛皮癣，皮肤瘙痒症，以及风、寒、湿、热、燥等几种不同病因引起的风疹、水疱、风瘙等。局部性的痒有头皮痒、耳痒、眼睑痒、妇人阴痒、肛门痒、手掌痒、足趾痒等。

4. 辨虚实　一般风、寒、湿、热、瘀、毒等引起的痒多属实证范畴，表现为肌肤痒且有红疹、水疱、丘疹；或肌肤皮疹，潮湿色红，时发时止，昼轻夜重，甚则口渴，尿黄，便结，遇热更甚等。因气虚、血虚、阴虚导致的痒都属虚证，多见于气虚、血虚或阴虚之人，症见肌肤干燥，搔之易出现血痕、渗血；或脱干燥糠皮状白屑，夜间加重等。

第二节　外科病证治

本节主要论述经典中记载的阴阳毒与肠痈两个代表病证，通过对两个病证病因、病机及证治的讨论，冀能让学生了解外科常见病的辨治方法，提高疑难病证的辨治能力，更为中医外科其他病证辨治提供可借鉴的方法。

一、阴阳毒

阴阳毒病名出自《金匮要略·狐惑阴阳毒》。是阴毒病和阳毒病的总称。都以发斑、咽喉痛为主症特征，属急性热病范畴。其中阳毒病见症明显，而阴毒病见症隐晦。本病在《黄帝内经》《伤寒论》及温病学中论述较少，后世一些医家曾对该病进行了补充与引申，如《诸病源候论》将本病分为"伤寒阴阳毒"和"时气阴阳毒"，提出本病发生与人体正气的盛衰有关，"此谓阴阳二气偏虚则受于毒"。明·赵献可言："此阴阳二毒，是感天地疫疠非常之气"，认为阴阳毒为疫病，具有传染性。

1. 病因病机　对阴阳毒的发病原因及病理变化，历代医家的认识亦不一致。一般认为，外感时邪疫毒，侵入血分是引发本病的主要原因。除此外，因阴阳毒是一种急性的热病，经典中指出及早治疗的重要性，"五日可治，七日不可治"。

2. 证治方药　阴阳毒证治在经典中主要分阴阳两类：一类是感染疫毒，侵犯血分，热毒壅盛证，以面赤斑斑如锦纹，斑色红赤鲜明，咽喉痛，唾脓血为主，治用升麻鳖甲汤加减。另一类是感染疫毒，侵犯血分，瘀血凝滞，以面目青，斑色黑而黯晦，身痛如被杖，咽喉痛为主，治用升麻鳖甲汤去雄黄、蜀椒。前者病势轻，后者病势重。

附录条文

1. 《金匮要略·百合狐惑阴阳毒病证治》："阳毒之为病，面赤斑斑如锦纹，咽喉痛，唾脓血，五日可治，七日不可治，升麻鳖甲汤主之。"

2. 《金匮要略·百合狐惑阴阳毒病证治》:"阴毒之为病,面目青,身痛如被杖,咽喉痛,五日可治,七日不可治,升麻鳖甲汤去雄黄、蜀椒主之。"

3. 《脉经》:"阳毒为病,身重,腰背痛,烦闷不安,狂言,或走或见鬼,或吐血下利,其脉浮大数,面赤斑斑如锦文,咽喉痛,唾脓血,五日可治,至七日不可治也。有伤寒一二日便成阳毒,或服药吐下后变成阳毒,升麻汤主之。阴毒为病,身重,背强,腹中绞痛,咽喉不利,毒气攻心,心下坚强,短气不得息,呕逆,唇青面黑,四肢厥冷,其脉沉细紧数,身如被打,五六日可治,至七日不可治也。或伤寒初病一二日便结成阴毒,或服药六七日以上至十日变成阴毒,甘草汤主之。"

4. 《诸病源候论·伤寒阴阳毒候》:"……其候身重背强,咽喉痛,糜粥不下,毒气攻心,心腹烦痛,短气,四肢厥逆,呕吐,体如被打,发斑……阳毒者,面目赤,或便脓血;阴毒者,面目青而体冷……。"

5. 《诸病源候论·时气阴阳毒候》:"……若病身重,腰脊痛,烦闷,面赤斑出,咽喉痛,或下利狂走,此为阳毒;若身重背强,短气呕逆,唇青面黑,四肢逆冷,为阴毒。"

二、肠痈

肠痈是常见的外科疾病之一,该病常急性发作,可见转移性右下腹疼痛,或右下腹局限性压痛,伴恶心呕吐、发热等典型临床表现。中医经典中对肠痈的论述首见于《黄帝内经》,《素问·厥逆》中提到了该病的病机及预后。张仲景《伤寒论》中所述少阳兼阳明病的情况与之相似,其证治可以作为治疗肠痈的参考。中医经典中对肠痈最具有系统性的论述是张仲景所著之《金匮要略》,该书设立了专门的篇章——《疮痈肠痈浸淫病脉证并治》,对肠痈进行了详细描述,仲景提出将肠痈按痈脓的形成与否进行区别论治,记载的方药至今仍是治疗肠痈的经典方药。仲景之后,诸多医家对肠痈均较为重视,对该病辨治进行了补充和完善。明清时期,温病学形成,随着中医治疗外感热病理论体系趋于完备,诸如卫气营血辨证方法的提出,对肠痈的辨治都发挥了重要指导作用。

1. 病因病机 肠痈的病因,《黄帝内经》在提到其病名时曾有"少阳厥逆"的分析,可以看出当时认为其发病与少阳枢机不利,气血不通相关;书中同时还提到了情志因素会对本病预后有较明显影响。受《黄帝内经》中少阳枢机不利可产生肠痈的影响,结合临床实践,不少医家运用《伤寒论》治疗少阳兼阳明病的大柴胡汤化裁后治疗该病,并取得了良好效果。《黄帝内经》提及的情志因素对该病的影响亦与现代外科学认同的情绪诱发肠痈认识相符。

张仲景在《黄帝内经》基础上做了继承与发扬,《金匮要略》中已具备较为完善的肠痈证治理论,指出该病的发生与湿热下注,蕴结肠道,导致气血瘀滞,而后邪热入血分,最终出现血腐成脓有关,为认识该病病理机制奠定了坚实基础。

明清以后,温病学主要典籍并未对肠痈病因病机及其证治有专门论述,故在此不做进一步讨论。

2. 证治方药 肠痈是发生于肠道内的痈脓,属于内痈的范畴。肠隶属于六腑,"六腑者,传化物而不藏,故实而不能满",人体之腑,其性以通为顺,肠痈诊断明确后,治法应以通腑泄热为宜。《金匮要略》根据肠痈痈脓形成与否采用不同的治法,痈脓形成之前主要用清热解毒、凉血活血的方法为治,痈脓形成之后主要以排脓外出为治。这一原则一直有效地指导着后世的外科临床实践。

若出现转移性右下腹胀满疼痛,呈持续性、进行性加重或右下腹局限性压痛,疼痛拒按，甚或疼痛牵引至前阴，可出现如同患淋病般的刺痛，但小便并无明显不适；伴高热或恶寒发热，时时汗出，心烦口渴，纳差，恶心甚或呕吐，大便秘结或为便下不爽；舌质红绛，苔黄厚干燥，脉洪数或细数为主要临床表现者，其证属瘀热内结，肠痈未成，可治以清热凉血消痈的大黄牡丹汤。经临床实践证实，该方对肠痈脓成与否皆有效，只要证属瘀热内结者，不必完全拘泥于肠痈脓已成或脓未成之别。

若肠痈发展至化腐成脓，并出现皮肤干燥粗糙如鱼鳞状，腹皮紧张，按之疼痛，甚至出现反跳痛；虽然腹皮紧张，如有肿物状，但按之柔软，与内有积块而出现的明显坚实感不同；其人体表虽无明显高热，但因热毒积聚于局部仍可能出现脉数，此属热腐成脓，肠痈脓已成，应治以解毒排脓的薏苡附子败酱散。临床或见其人精神萎靡，肢厥汗出，畏寒肢冷，食欲不振，舌质淡，苔薄白，脉沉细等，属阴损及阳证，亦可以用薏苡附子败酱散治疗。两证用一方，属热者附子少用，属寒者重用附子。

若其人腹痛剧烈，腹皮拘急，出现右下腹或全腹压痛，甚至反跳痛；右下腹可触及包块；伴见壮热，食欲不振，恶心呕吐，大便秘结或腹泻，舌质红，苔黄腻，脉弦数或滑数为主者，属少阳兼有阳明证，可用大柴胡汤；若腑实内结可用承气汤；水热内结可用大陷胸汤者。

中医典籍中之经方用于治疗肠痈均是内服，而现代临床研究表明本病治疗时若配合以外治法则效果更佳。如用大黄牡丹汤、大柴胡汤等具备通里攻下，清热解毒这类功效的方剂加以拓展后可用于肛滴，亦能取得较好疗效。

通过对经典中肠痈证治的总结，有助于掌握肠痈常见证型，为临床治疗用药提供参考，关键应体会经典对肠痈辨证及用药思路。本病常为急性发作，属急重症，故应注意手术适应证。

附录条文

1. 《素问·生气通天论》："荣气不从逆于肉里，乃生痈肿。"
2. 《素问·脉要精微论》："诸痈肿筋骨痛，此皆安生？岐伯曰：此寒气之肿，八风之变也。"
3. 《素问·厥论》："少阳厥逆，机关不利，机关不利者，腰不可以行，项不可以顾，发肠痈，不可治，惊者死。"
4. 《灵枢·痈疽》："寒邪客于经络之中，则血泣，血泣则不通，不通则卫气归之，不得复反，故痈肿。寒气化为热，热胜则腐肉，肉腐则为脓。"
5. 《灵枢·痈疽》："营卫稽留于经脉之中，则血泣而不行，不行则卫气从之而不通，壅遏而不得行，故热。大热不止，热盛则肉腐，肉腐则为脓，然不能陷骨髓，不为焦枯，五脏不为伤，故命曰痈。"
6. 《金匮要略·疮痈肠痈浸淫病脉证并治》："肠痈之为病，其身甲错，腹皮急，按之濡，如肿状，腹无积聚，身无热，脉数，此为肠内有痈脓，薏苡附子败酱散主之。"
7. 《金匮要略·疮痈肠痈浸淫病脉证并治》："肠痈者，少腹肿痞，按之即痛如淋，小便自调，时时发热，自汗出，复恶寒，其脉迟紧者，脓未成，可下之，当有血，脉洪数者，脓已成，不可下也，大黄牡丹汤主之。"

学习小结

- 本章节主要阐述了中医经典中对外科学理论与应用相关的学术介绍，要深入认识到中医经典辨证理论与方药在外科辨证论治中的重要指导价值，尤其是六经辨证、脏腑辨证及温病学辨治热病理论与方药。

- 经典中也蕴含了较多外科学辨证的理论与经验,这些与后世外科证内容相结合,对外科辨证更具指导意义。
- 病证方面节选了阴阳毒和肠痈两个代表病证,一则为外科疑难杂证,一则为外科常见病,主要通过示范性辨证治疗,了解经典中对外科辨治的思路。
- 具体更多外科病证的证治,后世补充发展亦多,学习中应该适当联系相关内容。

（陈文慧　王忠山）

复习思考题

1. 中医经典在外科学发展过程中的贡献有哪些？
2. 外科常见辨证有哪些？

第三章

妇 科 病 证

　　学习目的

　　　　通过学习经典著作中相关妇科病证概念、辨治理论，了解经典对妇科病的认识水平；熟悉妇科相关生理、病理特征；掌握经典中妇科常见病的辨治方法。

　　　　学习要点

　　　　妊娠病辨治；产后病辨治；其他妇科杂病辨治；辨治规律。

　　经典著作有较多对妇女解剖生理特点、疾病防治等内容的散在论述，因此，具有悠久的历史和丰富的经验，春秋时期已有带下医扁鹊、女医生淳于衍等，可惜未见系统论述。从西汉马王堆汉墓出土文物中的《胎产书》、汉初《艺文志》中《妇人婴儿方》等的记载，说明秦汉时期的妇科学术已发展到较高水平。至《黄帝内经》成书，与妇科相关的论述更是丰富，包括女性的生理、病理、诊断、治疗等各个方面，可见中医妇科已初具规模。东汉张仲景所著《金匮要略》设有妇人病三篇，对妇科病证治可谓理、法、方、药悉备，内治、外治法俱全，已具备中医妇科学的雏形，为后世妇科学专门学科的形成打下了基础，堪称中医妇科学的鼻祖。

　　本章按照《金匮要略》妇人病归类方法，通过对经典中妊娠、产后、杂病有关疾病辨治内容的梳理，冀能对相关疾病病因病机、证治方药等有较全面的掌握，提高妇科病证的辨治能力。

第一节 妊 娠 病

　　妇人在受孕至产前，除生理性的异常变化外，还有病理方面的改变，在中医经典已有散在论及，《金匮要略》更是专篇论述了妊娠的诊断、妊娠恶阻、妊娠腹痛、妊娠下血、妊娠小便难、妊娠水肿、胎动不安等不同疾病，基本涵盖了妊娠期间的常见病，为后世妊娠病分类、证治奠定了基础。本节主要论述产前常见疾病的辨治，包括妊娠恶阻，妊娠腹痛，妊娠水肿及胎动不安等内容，从认识源流，病证特征，病因病机、证治方药及预后等角度进行阐述。

一、妊娠恶阻

孕妇妊娠早期出现恶心呕吐、头晕倦怠、恶闻食气，甚则食入即吐者，称为"妊娠恶阻"，又称"妊娠呕吐"。

妊娠恶阻的记载，最早见于《金匮要略•妇人妊娠病脉证并治》："妇人得平脉，阴脉小弱，其人渴，不能食，无寒热，名妊娠。"《诸病源候论》首次提出"恶阻"病名，并指出："此由妇人元本虚羸，血气不足，肾气又弱，兼当风饮冷太过，心下有痰水夹之，而有娠也。"

有关妊娠恶阻，《黄帝内经》《伤寒论》及温病学经典论述较少。

1. 病因病机　《金匮要略•妇人妊娠病脉证并治》认为妊娠呕吐多由胎元初结，母体聚血归胞养胎，是生理上一时性的阴阳失衡所致，孕后经血不行，冲脉之气较盛，上逆犯胃则不能食，胃气上逆，加之脾胃虚弱、肝胃不和，则见呕逆诸症。概况之，《金匮要略》中所论病机为妊娠有虚有寒。

2. 证治方药　有关妊娠恶阻证治，主要有胃气虚弱导致阴阳失衡，证见妊娠不能食，其人渴，无寒热，或呕逆，阴脉小弱，治以桂枝汤加减；寒饮中阻，脾胃虚寒，证见妊娠呕吐不止，呕吐清水涎沫，口淡不渴，舌淡苔白滑，治以干姜人参半夏丸加减；胃虚有热，气逆上冲，证见呕吐，多吐酸苦，心烦口渴，少气，手足心热，便结溺黄，舌红，苔薄黄，脉滑而数或虚数等，治以橘皮竹茹汤加减。

有关妊娠恶阻的临床证治颇多，经典并未尽述全部内容，需参合后世论述。

附录条文

1. 《金匮要略•妇人妊娠病脉证并治》："师曰：妇人得平脉，阴脉小弱，其人渴，不能食，无寒热，名妊娠，桂枝汤主之。于法六十日，当有此证，设有医治逆者，却一月加吐下者，则绝之。"

2. 《金匮要略•妇人妊娠病脉证并治》："妊娠呕吐不止，干姜人参半夏丸主之。"

3. 《金匮要略•妇人妊娠病脉证并治》："哕逆者，橘皮竹茹汤主之。"

二、妊娠腹痛

妊娠腹痛是指妊娠期间，出现小腹疼痛者，如伴见下血，则亦称为胞阻。胞阻之名，首见于《金匮要略•妇人妊娠病脉证并治》："师曰：妇人有漏下者，有半产后因续下血都不绝者，有妊娠下血者；假令妊娠腹中痛为胞阻，胶艾汤主之"。

有关妊娠腹痛，《黄帝内经》《伤寒论》及温病学经典论述较少。

1. 病因病机　妊娠腹痛的原因很多，《金匮要略•妇人妊娠病脉证并治》篇所述及的：一为里气虚寒，孕后胞脉失于温煦，阳虚寒凝气滞，气血运行不畅所致；一为妊娠时血聚胞宫养胎，肝血相对不足，肝失疏泄，气血郁滞，进而肝脾不和，湿停血滞。如腹痛伴见下血，为妊娠时阴血下漏，以致不能入胞养胎形成胞阻之证。

2. 证治方药　妊娠腹痛因其证情不同治各有异。如证见腹痛恶寒（形寒怯冷），少腹如扇（少腹阵阵作冷），其胎愈胀（腹胀），舌质淡，苔白润，脉弦而无力，或有发热，属肾阳亏虚，阴寒内盛者，治当温其脏——温阳散寒，暖宫安胎，方用附子汤（附子汤方缺，后世医家认为即伤寒论少阴篇的附子汤方，由附子、茯苓、人参、白术、芍药组成，主要作用是温脏回阳。方中附子辛热有毒，不利于妊娠，仲景用以扶阳祛寒，

笔记

是去病安胎的方法，但必须辨证精确，才可使用。证见腹中拘急，绵绵作痛，或见绞痛，伴面色萎黄，足肿，小便不利，证属肝脾不和，血滞湿阻者，治当养血调肝，健脾渗湿，方用当归芍药散加减。证见腹痛下血、漏下、半产后因续下血都不绝，多血色稀淡或黯淡，脐下拘急，常伴头晕目眩，神疲体倦，舌淡脉细等，证属冲任虚寒，阴血下漏，治当温补冲任，安胎止漏，方用胶艾汤加减。

妊娠腹痛临床类型至为复杂，在辨清因实、因虚致痛同时，应时刻考虑胎元的存在，祛邪扶正皆应顾护胎元。

附录条文

1. 《金匮要略·妇人妊娠病脉证并治》："妇人怀娠六七月，脉弦发热，其胎愈胀，腹痛恶寒者，少腹如扇，所以然者，子脏开故也，当以附子汤温其脏。"
2. 《金匮要略·妇人妊娠病脉证并治》："妇人怀娠，腹中疞痛，当归芍药散主之。"
3. 《金匮要略·妇人妊娠病脉证并治》："师曰：妇人有漏下者，有半产后因续下血都不绝者，有妊娠下血者；假令妊娠腹中痛为胞阻，胶艾汤主之。"

三、妊娠水肿

妊娠水肿是孕妇在妊娠期间出现的一种常见病和多发病，一般是指妊娠中晚期，肢体、面目发生肿胀者，称为"妊娠水肿"。

该病主要在《金匮要略》中有所论述，并提出相应治法。后世医家对该病发展较多，根据证候、致病因素或肿胀部位等，提出有子满、子气、子肿、皱脚、胎水及子带等名称，病因病机方面也研究颇深，丰富了仲景对该病的认识，同时根据水肿部位不同提出了不同的治法。这些为临床诊疗该病提供了重要参考。

1. 病因病机　关于妊娠水肿的病因病机，《金匮要略》的"有水气"在妊娠水肿的病因病机认识中具有重要指导意义，后世对此病因病机研究和运用中也得到了传承和发展。除此外，后世医家还提出了胞胎因素，"经络受邪，中气壅郁"，膀胱的气化失常等所导致的病因病机。

经典论述结合后世医家的认识，妊娠水肿多为脾虚不运、肾虚失于气化和气滞湿郁等主要病机。

2. 证治方药　妊娠水肿的主要治疗方法是"利小便法"，这也是仲景对该病的治法，后世更明确提出了"疏壅气，利水湿"，并增加了"汗法"和"运脾化湿"等不同治法，丰富了该病的治疗。关于其治疗，《金匮要略》中运用葵子茯苓散，后世在治疗该病，还提出了用健脾除湿，行水消肿的白术散，补肾温阳的五苓散加减方及解郁、行气、利水的茯苓导水汤等不同名方。

后世在仲景基础上认识到，妊娠水肿如不能得到及时治疗，病情发展，则会影响到胎儿的生长发育，所以应及早发现，尽早治疗。古有"水肿引起胎坏，末期则易于分娩"的认识，对于指导妊娠水肿临床均有重要价值。

附录条文

1. 《金匮要略·妇人妊娠病脉证并治》："妊娠有水气，身重，小便不利，洒淅恶寒，起即头眩，葵子茯苓散主之。"

2. 《诸病源候论》:"胎间水气子满体肿者,此由脾胃弱,脏腑之间有停水,而挟以妊娠故也"

3. 《叶氏女科证治》:"妊娠五六月间,腹大异常,胸膈满闷,小水不通,遍身浮肿,名曰子满。"

4. 《医学正传·妇人科》:"妊娠自三月成胎之后,两足自脚面渐肿腿膝,行步艰难,喘闷妨食。若水肿甚至足指间有黄水出者,谓之子气。"

5. 《丹台玉案·胎前门》:"妊娠单止腿足发肿,以致喘闷,甚则脚指间有黄水流出,即是子气也。"

6. 《女科指要·胎前门》:"土不制水,水散皮肤,头面手足尽皆浮肿谓之子肿。指按不凹,分娩即退,此胎气壅闭,谓之子气"。

7. 《广嗣纪要·妊娠子满》:"戴云:子肿者,谓妇人手足或头面通浮肿者是也。"

8. 《明医指掌·妇人科》:"妊娠五、六月以来,浮肿如水气者,名曰子肿;俗呼为琉璃胎也。"

9. 《医学入门·胎前》:"胎水遍身虚肿浮,妊孕经血闭以养胎,胎中挟水湿,与血相搏,湿气流溢,故令面目肢体遍身浮肿,名曰胎水,又曰子肿,多五六个月有之。"

10. 《医学心悟·胎水肿满》:"娠妊胎水肿满,名曰子肿,又名子气。"

四、胎动不安

"胎动不安"是指妊娠期间出现腰酸、腹痛、小腹下坠,或伴有少量阴道出血者。《金匮要略·妇人妊娠病脉证并治》:"妇人宿有癥病,经断未及三月,而得漏下不止,胎动在脐上者……"首次论及了胎动之名,并对其论治做了较多的阐述。

《黄帝内经》《伤寒论》及后世温病学对此病论述较少。

1. 病因病机 妇人妊娠最需重视肝、脾二脏,肝主藏血,血以养胎,脾主健运,为气血生化之源,若肝血不足而生内热,脾失健运而生内湿,易致湿热内阻,影响胎儿则胎动不安;由于妇女体质不同,亦有在妊娠后出现脾虚寒湿内生者,寒湿中阻同样影响胎元正常生长而致胎动不安;此外,更有瘀血停积胞宫,随着妊娠后胎元增大,瘀血阻碍血脉使胎元失去正常濡养,更因有形瘀结直接阻碍胞胎生长,最终亦可影响胎元致胎动不安。

2. 证治方药 经典有关胎动不安辨治的内容,以《金匮要略》最为具体,如因脾虚湿热内阻,证见屡次流产,或已见胎动不安而漏红,形体消瘦,性急多怒,舌红苔薄黄者,脉细滑数者,治当养血健脾,清化湿热,用当归散。如因脾虚而寒湿内蕴,扰动胎元,证见脘腹时痛,呕吐清涎,不思饮食,下白带,甚至胎动不安者,治当健脾温中,除寒湿以安胎元,用白术散。若因胞中素有癥结,复受孕成胎,停经六月后见小腹或脐部胎动不安,甚或伴有漏下不止,是瘀积影响胎元之象,唯有去其癥,才能使新血得以养胎,治当消瘀化癥,用桂枝茯苓丸。

胎动不安病因病理纷繁,四大经典中《金匮要略》虽论述较多,然与临床对照仍多所未逮。即或其中已述及内容,应用时仍当谨慎,如桂枝茯苓丸等,一定要在确认证情后,从小剂量开始,谨慎以行!

附录条文

1. 《金匮要略·妇人妊娠病脉证并治》:"妇人宿有癥病,经断未及三月,而得漏下不止,胎动在脐上者,为癥痼害……所以血不止者,其癥不去故也。当下其癥,桂枝茯苓丸主之。"

2. 《金匮要略·妇人妊娠病脉证并治》:"妇人妊娠,宜常服当归散主之。"

3. 《金匮要略·妇人妊娠病脉证并治》:"妊娠养胎,白术散主之。"

第二节 产 后 病

因产后气血受损,机体抗病能力至为薄弱,最易引起外感及其他疾患,本节主要论述了产后比较常见疾病的辨治,其中选取了产后腹痛、产后中风两个病证作为代表,详细阐述了疾病在经典中的相关论述,临床表现、病因病机、证治方药及产后用药注意等内容。通过这些内容,掌握产后病常见病因,辨治方药及用药禁忌等,提供产后病临床辨治能力。

一、产后腹痛

"产后腹痛"最早见于《金匮要略·妇人产后病脉证治》,为妇科常见急症之一。隋《诸病源候论·妇人产后病诸候上》载"产后小腹痛候""产后腹中痛候""产后恶露不尽痛候"。除小腹痛外尚包括心腹痛、胃痛或胁痛等,有些疾病已不属于现代中、西医妇产科学的产后腹痛范围。其论及病因病机主要为"产后脏虚""风冷搏于血"。言本病之预后:"甚者则变成血痕,亦令月水不通也"。

1. 病因病机　产后腹痛的发生主要是产后气血运行不畅,迟滞而痛。导致不畅的原因,有血虚和血瘀之分。而致瘀的因素,又有寒凝、气郁、气滞或气虚之异。

(1)血虚:禀赋体虚,气血不足,因产伤血,阴血重虚,冲任失濡;或产后出血过多,血海骤虚,胞脉失养;兼以血少气弱,运行无力,血流不畅,不荣而痛。

(2)血瘀:产后脏腑虚弱,血室正开,胞脉空虚,易感外邪。起居不慎,寒邪乘虚入胞,血为寒凝;或情志不畅,肝气郁结,疏泄失职,气机失常;复因产后元气受损,运血无力,以致恶露当下不下,瘀阻冲任,胞脉失畅,不通则痛。

(3)产时、产后调摄失常:因产后调理不当,胞脉空虚,邪毒内侵,入里化热,热与血结,痹阻胞脉,不通而痛。

上述血虚、血瘀及产时、产后调摄失常诸因素中,以血虚为发生产后腹痛的重要条件。新产妇人胞宫由盛实而突然空虚,变化急剧,多虚多瘀,稍有其他因素影响,即可致气血运行不畅而疼痛,数天后,气血渐复而和顺,故疼痛渐消。

产后腹痛的病机有血虚里寒、气血郁滞、瘀血内停,以及瘀血内结兼阳明腑实。血虚里寒,因产时或产后感寒邪,血虚夹杂寒邪,故有绵绵腹痛。气血郁滞因产后恶露未尽,瘀阻气滞,且气滞重于血滞。瘀血内结因产后恶露不尽,瘀血凝着胞宫,而致不通则痛。瘀血内结兼阳明腑实,产后恶露未尽,内阻宫胞,实热结于阳明肠胃。

2. 证治方药　产后腹痛首先要辨清腹痛的性质,其次要观察恶露的正常与否,三是要分析伴随症状。血虚里寒证,腹部有绵绵作痛,喜温喜按的特点,方用当归生姜羊肉汤,养血补虚、温中散寒,体现《素问·阴阳应象大论》所述:"形不足者,温之以气;精不足者,补之以味"。气血郁滞证,以腹中胀痛,心烦胸满不得卧为特点,方用枳实芍药散,行气散结、活血止痛。瘀血内结证,以腹中刺痛拒按,或有硬块为特点,方用下瘀血汤破血逐瘀止痛。瘀血兼阳明腑实证,以少腹坚痛,发热日晡所剧,便秘,食则谵语为特点,方用大承气汤,攻下逐瘀。

附录条文

《金匮要略·妇人产后病脉证治》："产后腹中疞痛，当归生姜羊肉汤主之；并治腹中寒疝虚劳不足。""产后腹痛，烦满不得卧，枳实芍药散主之。""师曰：产妇腹痛，法当以枳实芍药散，假令不愈者，此为腹中有干血著脐下，宜下瘀血汤主之；亦主经水不利。""产后七八日，无太阳证，少腹坚痛，此恶露不尽；不大便，烦躁发热，切脉微实，再倍发热，日晡时烦躁者，不食，食则谵语，至夜即愈，宜大承气汤主之。热在里，结在膀胱也。"

二、产后中风

产后中风，是产后感邪引起的疾患。轻者头痛恶寒，时见发热，心下闷，干呕汗出等，重者发热面赤，喘而头痛，甚则牙关紧闭，角弓反张，不省人事等。

产后中风在《黄帝内经》中早有提及，称之为"乳子中风"，《素问·通评虚实论》言"帝曰：乳子中风热喘鸣肩息者，脉何如？岐伯曰：喘鸣肩息者，脉实大地。缓则生，急则死。《金匮要略》中明确提出这一病名，并且明确指出该病的病因及病机，同时指出与之紧密相关的"痉""郁冒"和"大便难"三病。后世医家在仲景的理论基础上，对此病诊断治疗亦有所发展。

1. 病因病机 《金匮要略·妇人产后病》指出该病的病因、病机为"新产血虚，多汗出，喜中风"。妇人产后，冲任空虚，"血弱气尽，腠理开"，邪气易乘虚而入。若其时调摄失宜，起早劳动，气虚而风邪乘虚伤之，则致发病，曰"中风"。凡中风，风先客皮肤肌腠，后可因虚入伤五脏，多从诸脏入，尚可变生他病，病机亦可与"痉病""经水适断"等相参。

产后脏腑虚羸，饮食未复，荣卫虚伤，筋失所养，则易生痉；或风气得入五脏，伤太阳之经，复感寒湿，寒湿搏于筋也可发痉。

"血汗同源"，故此病可与过用"汗""吐""下"法后的诸病病机互参。

2. 证治方药 产后中风证治分外风与内风两类：

（1）外风：外受风寒，数十日不解，头微痛，恶寒，时时有热，心下闷，干呕，汗出，脉浮，久而未愈，可与阳旦汤（即桂枝汤）。若身痛著、脉沉迟者，可与桂枝加芍药生姜各一两人参三两新加汤。见项背强直，肢体拘急，发热，恶风寒，头痛汗出，苔薄白，可参考瓜蒌桂枝汤。

体弱复感外风，素体阳气不足，又外感风邪，发热，面赤，喘而头痛者，可温阳益气、疏风解表，用竹叶汤。

产后胞宫空虚，外感风邪，热入血室证 少阳枢机不利，口苦，咽干，目眩，往来寒热，胸胁苦满，默默不欲饮食，心烦喜呕，或胸中烦而不呕，或渴，或腹中痛，或胁下痞硬，或心下悸、小便不利，或不渴、身有微热，或咳者，可用小柴胡汤。

恶露不下，寒热往来，头痛全身不适，或咳嗽胸闷气短，腹胀腹痛等。此为产后外感风邪，邪热内陷，热入血室，热结血瘀，亦可以小柴胡汤加味。临床发热恶寒，胸胁下满，如结胸状，谵语者，也可参"热入血室"之法，刺期门，随其实而取之。

风邪化热证，风邪入里化热，热盛津伤，高热不退、大汗出、烦渴引饮、脉虚大而数者，可与白虎加人参汤。

发热胸闷，心烦，急躁，口噤，齘齿，项背强急，甚则角弓反张，手足挛急，腹胀便秘，苔黄腻，脉弦数，可予增液承气汤加味。

（2）内风：包括有：产后津血亏虚，阳气不足，手足抽动，筋惕不宁，肢体拘急，脉沉迟者，可予芍药甘草汤，炙甘草汤。

产后中风，总不离血虚津亏之本，故在治疗此病时，应时刻注意固护津液，切不可妄用汗、吐、下之法。

在熟练掌握产后中风常见证候的基础上，把握产后中风辨治规律与用药思路，知常达变，如此才能更有效地应对临床纷繁复杂的产后中风证治。

附录条文

1. 《素问·通评虚实论》："帝曰：乳子中风热喘鸣肩息者，脉何如？岐伯曰：喘鸣肩息者，脉实大地。缓则生，急则死。"

2. 《伤寒论·辨太阳病脉证并治》："妇人中风七八日，续得寒热，发作有时，经水适断者，此为热入血室，其血必结，故使如疟状，发作有时，小柴胡汤主之。"

3. 《伤寒论·辨太阳病脉证并治》："发汗后，身疼痛，脉沉迟者，桂枝加芍药生姜各一两人参三两新加汤主之。"

4. 《伤寒论·辨太阳病脉证并治》："伤寒五六日，中风，往来寒热，胸胁苦满，默默不欲饮食，心烦喜呕，或胸中烦而不呕，或渴，或腹中痛，或胁下痞硬，或心下悸，小便不利，或不渴，身有微热，或咳者，小柴胡汤主之。"

5. 《伤寒论·辨阳明病脉证并治》："若渴欲饮水，口干舌燥者，白虎加人参汤主之"《金匮要略·妇人产后病脉证治》："产后风，续之数十日不解，头微痛，恶寒，时时有热，心下闷，干呕，汗出。虽久，阳旦证续在耳，可与阳旦汤。"

6. 《金匮要略·妇人产后病脉证治》："产后中风，发热，面正赤，喘而头痛，竹叶汤主之。"

7. 《金匮要略·妇人产后病脉证治》："问曰：新产妇人有三病，一者病痉，二者病郁冒，三者大便难，何谓也？师曰：新产血虚，多汗出，喜中风，故令病痉。亡血复汗，寒多，故令郁冒。亡津液，胃燥，故大便难。产妇郁冒，其脉微弱，不能食，大便反坚，但头出汗。所以然者，血虚而厥，厥而必冒，冒家欲解，必大汗出。以血虚下厥，孤阳上出，故头汗出。所以产妇喜汗出者，亡阴血虚，阳气独盛，故当汗出，阴阳乃复。大便坚，呕不能食，小柴胡汤主之。"

第三节 妇科杂病

本节主要论述妇科杂病的相关内容，这一部分在《黄帝内经》《伤寒杂病论》、温病学等都有所涉及，且《金匮要略》有专篇论述，提出了"三十六病"的妇人杂病。本节主要选取了热入血室、脏躁、崩漏、带下病四个病证，围绕病证特征、病因病机、治法方药等内容进行了论述，通过经典中这些病证的示范性阐述，一方面掌握相关病证的临床诊疗，另一方面为临床其他杂病的诊治提供思路与方法参考。

一、热入血室

"热入血室"首见于《伤寒论》《金匮要略》。对于血室的理解，一般认为血室主要指子宫，且与肝、冲脉、任脉相关。热入血室即指妇人经水适来或适断时感受外邪，出现以发热、胸胁胀满、谵语等临床表现为特征的病证。一般认为，西医学中盆腔炎性疾病（包括子宫体炎、急慢性盆腔炎等）及产褥感染等可参考热入血室病证进行辨治。

经典中所论述的热入血室之主症可归纳为：经水适来或适断，发热，或往来寒热如疟状，胸胁胀满，心烦，谵语，甚或如狂，下血等。其临床证候具有三个特点：多由外感引起；与经水适来或适断有关；多见神志异常症状。

至明清时期，温病学在融合了仲景热入血室理论基础上，结合温病过程中的证治特点，提出更为丰富的治法方药内容，热入血室证治理论有了进一步发展。后世中医更针对热入血室之神志改变，对传统热入血室理论做了进一步研究，丰富并加深了对本病证的认识，可资参考。

1.病因病机 妇人经水适来或适断之时遭遇外邪入侵是热入血室的基本发病条件，其主要病机即为热邪或寒邪化热内陷血室，热与血结所致。热邪内陷，与血相结于血室，气血运行不畅，正邪纷争，故见发热，或往来寒热如疟状；肝藏血，与血室以经脉相连，肝经布胸胁，邪犯血室，致肝脉受阻，气血流行不利，则胸胁胀满，如结胸状；血热上扰心神，神明不安，则心烦，谵语，甚或如狂；血瘀内阻或血热妄行，血不循经，则见下血。

结合仲景原文所述，妇人中风，初起当有发热恶寒等表证，延及七八日后，续有寒热。此时之寒热，与初发之寒热属太阳表证不同，太阳之寒热，终日如是，无间歇之时，而热入血室之寒热，发作有时如疟状。"如疟状"，言其有似疟疾之寒热阵发，但非疟疾之定时而发。其病机乃由血室瘀阻，气血流行不畅，肝失疏泄，少阳不和，正邪纷争，寒热发作有时所致。

后世医家对热入血室病因病机之理解，亦有从情志内伤着手者。《景岳全书•卷之三十八•热入血室（十四）》云："妇人伤寒，或劳役，或怒气，发热适遇经行，以致热入血室，或血不止，或血不行，令人昼则明了安静，夜则谵语如见鬼状者是也"，明确指出怒气犹如伤寒劳役一般可致热入血室。从临床表现看，热入血室多有神志异常表现。仲景云其"暮则谵语，如见鬼状"，清•吴鞠通《温病条辨》补充"心烦热，神气忽清忽乱"，何廉臣《重订广温热论》云其"其症旦明夕昧，夜更神昏，低声呓语，如见鬼状，甚有当面与言，若罔闻知，而户外之事，反能闻之见之者"。由此可见，热入血室之病因病机当包括七情内伤，可有神志类临床表现。

2.证治方药 仲景有关热入血室证治，认为当针对其邪热内陷血室的病机，以清热凉血散血为要，原文倡导药物与针刺两种治疗方法结合。药物治疗选用小柴胡汤内服，以扶正祛邪，和解清热，邪去则寒热自止，血结可散；针刺治疗为刺期门，因血室隶属于肝脉，期门穴为肝之募穴，且正在胸胁处，刺之以泄其热、散其结，使热去则瘀解，里气通则表气和，故濈然汗出则愈。临证可根据热入血室的不同表现、证情轻重，选用不同治法，分别而治。

后世在继承仲景热入血室理论基础上，进一步发展了其证治内容。如南宋•许叔微《伤寒九十论》以小柴胡汤加生地黄治疗热入血室。清•叶天士《温热论》主张："若热邪陷入，与血相结者，当宗陶氏小柴胡汤去参、枣，加生地、桃仁、楂肉、丹皮或犀角等。"清•吴鞠通《温病条辨》提出热入血室的若干治法与方药：若"经水适来，脉数，耳聋，干呕，烦渴，辛凉退热，兼清血分，甚至十数日不解，邪陷发痉者"，以竹叶玉女煎主之；若"热入血室，医与两清气血，邪去其半，脉数，余邪不解者"，以护阳和阴汤主之；若"邪去八、九，右脉虚数，暮微寒热者"，以加减复脉汤，仍用参主之；若"热病经水适至，十余日不解，舌萎饮冷，心烦热，神气忽清忽乱，脉右长左沉"，为瘀热在里，以加减桃仁承气汤主之。

需要注意的是，热入血室病位在下焦，仲景原文谓"无犯胃气及上二焦"为其治疗之禁忌。乃因其病位在下，一般当避免使用汗、吐等法，以免损伤胃气及上焦清气。

关于其预后，仲景有云"治之无犯胃气及上二焦，必自愈"。此处对于"必自愈"之理解，并非不药而待其自愈，需基于该条文中"妇人伤寒发热，经水适来"之基础，即此时经水未断，瘀血尚有出路，热随血泄，使得邪气有外泄之机，可谓因势利导，故而病有自愈之势。与桃核承气汤方证中"血自下，下者愈"用意相似。

综上所述，对热入血室而言，七情内伤病因病机值得重视，七情内伤致肝失疏泄，少阳胆热内扰，由此出现一系列神志类及多种躯体类症状，需从郁论治。热入血室的主方小柴胡汤具有和解少阳、疏胆解郁的作用。

附录条文

1. 《伤寒论•辨太阳病脉证并治》："妇人中风，发热恶寒，得之七八日，经水适来，热除而脉迟身凉。胸胁下满，如结胸状，谵语者，此为热入血室也，当刺期门，随其实而泻之。"
2. 《伤寒论•辨太阳病脉证并治》："妇人中风，七八日续得寒热，发作有时，经水适断者，此为热入血室，其血必结，故使如疟状，发作有时，小柴胡汤主之。"
3. 《伤寒论•辨太阳病脉证并治》："妇人伤寒，发热，经水适来，昼日明了，暮则谵语，如见鬼状者，此为热入血室，无犯胃气及上二焦，必自愈。"
4. 《伤寒论•辨阳明病脉证并治》："阳明病，下血谵语者，此为热入血室，但头汗出者，刺期门，随其实而泻之，濈然汗出则愈。"
5. 《温热论•论妇女温热病》："若热邪陷入，与血相结者，当宗陶氏小柴胡汤去参、枣加生地、桃仁、楂肉、丹皮或犀角等。"
6. 《温病条辨•下焦篇》："妇女温病，经水适来，脉数，耳聋，干呕，烦渴，辛凉退热，兼清血分，甚至十数日不解，邪陷发痉者，竹叶玉女煎主之。"
7. 《温病条辨•下焦篇》："热入血室，医与两清气血，邪去其半，脉数，余邪不解者，护阳和阴汤主之。"
8. 《温病条辨•下焦篇》："热入血室，邪去八、九，右脉虚数，暮微寒热者，加减复脉汤，仍用参主之。"
9. 《温病条辨•下焦篇》："热病经水适至，十余日不解，舌萎饮冷，心烦热，神气忽清忽乱，脉右长左沉，瘀热在里也，加减桃仁承气汤主之。"

二、脏躁

脏躁，病名首见于《金匮要略》，是以精神、情志失常为主要临床表现的疾病。其主症，《金匮要略》原文强调"喜悲伤欲哭"，临床可见精神抑郁、心烦易怒、悲伤欲哭，或哭笑无常、喜怒不节、语言不能自主等情志表现，以及失眠、心悸、频作欠伸、神疲乏力、记忆力减退等症状。由于此类患者临床表现常变化不一，因人而异，发作无常，故原文曰其"象如神灵所作"。

既往认为脏躁好发于女子，尤以围绝经期妇女为多见，现代认为不应拘泥于此，男女老少均可发生。除围绝经期综合征外，该病与西医学中的经行前后诸证、癔症、躯体形式障碍、"医学难以解释的症状"、自主神经功能失调以及抑郁、焦虑等多种疾患相关。结合临床所见，患者多具有气郁质及多思善虑、易受暗示等性格特征或倾向。

1. 病因病机　脏躁的发生，多由情志不遂，或思虑过度，五志化火，暗耗阴液，日久心脾两虚，脏气失养，而见无故悲伤哭泣、郁闷烦躁、呵欠频作、神疲乏力等表现。

2.证治方药 脏躁的治疗，《金匮要略》以甘缓润燥、补益心脾、安神定志为法，方用甘麦大枣汤。方中甘草甘缓和中，小麦养心安神，大枣补益脾气，三味甘药配伍，具有甘缓滋补、柔肝缓急、宁心安神之效。

根据现代中医临床报道，甘麦大枣汤可广泛应用于癔症、躯体形式障碍、自主神经功能失调、各类内科杂病伴见抑郁状态等多种身心疾病属中医广义郁证范畴的治疗。其临床症状纷繁复杂，或见情志异常，或见躯体症状，如梅核气、失眠等狭义郁证表现，还可以是一些诸如疼痛、乏力、胸闷、气短、纳呆等多种躯体形式障碍表现，具有表现多样、累及多脏腑、表现怪异、不良情志刺激可复发等特点，已非脏躁"喜悲伤欲哭"一句所能囊括。临证治疗在甘麦大枣汤原方的基础上，依据患者病证，以养心安神、燥湿化痰、疏肝解郁类方药加减化裁，可增加疗效。

同时，心理情志疗法等非药物治疗方法也是治疗脏躁的重要手段，对此类患者辅以一定的心理疏导和治疗，有益于患者症情的缓解。

附录条文

《金匮要略·妇人杂病脉证并治》："妇人脏躁，喜悲伤欲哭，象如神灵所作，数欠伸，甘麦大枣汤主之。"

三、崩漏

崩漏的论述首见于《黄帝内经》，《素问·阴阳别论》记述了"崩"这一病名，并论及了其发病机制、主要临床表现。

《金匮要略·妇人妊娠病脉证并治》首先提出了"漏下"之名，记述了"漏下"这一病证的病机及主要临床表现，并对漏下、半产后、妊娠下血三种不同病证的妇科出血做了初步鉴别，提出了相关治法。《金匮要略·妇人妊娠病脉证并治》补叙崩漏冲任虚寒证及妇人陷经证，提出相应的治法方药。

至明清时期，温病学融合了前人治疗崩漏理论，在《温疫论》中的《传变不常》和《妇人时疫》篇都可见对崩漏认识的进一步拓展，提出了更为丰富的治疗方法，这是对仲景治疗崩漏证治的发展与补充。

1.病因病机 《素问·阴阳别论》认为崩乃阴脉不足，阳气上搏，则血内崩而下流。《金匮要略》论述了妊娠癥病下血、经水淋漓不断的漏下、半产后的下血不止及冲任虚寒兼有瘀血的崩漏；此外，温病学还论及了新产亡血等内容。综而观之，崩漏常见的病理因素以虚寒、血瘀、气滞、虚弱为主，结合后世医家血热导致崩漏的认识，可概括因虚、瘀、热因素的存在，终致冲任不固，不能制约经血，使子宫藏泻无常，发为崩漏。

2.证治方药 崩漏的证治以虚实为辨，治法与用药不同。《黄帝内经》有肾精血枯兼血瘀的血枯病，除前阴出血外，并见唾血，大便出血，胸胁胀满，不思饮食，四肢清冷，头晕目眩，发病可闻及腥臊气味等，治用四乌鲗骨一藘茹丸。

《金匮要略》记述了冲任虚寒崩，证见漏下色黑不解，淋漓不断，四肢不温，腰膝酸软等漏，治用胶艾汤；若因冲任虚寒兼有血瘀，证见少腹里急，暮即发热，腹满，手掌烦热，唇口干燥者，治用温经汤；若因情志不遂，肝郁血滞，胞脉瘀阻，证见妇人半产漏下淋漓，胸闷胀痛，急躁易怒，脉弦而大，治用旋覆花汤；若因脾虚致气不摄血，证见面色苍白，体倦乏力，头晕心悸，漏下色黑等，治用胶姜汤。

此外，后世关于崩漏治疗的"塞流、澄源、复旧"三法及崩漏血热证治等内容，对全面掌握本病辨治都大有裨益。如证属实热，见经来无期，经血暴崩如注，或淋漓难止，血色深红，质稠，口渴烦热，小便黄赤，舌质红舌苔黄，脉滑数，治当用清热固经汤。若系血崩之后，口舌燥裂，不能饮食，证属虚热，治用上下相资汤。

附录条文

1. 《素问•阴阳别论》："阴虚阳搏谓之崩。"
2. 《素问•腹中论》："帝曰：有病胸胁支满者，妨于食，病至则先闻腥臊臭，出清液，先唾血，四支清，目眩，时时前后血，病名为何，何以得之？岐伯曰：病名血枯，此得之年少时，有所大脱血。若醉入房，中气竭，肝伤，故月事衰少不来也。帝曰：治之奈何？复以何术？岐伯曰：以四乌鲗骨一藘茹，二物并合之，丸以雀卵，大小如豆，以五丸为后饭，饮以鲍鱼汁，利肠中，及伤肝也。"
3. 《金匮要略•妇人妊娠病脉证并治》："妇人宿有癥病，经断未及三月，而得漏下不止，胎动在脐上者，为癥痼害。妊娠六月动者，前三月经水利时，胎也。下血者，后断三月衃也。所以血不止者，其癥不去故也，当下其癥，桂枝茯苓丸主之。"
4. 《金匮要略•妇人妊娠病脉证并治》："师曰：妇人有漏下者，有半产后因续下血都不绝者，有妊娠下血者，假令妊娠腹中痛，为胞阻，胶艾汤主之。"
5. 《金匮要略•妇人杂病脉证并治》："寸口脉弦而大，弦则为减，大则为芤，减则为寒，芤则为虚，寒虚相搏，此名曰革，妇人则半产漏下，旋覆花汤主之。"
6. 《金匮要略•妇人杂病脉证并治》："问曰：妇人年五十所，病下利数十日不止，暮即发热，少腹里急，腹满，手掌烦热，唇口干燥，何也？师曰：此病属带下。何以故？曾经半产，瘀血在少腹不去，何以知之？其证唇口干燥，故知之。当以温经汤主之。"
7. 《金匮要略•妇人杂病脉证并治》："妇人陷经，漏下黑不解，胶姜汤主之。"
8. 《温疫论•传变不常》："如失血崩带，经水适来适断，心痛，疝气，痰火喘急，凡此皆非常变。"
9. 《温疫论•妇人时疫》："经水适断，血室空虚，其邪乘虚传入，邪胜正亏，经气不振，不能鼓散其邪，为难治，且不从血泄，邪气何由即解？与适来之义，有血虚血实之分，宜柴胡养营汤。新产后亡血过多，冲任空虚，与夫素善崩漏，经气久虚，皆能受邪，与经水适断同法。"

四、带下病

"带下"之名首见于《黄帝内经》，其有广义、狭义之分，广义如《金匮要略•妇人杂病》："带下三十六病"是对妇产科疾病的概括；狭义指妇科白带方面的病变，如《素问•痿论》称之为"白淫"，《灵枢•五色》称为"淫"，《金匮要略》称带下为"下白物"。本节主要论述狭义带下病。

"带下病"之名虽为《诸病源候论》所首提，但对其病理研究早在《黄帝内经》《金匮要略》等便有相应论述，如《素问•骨空论》言"任脉为病……女子带下瘕聚。"指出带下病乃任脉的病证。《灵枢•五色》"女子色在面王，为膀胱字子处病……其随而下至骶为淫"，提出望面色诊断带下病。

《金匮要略》有"妇人经水闭不利……下白物，矾石丸主之"等论述，且开创了阴道纳药外治妇科疾病的先河，为该病治疗提供了新途径。

后世在以上认识基础上有了较多发展，如《诸病源候论》首提"带下病"之名，并分"带下五色各候"；《妇人大全良方》指出带下病生于带脉，指明了病位；其他还有带下病证分类、鉴别及预后等。

1. 病因病机　对带下病的病因病理,经典散在着较多论述,《黄帝内经》指出带下病是由于风寒外袭,或饮食不节,或情志内伤,房劳过度,导致五脏虚损,任、带脉不固,发为带下病。《灵枢·五色》"其随而下至胝,为淫,有润如膏状,为暴食不洁。",《素问·痿论》"思想无穷,所愿不得,意淫于外,入房太甚,宗筋弛纵,发为筋痿,及为白淫。"

《金匮要略·妇人杂病》所论述"妇人经水闭不利……下白物,矾石丸主之"论述了妇人经血不去,郁而生湿热所致带下病,"蛇床子散方,温阴中坐药"阐述了寒湿下注,凝滞下焦,任脉不固,带脉失约,以致带下病的病理。后世医家在这些认识基础上,有了较多拓展,《素问玄机原病式》认为是下部任脉湿热甚,《傅青主女科》总结带下俱是湿证,这些与仲景对该病认识基本是一致的。

综上所述,本病以外感风寒、饮食不节及情志内伤等为其诱发因素,湿邪是其主要原因,五脏虚损,尤其是脾肾不足是其根本,任脉损伤、带脉失约是其核心病理。

2. 证治方药　经典对带下病认识虽较为丰富,证治方药论述却不是很多,主要集中在《金匮要略》。针对本病治疗,提出了"审脉阴阳,虚实紧弦,行其针药,治危得安,其虽同病,脉各异源,子当辨记,勿谓不然"的原则,涉及的治疗剂型有内服汤药、散剂及外用栓剂。

带下病的内治法,以温经散寒,祛瘀润燥为法。主治下利日久伤阴,瘀血在少腹不去,表现为入夜发热,少腹里急,腹满,手掌烦热,唇口干燥,带下多等证,用温经汤。

带下病的外治法,一是以矾石丸纳入阴户中,方中药物为矾石(枯矾)、杏仁两味药,治疗瘀血所致女子停经、癥瘕及白带不止,证属湿热腐化之黄白带下。二是以蛇床子散为主的温阴中坐药,主治寒湿凝滞的带下病。

因经典中论治相对较少,更多治疗可参考后世的发展。如脾虚湿盛的完带汤,湿热下注的止带方及肝肾亏损小营煎等。通过对经典及后世论治带下病内容的学习,掌握带下病的辨治规律及灵活用药思路。

附录条文

1. 《素问·痿论》:"思想无穷,所愿不得,意淫于外,入房太甚,宗筋弛纵,发为筋痿,及为白淫。"
2. 《素问·骨空论》:"任脉为病,男子内结七疝,女子带下瘕聚。"
3. 《灵枢·五色》:"其随而下至胝,为淫,有润如膏状,为暴食不洁。"
4. 《金匮要略·妇人杂病脉证并治》:"审脉阴阳,虚实紧弦,行其针药,治危得安,其虽同病,脉各异源,子当辨记,勿谓不然。"
5. 《金匮要略·妇人杂病脉证并治》:"妇人经水闭不利,脏坚癖不止,中有干血,下白物,矾石丸主之。"
6. 《金匮要略·妇人杂病脉证并治》:"蛇床子散方,温阴中坐药。"
7. 《金匮要略·妇人杂病脉证并治》:"问曰:妇人年五十所,病下利数十日不止,暮即发热,少腹里急,腹满,手掌烦热,唇口干燥,何也?师曰:此病属带下。何以故?曾经半产,瘀血在少腹不去。何以知之?其证唇口干燥,故知之。当以温经汤主之。"
8. 《金匮要略·妇人杂病脉证并治》:"带下,经水不利,少腹满痛,经一月再见者,土瓜根散主之。"
9. 《温疫论·传变不常》:"如失血崩带,经水适来适断,心痛,疝气,痰火喘急,凡此皆非常变。"

笔记

学习小结

- 本章节主要举例阐述了中医经典中妇科中临床常见的妊娠病、产后病及杂病等病证特点及临床辨治。
- 妊娠病的辨证论治，首先要与妊娠的正常生理反应相鉴别，其次把握妊娠不同时期的发病特点，这在诊断、证治方面都有重要参考。
- 产后诸病辨证论治，重在了解产后病发病的常见病因，辨治方药及用药禁忌等，提供产后病临床辨治能力。
- 妇科杂病多与经、带相关，这些病证的临床辨治需将经典中相关的内容联系学习。

（蒋　健　王忠山　高连印　朱向东）

复习思考题

1. 妇人妊娠期的生理性反应与病理变化如何鉴别？
2. 妇人产后用药禁忌有哪些？
3. 妇人常见的杂病有哪些？临床辨治如何？

笔记

全国中医药高等教育教学辅导用书推荐书目

一、中医经典白话解系列

黄帝内经素问白话解(第2版)	王洪图　贺娟
黄帝内经灵枢白话解(第2版)	王洪图　贺娟
汤头歌诀白话解(第6版)	李庆业　高琳等
药性歌括四百味白话解(第7版)	高学敏等
药性赋白话解(第4版)	高学敏等
长沙方歌括白话解(第3版)	聂惠民　傅延龄等
医学三字经白话解(第4版)	高学敏等
濒湖脉学白话解(第5版)	刘文龙等
金匮方歌括白话解(第3版)	尉中民等
针灸经络腧穴歌诀白话解(第3版)	谷世喆等
温病条辨白话解	浙江中医药大学
医宗金鉴·外科心法要诀白话解	陈培丰
医宗金鉴·杂病心法要诀白话解	史亦谦
医宗金鉴·妇科心法要诀白话解	钱俊华
医宗金鉴·四诊心法要诀白话解	何任等
医宗金鉴·幼科心法要诀白话解	刘弼臣
医宗金鉴·伤寒心法要诀白话解	郝万山

二、中医基础临床学科图表解丛书

中医基础理论图表解(第3版)	周学胜
中医诊断学图表解(第2版)	陈家旭
中药学图表解(第2版)	钟赣生
方剂学图表解(第2版)	李庆业等
针灸学图表解(第2版)	赵吉平
伤寒论图表解(第2版)	李心机
温病学图表解(第2版)	杨进
内经选读图表解(第2版)	孙桐等
中医儿科学图表解	郁晓微
中医伤科学图表解	周临东
中医妇科学图表解	谈勇
中医内科学图表解	汪悦

三、中医名家名师讲稿系列

张伯讷中医学基础讲稿	李其忠
印会河中医学基础讲稿	印会河
李德新中医基础理论讲稿	李德新
程士德中医基础学讲稿	郭霞珍
刘燕池中医基础理论讲稿	刘燕池
任应秋《内经》研习拓导讲稿	任廷革
王洪图内经讲稿	王洪图
凌耀星内经讲稿	凌耀星
孟景春内经讲稿	吴颢昕
王庆其内经讲稿	王庆其
刘渡舟伤寒论讲稿	王庆国
陈亦人伤寒论讲稿	王兴华等
李培生伤寒论讲稿	李家庚
郝万山伤寒论讲稿	郝万山
张家礼金匮要略讲稿	张家礼
连建伟金匮要略方论讲稿	连建伟
李今庸金匮要略讲稿	李今庸
金寿山温病学讲稿	李其忠
孟澍江温病学讲稿	杨进
张之文温病学讲稿	张之文
王灿晖温病学讲稿	王灿晖
刘景源温病学讲稿	刘景源
颜正华中药学讲稿	颜正华　张济中
张廷模临床中药学讲稿	张廷模
常章富临床中药学讲稿	常章富
邓中甲方剂学讲稿	邓中甲
费兆馥中医诊断学讲稿	费兆馥
杨长森针灸学讲稿	杨长森
罗元恺妇科学讲稿	罗颂平
任应秋中医各家学说讲稿	任廷革

四、中医药学高级丛书

中医药学高级丛书——中药学(上下)(第2版)	高学敏　钟赣生
中医药学高级丛书——中医急诊学	姜良铎
中医药学高级丛书——金匮要略(第2版)	陈纪藩
中医药学高级丛书——医古文(第2版)	段逸山
中医药学高级丛书——针灸治疗学(第2版)	石学敏
中医药学高级丛书——温病学(第2版)	彭胜权等
中医药学高级丛书——中医妇产科学(上下)(第2版)	刘敏如等
中医药学高级丛书——伤寒论(第2版)	熊曼琪
中医药学高级丛书——针灸学(第2版)	孙国杰
中医药学高级丛书——中医外科学(第2版)	谭新华
中医药学高级丛书——内经(第2版)	王洪图
中医药学高级丛书——方剂学(上下)(第2版)	李飞
中医药学高级丛书——中医基础理论(第2版)	李德新　刘燕池
中医药学高级丛书——中医眼科学(第2版)	李传课
中医药学高级丛书——中医诊断学(第2版)	朱文锋等
中医药学高级丛书——中医儿科学(第2版)	汪受传
中医药学高级丛书——中药炮制学(第2版)	叶定江等
中医药学高级丛书——中药药理学(第2版)	沈映君
中医药学高级丛书——中医耳鼻咽喉口腔科学(第2版)	王永钦
中医药学高级丛书——中医内科学(第2版)	王永炎等